FISIOTERAPIA DERMATOFUNCIONAL

Revisão técnica:
Diego Santos Fagundes
Doutor em Fisiologia
Graduado em Fisioterapia

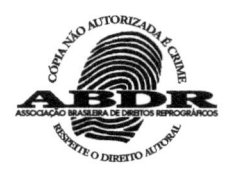

M433f Matiello, Aline Andressa
　　　　　Fisioterapia dermatofuncional / Aline Andressa Matiello, Patricia Caroline Santana, Bárbara Isabel Aparecida Camargo e Vitor Alexandre Pezolato; revisão técnica: Diego Santos Fagundes. – Porto Alegre : SAGAH, 2023.

　　　　　ISBN 978-65-5690-362-0

　　　　　1. Fisioterapia – Dermatologia funcional. I. Santana, Patricia Caroline. II. Camargo, Bárbara Isabel Aparecida. III. Pezolato, Vitor Alexandre. IV. Título.

　　　　　　　　　　　　　　　　　　　　CDU 615.18:616.5

Catalogação na publicação: Mônica Ballejo Canto — CRB 10/1023

FISIOTERAPIA DERMATOFUNCIONAL

Aline Andressa Matiello
Especialista em Saúde Coletiva
Graduada em Fisioterapia

Patricia Caroline Santana
Especialista em Fisioterapia Neurofuncional
Graduada em Fisioterapia

Bárbara Isabel Aparecida Camargo
Especialista em Fisioterapia Dermatofuncional
Graduada em Fisioterapia

Vitor Alexandre Pezolato
Doutor em Avaliação e Intervenção do Sistema Musculoesquelético
Graduado em Fisioterapia

Porto Alegre
2023

sagah+

© SAGAH EDUCAÇÃO S.A., 2023

Gerente editorial: *Arysinha Affonso*

Colaboraram nesta edição:
Editora: *Luísa Branchi Araújo*
Editoração: *Matriz Visual*
Capa: *Paola Manica | Brand&Book*

IMPORTANTE

Os *links* para *sites* da *web* fornecidos neste livro foram todos testados, e seu funcionamento foi comprovado no momento da publicação do material. No entanto, a rede é extremamente dinâmica; suas páginas estão constantemente mudando de local e conteúdo. Assim, os editores declaram não ter qualquer responsabilidade sobre qualidade, precisão ou integralidade das informações referidas em tais *links*.

Reservados todos os direitos de publicação à
SAGAH EDUCAÇÃO S.A., uma empresa do GRUPO A EDUCAÇÃO S.A.

Rua Ernesto Alves, 150 – Bairro Floresta
90220-190 – Porto Alegre – RS
Fone: (51) 3027-7000

SAC 0800 703-3444 – www.grupoa.com.br

É proibida a duplicação ou reprodução deste volume, no todo ou em parte, sob quaisquer formas ou por quaisquer meios (eletrônico, mecânico, gravação, fotocópia, distribuição na *web* e outros), sem permissão expressa da Editora.

Apresentação

A recente evolução das tecnologias digitais e a consolidação da internet modificaram tanto as relações na sociedade quanto as noções de espaço e tempo. Se antes levávamos dias ou até semanas para saber de acontecimentos e eventos distantes, hoje temos a informação de maneira quase instantânea. Essa realidade possibilita a ampliação do conhecimento. No entanto, é necessário pensar cada vez mais em formas de aproximar os estudantes de conteúdos relevantes e de qualidade. Assim, para atender às necessidades tanto dos alunos de graduação quanto das instituições de ensino, desenvolvemos livros que buscam essa aproximação por meio de uma linguagem dialógica e de uma abordagem didática e funcional, e que apresentam os principais conceitos dos temas propostos em cada capítulo de maneira simples e concisa.

Nestes livros, foram desenvolvidas seções de discussão para reflexão, de maneira a complementar o aprendizado do aluno, além de exemplos e dicas que facilitam o entendimento sobre o tema a ser estudado.

Ao iniciar um capítulo, você, leitor, será apresentado aos objetivos de aprendizagem e às habilidades a serem desenvolvidas no capítulo, seguidos da introdução e dos conceitos básicos para que você possa dar continuidade à leitura.

Ao longo do livro, você vai encontrar hipertextos que lhe auxiliarão no processo de compreensão do tema. Esses hipertextos estão classificados como:

Saiba mais
Traz dicas e informações extras sobre o assunto tratado na seção.

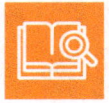

Fique atento

Alerta sobre alguma informação não explicitada no texto ou acrescenta dados sobre determinado assunto.

Exemplo

Mostra um exemplo sobre o tema estudado, para que você possa compreendê-lo de maneira mais eficaz.

Todas essas facilidades vão contribuir para um ambiente de aprendizagem dinâmico e produtivo, conectando alunos e professores no processo do conhecimento.

Bons estudos!

Prefácio

A fisioterapia dermatofuncional é uma especialidade da fisioterapia reconhecida pelo Conselho Federal de Fisioterapia e Terapia Ocupacional por meio da Resolução nº 362, de 20 de maio de 2009. O objetivo da fisioterapia dermatofuncional é manter ou restaurar a função da pele e das suas estruturas relacionadas mediante assistência profissional adequada e específica. Para isso, são empregadas ações de prevenção, promoção, proteção, educação, intervenção, recuperação e reabilitação.

A pele e as suas estruturas relacionadas apresentam algumas necessidades específicas, como a prevenção e a redução de fatores de risco. Se acometida por alguma disfunção, necessitam de intervenções fisioterapêuticas centradas na recuperação e na reabilitação. Assim, o fisioterapeuta da área dermatofuncional pode se dedicar a áreas de pré e pós-operatório de cirurgia plástica e bariátrica, angiologia e linfologia, endocrinologia, dermatologia, queimados e estética e cosmetologia. Veja que o leque é grande, refletindo a atual importância de um profissional com conhecimento e preparado para atender às diferentes necessidades dos pacientes.

Nesta obra, é fornecida, ao leitor, uma fundamentação teórico-prática sobre os princípios e as aplicações da fisioterapia dermatofuncional nas disfunções cinético-funcionais, incluindo as suas repercussões. Além disso, serão apresentadas e discutidas situações que oportunizam o desenvolvimento e a aquisição de habilidades e competências essenciais e específicas à atuação do fisioterapeuta da área, contribuindo para intervenções mais assertivas e eficazes.

Diego Santos Fagundes

Sumário

Introdução à fisioterapia dermatofuncional 11
Aline Andressa Matiello
   Fundamentos e histórico da fisioterapia dermatofuncional 12
   Recursos fisioterapêuticos na área dermatofuncional 16
   Bases legais da atuação do fisioterapeuta dermatofuncional 26

Anatomia e fisiologia do sistema tegumentar 31
Aline Andressa Matiello
   Características anatomofisiológicas da pele 32
   Anatomofisiologia dos anexos cutâneos 42
   Funções do sistema tegumentar 47

Cosmetologia aplicada à fisioterapia dermatofuncional 53
Aline Andressa Matiello
   Conceitos fundamentais da cosmetologia 54
   Principais cosméticos na fisioterapia dermatofuncional 58
   Mecanismos de ação dos cosméticos utilizados em dermatofuncional 67

Avaliação fisioterapêutica em dermatofuncional 77
Aline Andressa Matiello
   Anamnese em fisioterapia dermatofuncional 78
   Exame físico em fisioterapia dermatofuncional 83
   Diagnóstico cinético-funcional e plano de tratamento 92

Processo de cicatrização 99
Aline Andressa Matiello
   Cicatrização tecidual 99
   Classificação fisiopatológica das cicatrizes 106
   Intervenções fisioterapêuticas nos distúrbios cicatriciais 111

Fisioterapia dermatofuncional no envelhecimento ... 123
Aline Andressa Matiello

    Processo de envelhecimento ... 124
    Alterações morfofisiológicas decorrentes do envelhecimento ... 127
    Intervenções fisioterapêuticas na pele envelhecida ... 138

Fisioterapia dermatofuncional nas disfunções linfáticas ... 151
Aline Andressa Matiello

    Anatomia e fisiologia do sistema linfático ... 152
    Alterações cinético-funcionais que acometem o sistema linfático ... 159
    Recursos fisioterapêuticos aplicados às disfunções linfáticas ... 166

Fisioterapia dermatofuncional nas disfunções do tecido adiposo ... 181
Patrícia Caroline Santana

    Estrutura e função do tecido adiposo ... 182
    Disfunções cinético-funcionais do tecido adiposo ... 183
    Intervenções fisioterapêuticas nas disfunções do tecido adiposo ... 186

Fisioterapia dermatofuncional nas disfunções faciais ... 195
Patricia Caroline Santana

    Disfunções cinético-funcionais faciais ... 196
    Recursos fisioterapêuticos utilizados no tratamento de disfunções cinético-funcionais faciais ... 205
    Tratamento fisioterapêutico aplicado nas disfunções faciais ... 210

Fisioterapia dermatofuncional nas disfunções corporais ... 217
Barbara Isabel Aparecida Camargo

    Compreendendo as alterações cinético-funcionais do corpo ... 218
    Associação dos recursos fisioterapêuticos ... 225
    Associação entre recursos e aplicações terapêuticas ... 234

Fisioterapia dermatofuncional e procedimentos cirúrgicos ... 251
Patricia Caroline Santana

    O papel da fisioterapia dermatofuncional nos procedimentos cirúrgicos ... 252
    Intervenções fisioterapêuticas pré-operatórias ... 255
    Intervenções fisioterapêuticas pós-operatórias ... 257

Fisioterapia dermatofuncional e queimaduras ... 265
Vitor Alexandre Pezolato

    Aspectos gerais e fisiológicos da queimadura e da cicatrização ... 266
    Avaliação do paciente queimado ... 269
    Tratamento fisioterapêutico em pacientes queimados ... 275

Introdução à fisioterapia dermatofuncional

Aline Andressa Matiello

OBJETIVOS DE APRENDIZAGEM

> Descrever os fundamentos da fisioterapia na área dermatofuncional.
> Identificar os recursos fisioterapêuticos utilizados na área dermatofuncional.
> Reconhecer a atuação do fisioterapeuta na área dermatofuncional.

Introdução

Dentre os diversos campos de atuação do profissional de fisioterapia, destaca-se a área dermatofuncional. O fisioterapeuta especialista em dermatofuncional atua diretamente nas disfunções que acometem os sistemas tegumentar, endócrino, linfático, subcutâneo e musculoesquelético, possibilitando o restabelecimento físico, estético e funcional do organismo.

A atuação do fisioterapeuta dermatofuncional visa melhorar, além das condições estéticas, as condições funcionais, proporcionando ao paciente melhoria da aparência, da autoestima, da saúde, da funcionalidade e, consequentemente, da qualidade de vida.

Neste capítulo, você vai estudar os fundamentos da fisioterapia dermatofuncional, acompanhando os marcos históricos necessários para a consolidação da área. Conhecerá também os principais recursos terapêuticos empregados e as bases legais para a atuação em fisioterapia dermatofuncional, possibilitando, desse modo, uma atuação fisioterapêutica resolutiva.

Fundamentos e histórico da fisioterapia dermatofuncional

A história da fisioterapia dermatofuncional tem início com a atuação do fisioterapeuta na área da estética. Entretanto, os primeiros relatos científicos dessa atuação profissional só foram publicados a partir da década de 1990 (HERNANDES; MEJIA, [2015]). A fisioterapia voltada à área da estética teve início quando alguns profissionais fisioterapeutas passaram a observar a atuação profissional de esteticistas e ver no trabalho executado por esses profissionais uma oportunidade diferenciada de atuação profissional (BORGES, 2010).

Os profissionais de fisioterapia passaram a observar detalhadamente os recursos comumente empregados na prática da estética e puderam verificar que a fisioterapia, enquanto ciência, dominava de forma ampla a maioria dos recursos utilizados na área da estética, tanto de maneira teórica quanto prática. Em 1997, vários fisioterapeutas estabeleceram grupos de estudos específicos na área de fisioterapia relaciona à estética, visando justificar a inserção desses profissionais na área e regulamentar a atuação junto ao COFFITO (Conselho Federal de Fisioterapia e Terapia Ocupacional) (HERNANDES; MEJIA, [2015]). Com isso, originou-se essa nova área de atuação fisioterapêutica, denominada, primeiramente, de fisioterapia aplicada à estética (BORGES, 2010).

Outro marco histórico importante ocorreu em 1998, no primeiro Congresso Brasileiro de Fisioterapia Estética, quando foi apresentada uma série de materiais científicos, afirmando a credibilidade do fisioterapeuta na área (HERNANDES; MEJIA, [2015]). As ações executadas estavam voltadas a tratar efetivamente os distúrbios estéticos mais prevalentes, que cursavam com impactos negativos sobre a aparência e consistiam nas queixas mais comuns de pacientes que procuravam clínicas ou consultórios de estética.

Segundo Guirro e Guirro (2004), a atuação do fisioterapeuta nesta época se pautava exclusivamente em melhorar ou restaurar a aparência dos pacientes, sem, no entanto, haver uma preocupação com outros aspectos envolvidos com a presença de disfunções estéticas. Contudo, à medida que novos estudos foram publicados, os fisioterapeutas puderam perceber que, com base em sua formação, poderiam oferecer algo a mais aos pacientes que procuravam por tratamentos estéticos, considerando que a formação desses profissionais é bastante abrangente em comparação a outros profissionais que atuam na área da estética (BORGES, 2010).

A formação possibilita que os fisioterapeutas detenham domínio teórico e prático de uma série de recursos utilizados na área da estética. Além disso, pauta-se em informações aprofundadas sobre as áreas de anatomia, fisiologia, cinesiologia, patologia, dentre outras (GUIRRO; GUIRRO, 2004). Isso possibilita aos fisioterapeutas a capacidade de avaliar adequadamente o paciente, reconhecer as disfunções que possam acometer os diferentes sistemas do organismo e, com base nisso, elencar e aplicar as melhores modalidades de tratamento com base na disfunção apresentada pelo paciente. Os fisioterapeutas, portanto, podem oferecer ao paciente uma atuação não apenas voltada aos distúrbios estéticos, mas que promova a recuperação física e funcional nos diversos distúrbios que possam afetar os sistemas endócrino, metabólico, dermatológico e musculoesquelético, garantindo uma assistência mais ampla em relação à função desempenhada anteriormente, que era puramente estética (BORGES, 2010).

Fundamentada nessa abordagem ampla, surgiu uma nova denominação para a área da fisioterapia aplicada à estética: a fisioterapia dermatofuncional. Nessa área, a atuação dos fisioterapeutas ia além da estética, passando pelo restabelecimento e pela melhoria da função do organismo (GUIRRO; GUIRRO, 2004).

Em 2000, o primeiro Simpósio Brasileiro de Fisioterapia Dermatofuncional, que contou com o apoio do COFFITO, marcou um importante evento para o reconhecimento dessa nova área (HERNANDES; MEJIA, [2015]). Em 2006, a publicação do *Guide to Physical Therapist Practice*, elaborado pela Associação Norte Americana de Fisioterapia, resultou em outro marco importante para a consolidação da área da fisioterapia dermatofuncional. O guia apontou, dentre vários aspectos, a importância da fisioterapia dermatofuncional na manutenção da integridade do sistema tegumentar, incluindo a abordagem sobre as principais disfunções superficiais da pele.

Considerando isso, Sousa *et al.* (2016) definem que a fisioterapia dermatofuncional objetiva o restabelecimento físico, estético e funcional de pacientes que possuem alterações comprometendo a função dos sistemas tegumentar, subcutâneo e musculo esquelético e que possam estar relacionadas a quadros de dor ou desconforto estético. A atuação fisioterapêutica voltada aos aspectos físicos e funcionais das disfunções estéticas considera que as disfunções cursam com comprometimentos na anatomia e na fisiologia dos tecidos, que podem comprometer diferentes sistemas. Além disso, considera que há um comprometimento relacionado ao aspecto estético, que interfere na aparência, na imagem pessoal e na autoestima do paciente.

A atuação em fisioterapia dermatofuncional inclui equipes multidisciplinares, uma vez que, na maioria dos casos, a disfunção estética apresentada pelo paciente está ligada diretamente a outros problemas sistêmicos, como alterações hormonais, metabólicas, circulatórias, dentre outras (GUIRRO;

GUIRRO, 2004). Esse caráter amplo das disfunções estéticas faz com que a abordagem terapêutica não seja realizada apenas pelo fisioterapeuta, na maioria dos casos, mas demande ações de outros profissionais, como médicos, nutricionistas, enfermeiros, educadores físicos, etc. Nesses casos, a abordagem do paciente por equipes multidisciplinares, em que o fisioterapeuta está incluso, permite um tratamento integrado e amplo, de modo a garantir que a disfunção estética possa ser minimizada ao máximo ou curada, melhorando a aparência e, sobretudo, a função e a saúde do paciente. A abordagem multidisciplinar no manejo das disfunções estéticas permite, ainda, solucionar de maneira mais coerente e rápida as condições que afetam o paciente (HERNANDES; MEJIA, [2015]).

Saiba mais

A fisioterapia dermatofuncional vem ganhando espaço especialmente por ser imprescindível para otimizar os tratamentos estéticos realizados por dermatologistas, endocrinologistas, cirurgiões plásticos, dentre outros profissionais, possibilitando ao paciente um resultado terapêutico melhor (HERNANDES; MEJIA, [2015]).

A atuação dos fisioterapeutas na área dermatofuncional, além de multidisciplinar, deve ser:

- humanista, pressupondo que o fisioterapeuta deve atuar de modo a promover o bem-estar e melhores condições de saúde, de maneira ampla;
- multisetorial, uma vez que atua no tratamento de mais de um tecido/área na maioria dos casos;
- pluriprocessual, considerando que utiliza mais de um recurso de tratamento para manejo efetivo da disfunção.

As ações do fisioterapeuta devem se voltar também à prevenção de distúrbios que possam acometer o tecido tegumentar, no que se refere aos distúrbios endócrinos, metabólicos, dermatológicos, linfáticos, circulatórios, osteomioarticulares e neurológicos, mediante uso de recursos preventivos e, ainda, à promoção da saúde com orientações sobre hábitos saudáveis, condutas e tratamentos coadjuvantes.

Grandes áreas de atuação da fisioterapia dermatofuncional

Pautando-se nos fundamentos da fisioterapia dermatofuncional, nos recursos terapêuticos disponíveis e nas bases legais que definem a atuação dos profissionais nesta área, podemos estruturar a atuação fisioterapêutica dermatofuncional em grupos das disfunções descritas a seguir.

Alterações cicatriciais

Atuação nos quadros preventivos, evitando a formação de cicatrizes inestéticas, como cicatrizes hipertróficas, atróficas e queloides; no tratamento das cicatrizes; na aceleração do processo cicatricial e no controle de respostas inflamatórias exacerbadas.

Envelhecimento

Abordagem voltada à prevenção e ao tratamento dos sinais e sintomas decorrentes do envelhecimento do sistema tegumentar, como ptoses, flacidez de pele, flacidez muscular, rugas e linhas de expressão, bem como atuação sobre os casos de fotoenvelhecimento.

Disfunções linfáticas

Abordagem direcionada à prevenção e ao tratamento de quadros de edema, como linfático e venoso, pós-operatório e nos quadros de edema patológico, como o linfedema.

Disfunções do tecido adiposo

Atua em quadros de adiposidade localizada e de maneira coadjuvante nos tratamentos de obesidade.

Disfunções faciais

Atua no manejo de alterações como a acne, rosácea, alterações de pigmentação, desidratação, câncer de pele, entre outras disfunções faciais.

Disfunções corporais

Abordagem voltada ao manejo de condições como estrias, flacidez tissular e flacidez muscular, dentre outras afecções.

Pré e pós-operatório de cirurgias plásticas estéticas e reparadoras

Visa restaurar a integridade tecidual e restabelecer a função tecidual, já que os procedimentos cirúrgicos causam danos a diversos tecidos, interferindo na sua funcionalidade. Atua na prevenção e no tratamento de possíveis complicações que possam surgir decorrentes do procedimento cirúrgico ou de outros fatores envolvidos na recuperação cirúrgica do paciente (HERNANDES; MEJIA, [2015]).

Queimaduras

Atua na fase aguda em pacientes queimados, em geral quando encontram-se ainda hospitalizados, possibilitando a prevenção de complicações respiratórias, motoras, o fechamento das lesões e o alívio da dor. Em seguida, a abordagem do fisioterapeuta dermatofuncional possibilita a recuperação estética, física e funcional com abordagens que visam à redução de fibroses, prevenção de alterações posturais, prevenção de contraturas e deformidades, dentre outros objetivos.

Recursos fisioterapêuticos na área dermatofuncional

Em virtude dos impactos físicos, funcionais e emocionais que as disfunções estéticas podem causar, vêm se desenvolvendo ao longo dos anos diversos recursos voltados ao tratamento dessas disfunções, além da prevenção ao surgimento de certas condições inestéticas, minimizando os prejuízos destas condições sobre a funcionalidade e qualidade de vida do paciente. Esses recursos visam ao restabelecimento da funcionalidade e da aparência em benefício da saúde do paciente. Entre eles, podemos citar a eletroterapia, carboxiterapia, pressoterapia, termoterapia, crioterapia, fototerapia, cinesioterapia, mecanoterapia, recursos manuais e cosmetologia.

Eletroterapia

Refere-se ao uso de correntes elétricas com finalidade terapêutica. Essas correntes atuam sobre diversos tecidos corporais, incluindo o tecido tegumentar, o muscular e o subcutâneo, promovendo efeitos fisiológicos importantes. Alguns dos recursos de eletroterapia mais usados na área dermatofuncional estão apresentados nas subseções a seguir.

Ultrassom

Equipamento que utiliza ondas sonoras para promover efeitos terapêuticos. Em dermatofuncional, é amplamente utilizado com finalidade de acelerar a cicatrização tecidual, em especial após cirurgias plásticas, mas também para tratamento de cicatrizes patológicas, quadros de fibrose, fibroedema geloide (FEG) e no tratamento da lipodistrofia localizada (LDL) (BORGES, 2010). Pode ser aplicado por técnica convencional ou por fonoforese, quando se utiliza o ultrassom para promover a permeação de ativos cosméticos na pele, potencializando os resultados terapêuticos.

Considerando os excelentes resultados terapêuticos dessa modalidade de tratamento, na área da fisioterapia dermatofuncional podem ser encontrados diferentes equipamentos de ultrassom, dentre eles o ultrassom de alta intensidade, equipamentos de baixa intensidade e baixa frequência.

Os equipamentos de ultrassom de alta intensidade são também chamados de **ultrassom focalizado**, ultracavitação ou lipocavitação e se caracterizam pela concentração de energia do ultrassom em locais específicos, produzindo um efeito térmico pontual, de modo a promover efeitos terapêuticos mais profundos sem, no entanto, atingir as camadas mais superficiais da pele.

Já os equipamentos de ultrassom de baixa frequência e intensidade recebem o nome de **ultrassom plano** e não são focalizados como os de alta frequência. Nesses casos, os efeitos terapêuticos são os mesmos do ultrassom convencional; a diferença é que o ultrassom plano consegue tratar uma área maior de uma única vez, usa maior intensidade e menor frequência.

Radiofrequência

É um método de estimulação eletrotérmica, que causa um aquecimento controlado dos tecidos e induz a formação de colágeno na derme e no tecido conjuntivo adjacente. Para Perez e Vasconcelos (2014), as principais aplicações desse recurso em dermatofuncional são na flacidez tissular, no tratamento de fibroses pós operatórias, no manejo do FEG e nas cicatrizes, dentre outras. A Figura 1 mostra a aplicação desse recurso em tratamento corporal.

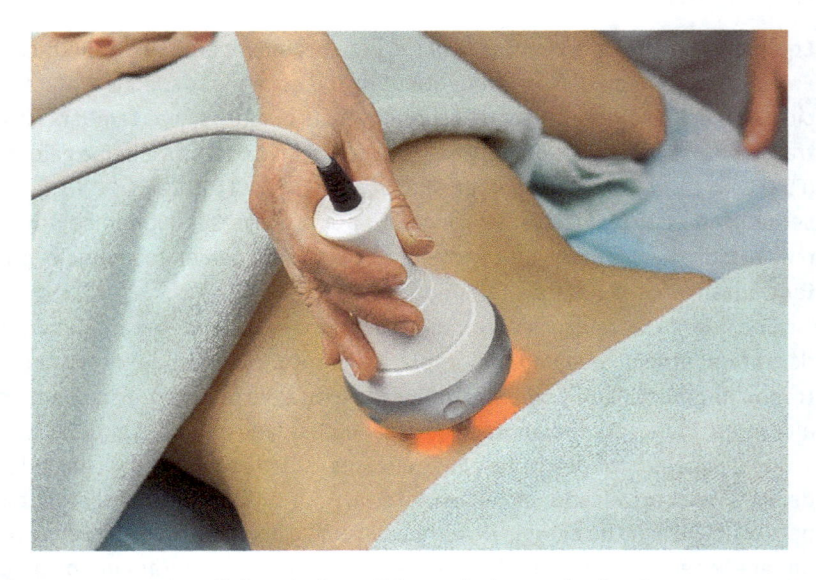

Figura 1. Emprego da radiofrequência em fisioterapia dermatofuncional.
Fonte: Radiofrequência ([20--]).

Endermologia

Refere-se ao uso do vácuo para promover mobilização tecidual, de modo a aumentar a circulação e a oxigenação tecidual, auxiliando na mobilização de líquidos corporais e na melhoria do tônus tissular. Está indicada para tratamento de sinais de envelhecimento, estrias, FEG, no pré e pós-operatório de cirurgias plásticas.

Conforme Borges (2010), a aplicação da endermologia na fase pré-operatória visa fortalecer os vasos sanguíneos e linfáticos da região onde será realizado o procedimento cirúrgico, desobstruindo possíveis congestões locais. Já na fase pós-operatória, é indicado para tratar edemas e promover uma cicatrização mais rápida. Ressalta-se ainda o uso da endermologia no tratamento dermatofuncional de sequelas de queimaduras, drenando os tecidos e prevenindo complicações, como fibroses.

Microcorrentes

É um recurso de eletroestimulação que utiliza frequências baixas (PEREZ; VASCONCELOS, 2014). É empregado na área dermatofuncional em tratamentos que objetivam aumentar a síntese de adenosina trifosfato (ATP), aumentar a síntese de proteínas (colágeno e elastina), melhorar as funções linfáticas, a aceleração da cicatrização tecidual, a analgesia, além de ter efeitos bactericida/antisséptico, anti-inflamatório, bactericida e de relaxamento muscular.

Devido aos efeitos promovidos, é um recurso muito utilizado em dermatofuncional de modo coadjuvante a outros recursos. Tratamento de feridas, pós-operatório, envelhecimento, edema, acne, revitalização cutânea, reparo tecidual e flacidez tissular são exemplos de aplicações (PEREZ; VASCONCELOS, 2014).

Alta frequência

Esses equipamentos utilizam ondas eletromagnéticas, que, ao passarem pelo equipamento e atingirem a pele, geram a formação de gás ozônio. Nesses casos, os efeitos terapêuticos da alta frequência estão relacionados às ações promovidas pelo ozônio, como antisséptica, aceleradora da cicatrização local, incremento da circulação, anti-inflamatória, além de melhorar o trofismo dérmico. Segundo Borges (2010), a alta frequência é utilizada em dermatofuncional para desinfecção após a limpeza de pele e após a depilação, no tratamento de úlceras (diabéticas, varicosas ou de pressão infectadas), no manejo dos sinais da psoríase, nas afecções capilares (dermatite seborreica), nas afecções ungueais (onicomicoses), além de ser utilizada como auxiliar em tratamentos de revitalização e hidratação.

Corrente russa

Utiliza correntes elétricas que ativam o tecido muscular, promovendo contrações musculares. Segundo Perez e Vasconcelos (2014), esse recurso é válido para quando se objetiva a melhoria do trofismo muscular, como em quadros de hipotonia muscular decorrentes de sedentarismo ou de repouso prolongado após cirurgias.

Microdermoabrasão

Tratamento muito utilizado na área dermatofuncional, que promove esfoliação mecânica da pele (*peeling*) com a aplicação do equipamento de *peeling* de cristal ou *peeling* de diamante. Em ambos os casos, os equipamentos geram a remoção das camadas mais externas da epiderme, promovendo o afinamento da pele e o incremento da renovação celular (BORGES; SCORZA,

2016). A Figura 2 mostra a aplicação da microdermoabrasão por meio do uso do *peeling* de diamante.

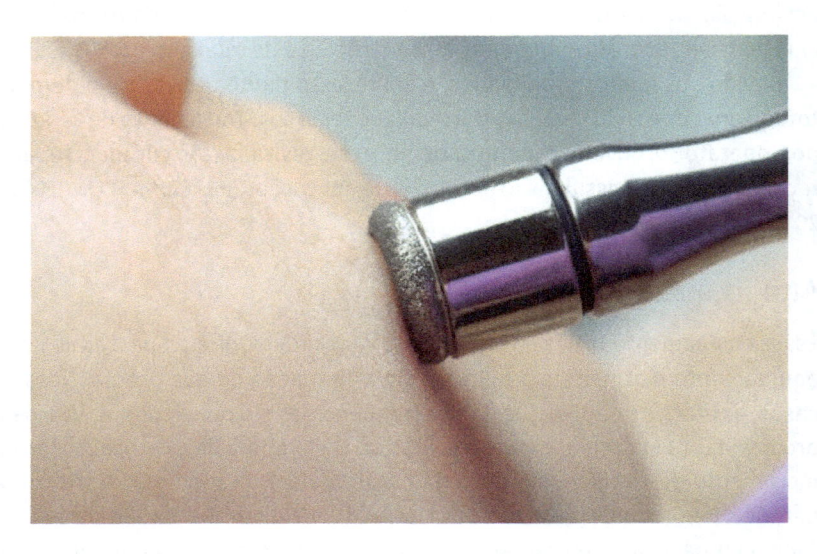

Figura 2. Emprego da microdermoabrasão em fisioterapia dermatofuncional.
Fonte: Pinheiro ([20--]).

Em relação ao emprego, está indicado para tratamentos pré-operatórios de cirurgias plásticas faciais (para melhorar o metabolismo) e tratamentos de sinais de envelhecimento, peles lipídicas, discromias, sequelas de acne e foliculites. Pode também ser indicado para cicatrizes patológicas (queloides e cicatrizes hipertróficas) visando promover nivelamento e clareamento da pele.

Eletrolipólise

Consiste na aplicação de correntes elétricas por meio de eletrodos na forma de agulhas, que são introduzidas nas áreas de tratamento, promovendo efeitos sobre o tecido adiposo, como a indução de lipólise (BORGES, 2010), principalmente para tratamento de LDL e FEG.

Eletrolifiting

É a aplicação de corrente elétrica de baixa intensidade, mediante uso de agulha, que causa perfurações na pele (KAMIZATO; BRITO, 2014). Os efeitos terapêuticos são resultado tanto da ação da corrente elétrica quanto do trauma provocado pela perfuração com a agulha, que induz o processo inflamatório local, a regeneração tecidual e a formação de um tecido mais saudável na área de tratamento. É um recurso indicado para tratamento de linhas de expressão, uma vez que gera a formação de novas fibras de colágeno e elastina na pele, além do tratamento de estrias.

Iontoforese

Consiste na aplicação de correntes elétricas específicas de baixa intensidade, que possibilita a administração de substâncias através da pele com objetivos terapêuticos específicos (KAMIZATO; BRITO, 2014). As indicações em dermatofuncional dependerão dos efeitos terapêuticos das substâncias utilizadas, podendo o fisioterapeuta utilizar ativos regeneradores, antissépticos, cicatrizantes, dentre outros.

Carboxiterapia

Trata-se do uso terapêutico do gás carbônico, que é administrado pelo fisioterapeuta de forma subcutânea, tendo como objetivo a vasodilatação e o aumento da circulação local (BORGES, 2010). Vem sendo empregada em disfunções como estrias, FEG, flacidez e LDL.

Pressoterapia

Utiliza um equipamento que promove massagem pneumática nos segmentos corporais, na direção do fluxo sanguíneo, ativando o retorno venoso e linfático. Segundo Borges (2010), essa técnica vem sendo amplamente empregada na minimização das disfunções circulatórias, influenciando terapeuticamente no pós-operatório de cirurgias, no linfedema pós-mastectomia e nos quadros de FEG.

Termoterapia

Trata-se do emprego de modalidades que geram efeitos fisiológicos sobre os tecidos por meio de aquecimento. Segundo Guirro e Guirro (2004), a termoterapia é uma modalidade indicada no tratamento de disfunções que objetivem aumento do metabolismo, da circulação, da permeabilidade e em disfunções em que se objetiva promover relaxamento muscular e amolecimento dos tecidos. Pode ser aplicada de diferentes maneiras, com o aquecimento superficial ou profundo dos tecidos. O uso de compressas quentes, banho de contraste e manta térmica são exemplos de termoterapia superficial aplicada na área dermatofuncional.

Crioterapia

Refere-se à aplicação terapêutica do frio, proporcionando efeitos fisiológicos resultantes do resfriamento tecidual. Como resultado, espera-se redução do metabolismo local e vasoconstricção tecidual, que resulta em redução da circulação sanguínea local e analgesia (PRENTICE, 2014). Nesses casos, pode-se utilizar recursos como bandagem fria, massagem crioterápica, crioestimulação e crioalongamento, além da criolipólise, que atua sobre o tecido adiposo, estimulando à lipólise.

Em relação às aplicações, o uso da crioterapia é bastante válido para controle do edema, especialmente nos casos de edema agudo pós-traumático (como na fase pós-cirúrgica), e para tratamento de gordura localizada com o uso da criolipólise.

Fototerapia

Trata-se do emprego de modalidades que fazem utilização terapêutica de luz. A luz, quando aplicada, é capaz de interagir com diferentes moléculas dos tecidos, gerando efeitos fisiológicos específicos de acordo com a modalidade de fototerapia aplicada (SANTOS *et al.*, 2019).

Na área dermatofuncional, cita-se o uso do *laser* e da luz intensa pulsada como modalidades de fototerapia, que são comumente empregadas em tratamentos de remoção duradoura de pelos e em tratamentos que visam melhorar as condições do tecido tegumentar, auxiliando em tratamentos de telangiectasias, acne, envelhecimento, hipercromias, rosácea, dentre outras aplicações.

Além disso, dentre os recursos de fototerapia, tem sido utilizado o LED (*light emitting dio*) para melhorar as condições das fibras de colágeno e elastina, como nos casos de envelhecimento cutâneo e flacidez. Atua também no tratamento de hipercromias, uma vez que age sobre o metabolismo da melanina, amenizando as manchas escuras da pele. O LED pode também ser aplicado para acelerar a regeneração tecidual, como nos tratamentos capilares, de acne e cicatrização. A Figura 3 mostra o emprego desse recurso em tratamento facial.

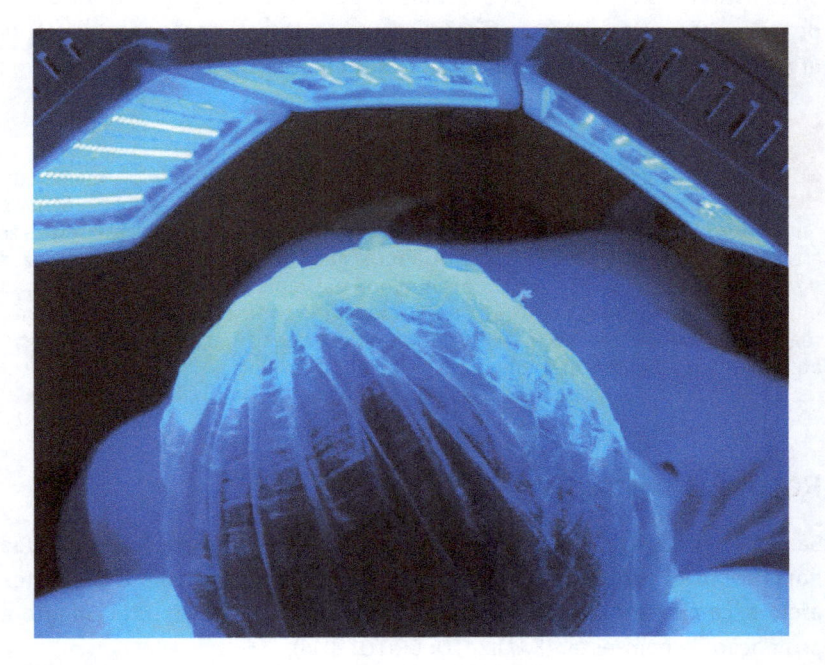

Figura 3. Emprego do LED em fisioterapia dermatofuncional.
Fonte: Fototerapia (2019).

Cinesioterapia

Consiste na utilização de exercícios terapêuticos visando à prevenção de complicações motoras ou ao tratamento delas, mediante atuação sobre o tecido conjuntivo. Esses exercícios são planejados especificamente para as necessidades do paciente e envolvem alongamentos, mobilizações e fortalecimentos. São realizados de maneira passiva, ativa ou ativa resistida, especificamente para cada situação.

Na área dermatofuncional, a cinesioterapia é amplamente empregada, podendo inclusive ser realizada na fase pós-operatória, visando à prevenção de complicações tanto motoras quanto respiratórias. A cinesioterapia é indicada também para reabilitação de queimaduras.

Mecanoterapia

Para potencializar os efeitos da cinesioterapia, os exercícios podem ser feitos com o auxílio de dispositivos mecanoterápicos, tendo como função resistir ou assistir o exercício e fornecer estímulos aos pacientes. Dentre os recursos de mecanoterapia, podemos citar o uso de halteres, caneleiras, bicicletas ergométricas, plataforma vibratória, faixas elásticas.

> **Saiba mais**
>
> O uso de recursos de mecanoterapia pode ser associado a realização de exercícios terapêuticos e aliado ao uso de correntes elétricas que promovem a contração muscular. Um exemplo desta associação pode ser o tratamento de quadros de hipotrofia muscular. Neste caso, pode-se utilizar o recurso de corrente russa para promover o estímulo de contração das fibras musculares, e aliado a isso, para potencializar a contração, o paciente pode realizar um exercício ativo com uso de caneleiras que fornecem uma resistência ao movimento (BORGES, 2010).

Recursos manuais

São técnicas que utilizam o contato das mãos do fisioterapeuta com os tecidos para promover efeitos terapêuticos. O toque das mãos possibilita diferentes efeitos, como melhoria da circulação linfática e sanguínea, relaxamento e promoção de bem-estar (KAMIZATO; BRITO, 2014).

Entre os recursos manuais empregados na área dermatofuncional, podemos citar as drenagens linfáticas manual, facial ou corporal e as massagens. A drenagem linfática manual está indicada para prevenção e tratamento de quadros de edema, decorrentes de alterações linfáticas ou venosas. É um recurso amplamente empregado no tratamento do linfedema (VASCONCELOS, 2015).

As massagens estão indicadas para uma gama de situações, que incluem desde a redução de tensões musculares, redução de edema, melhoria no retorno venoso, analgesia, além de proporcionar bem-estar ao paciente. As técnicas de massagem mais utilizadas são modeladora, terapêutica e relaxante, mas pode-se também empregar outras técnicas, como a *quick massage*, o *shiatsu*, massagem do tecido conjuntivo, reflexologia, etc.

Cosmetologia

Consiste na utilização de produtos cosméticos com finalidades terapêuticas, que possuem em suas formulações princípios ativos, matérias-primas com ação específica sobre a pele, permitindo variados resultados terapêuticos. Segundo Borges (2010), os produtos cosméticos são classificados com base na função. Podemos citar, por exemplo, o uso de ativos hidratantes, nutritivos, anti-inflamatórios, produtos para higiene, para tratamento de manchas, etc.

Saiba mais

Outro recurso terapêutico que vem sendo empregado em dermatofuncional é o microagulhamento, também chamado de técnica de indução percutânea de colágeno. Esse recurso consiste em microperfurações na pele provocadas pela aplicação de um equipamento que possui pequenas agulhas, causando um processo inflamatório local e a indução de um processo de cicatrização, culminando com a formação de um novo tecido na região tratada. Vem sendo empregado no tratamento de cicatrizes, estrias, envelhecimento, flacidez tissular, tratamentos de hipercromias, além de ser utilizado para facilitar a permeação de ativos através da pele.

Considerando a gama de recursos terapêuticos disponíveis ao profissional de fisioterapia na área dermatofuncional, ressalta-se a necessidade de alguns cuidados relativos ao seu uso. É importante que os fisioterapeutas compreendam a ação de cada recurso, incluindo o entendimento da associação de diferentes modalidades terapêuticas nos tratamentos. Esse conhecimento permite ao fisioterapeuta dermatofuncional elaborar propostas terapêuticas eficazes, baseadas em fundamentos teóricos e práticos, voltados não apenas à estética, mas aos aspectos físicos/funcionais das disfunções estéticas

Na fisioterapia dermatofuncional, atualmente há um enorme campo de pesquisa e aprofundamento científico (GUIRRO; GUIRRO, 2004). Isso possibilita o desenvolvimento de novos recursos terapêuticos, que se tornam acessíveis aos fisioterapeutas constantemente. Considerando isso, cabe ao fisioterapeuta manter-se atualizado em relação às novidades terapêuticas, de modo a optar pelos melhores tratamentos, com base nas necessidades de seus pacientes.

Entretanto, a disponibilidade dessa gama de recursos terapêuticos traz também um desafio. Na área dermatofuncional, o fisioterapeuta precisa evitar tratamentos aleatórios para as disfunções estéticas, baseados apenas em protocolos sem considerar os aspectos funcionais dessas disfunções e as especificidades de cada paciente. Borges (2010) salienta que, nessas condições, os resultados terapêuticos são menos efetivos, uma vez que esse tipo de abordagem não respeita as necessidades do paciente. Além disso, o uso indiscriminado de recursos terapêuticos aliado ao uso inadequado resulta não apenas na ineficiência do tratamento, mas também em riscos à saúde do paciente (GUIRRO; GUIRRO, 2004).

Portanto, é primordial que os profissionais empreguem racionalmente os recursos terapêuticos disponíveis na área da fisioterapia dermatofuncional, com conhecimento aprofundado de cada recurso e novas modalidades, respeito às indicações e contraindicações e na definição de associações terapêuticas seguras.

Bases legais da atuação do fisioterapeuta dermatofuncional

A fisioterapia dermatofuncional se consolidou fortemente como uma área de atuação do fisioterapeuta com a Resolução nº. 362, de 2009. Essa resolução reconheceu a fisioterapia dermatofuncional como uma especialidade exclusiva e própria do profissional fisioterapeuta. Segundo essa resolução, a especialidade de fisioterapia dermatofuncional surge como uma necessidade de garantir aos pacientes uma assistência profissional específica e adequada, que atenda às demandas clínicas, cinesiológicas e funcionais de pacientes que possuam algumas alterações da pele e de outros tecidos envolvidos.

Para que o fisioterapeuta obtenha o título de fisioterapeuta especialista em dermatofuncional é necessário que cumpra alguns quesitos, estabelecidos na Resolução nº. 360, de 2008. Além disso, em 2011 foi publicada a Resolução do Coffito nº. 394, que disciplina a especialidade profissional do fisioterapeuta no exercício da fisioterapia dermatofuncional e elenca algumas competências básicas a esses profissionais, listadas a seguir.

- Realizar consulta fisioterapêutica, incluindo a realização de anamnese, e encaminhamentos a outros profissionais.
- Realizar a avaliação física e cinesiofuncional específica, voltada à dermatofuncional.
- Aplicar escalas, questionários e testes de funcionalidade.
- Solicitar e interpretar exames de imagem.
- Determinar o diagnóstico cineticofuncional e o prognóstico com base na avaliação fisioterapêutica.
- Planejar e executar medidas preventivas e de redução de danos na área dermatofuncional.
- Prescrever e executar recursos terapêuticos manuais.
- Prescrever, confeccionar e indicar o uso de órteses, próteses e outras tecnologias assistidas na área.

- Utilizar recursos terapêuticos (isoladamente ou de maneira associada), incluindo termoterapia, massoterapia, crioterapia, fototerapia, eletroterapia, etc.
- Realizar abordagem na fase aguda de pós-operatórios, permitindo posicionamento adequado no leito, deambulação precoce, ortostatismo, etc.
- Promover, prevenir e recuperar o sistema tegumentar no que estiver relacionado a disfunções metabólicas, endócrinas, dermatológicas, linfáticas, osteomiarticulares, neurológicas, atuando em quadros de queimaduras, cicatrizes, hanseníase, psoríase, acne, úlceras, obesidade, rugas, envelhecimento, hipertricoses, linfedemas, dentre outras afecções.
- Prevenir, promover e realizar a assistência fisioterapêutica pré e pós-operatória de cirurgias plásticas reparadoras, estéticas, dentre outras.
- Prescrever a alta fisioterapêutica.
- Registrar em prontuário todas as informações relativas à avaliação, condutas e resultados.
- Emitir laudos, relatórios, pareceres e atestados fisioterapêuticos.

A Resolução nº. 394, de 2011, estabelece também as áreas de atuação na fisioterapia dermatofuncional:

- pré e pós-operatório de cirurgias plásticas;
- pré e pós-operatório de cirurgias bariátricas;
- angiologia e linfologia;
- dermatologia;
- estética e cosmetologia;
- endocrinologia;
- queimaduras.

Segundo essa resolução, para prestar assistência na área da fisioterapia dermatofuncional, o profissional pode atuar em diferentes locais de atendimento, que incluem hospitais, clínicas, consultórios, centros de saúde, espaços públicos, espaços militares, espaços privados e espaços filantrópicos.

Além dessas resoluções, outras legislações foram sendo publicadas no decorrer dos anos de modo a nortear a atuação do fisioterapeuta. A seguir são elencados alguns dos pareceres elaborados pela Associação Brasileira de Fisioterapia Dermatofuncional (ABRAFIDEF) e o assunto abordado por eles.

- Nº. 01/2020: parecer atualizado a respeito da possibilidade de realização do procedimento de criolipólise por fisioterapeuta. Substitui o parecer nº. 01/2016.
- Nº. 01/2020: parecer sobre a possibilidade de utilização da ozonioterapia por profissionais fisioterapeutas dermatofuncionais.
- Nº. 01/2017: parecer acerca do uso da toxina botulínica por fisioterapeutas com fins estéticos.
- Nº. 02/2016: parecer sobre a atuação fisioterapêutica dermatofuncional nos quadros de telangiectasias.
- Parecer Técnico 2015: sobre a utilização de percentuais específicos de produtos cosméticos para *peelings* químicos na área dermatofuncional.
- Nº. 03/2016: parecer que trata da possibilidade de realização de procedimentos de *lasers* fracionados não ablativos de alta potência por fisioterapeutas dermatofuncionais.
- Nº. 04/2016: parecer que trata do uso do microagulhamento por fisioterapeutas.

Outras resoluções, publicadas pela Agência Nacional de Vigilância Sanitária (Anvisa), dispõem sobre assuntos gerais relacionados à atuação do fisioterapeuta dermatofuncional. A seguir, são listados alguns desses pareceres da Anvisa e o tema abordado.

- Instrução Normativa nº. 11, de 29 de setembro de 2016: dispõe sobre a lista de medicamentos isentos de prescrição.
- RDC nº. 07, de 10 de fevereiro de 2015: dispõe sobre os requisitos técnicos para a regularização de produtos de higiene pessoal, cosméticos e perfumes e dá outras providências.
- Parecer Técnico nº 04, de 21 de dezembro de 2010: trata da utilização de retinoides em produtos cosméticos.
- RDC nº. 185, de 22 de outubro de 2001: regulamento técnico que trata de registro, alteração, revalidação e cancelamento do registro de produtos médicos na Anvisa.
- Material complementar à RDC 185/2001: regularização de produtos, materiais de uso em saúde, classificação de materiais.
- RDC nº. 63, de 25 de novembro de 2011: dispõe sobre os requisitos de boas práticas de funcionamento para os serviços de saúde.

É essencial que os profissionais tenham suas condutas pautadas nessas publicações legais acerca da atuação do fisioterapeuta na área da dermatofuncional. Além disso, é primordial que estejam atentos a novas publicações que possam acontecer, para estarem atualizados em relação à legislação, garantindo aos seus pacientes tratamentos resolutivos e seguros.

Diante dessas informações, percebe-se que o fisioterapeuta especialista em dermatofuncional tem a sua disposição uma série de recursos terapêuticos, que podem ser empregados de maneira associada ou isolada no manejo das mais variadas disfunções estéticas, tanto na prevenção quanto na reabilitação, visando não só à melhoria da aparência, mas também à recuperação física e funcional. Para que esse emprego seja efetivo, e sobretudo seguro, é importante que o fisioterapeuta conheça adequadamente as modalidades de tratamento disponíveis e respeite as bases legais da atuação do fisioterapeuta, mantendo-se constantemente atualizado acerca de novos recursos e regulamentações, evitando, desse modo, qualquer tipo de prejuízo, interferindo de maneira positiva na qualidade de vida do paciente e na sua saúde.

Referências

BORGES, F. S. *Dermato-funcional*: Modalidades terapêuticas nas disfunções estéticas. 2 ed. rev. e ampl. São Paulo: Phorte, 2010.

BORGES, F. dos S.; SCORZA, F. A. *Terapêutica em estética*: conceitos e técnicas. São Paulo: Phorte, 2016.

FOTOTERAPIA: o uso do LED e laser na estética. Porto Alegre: HS Med, 2019. Disponível em: https://www.hsmed.com.br/fototerapia-o-uso-do-led-e-laser-na-estetica. Acesso em: 29 out. 2020.

GUIRRO, E. C. O.; GUIRRO, R. R. *Fisioterapia dermato-funcional*: fundamentos, recursos, patologias. São Paulo: Manole, 2004.

HERNANDES, L. B. da S.; MEJIA, D. P. M. *Bases legais para o exercício da fisioterapia dermato-funcional e suas diversas aplicabilidades*: o que o profissional precisa saber. [S.l.]: [S.n.], [2015]. Disponível em: https://portalbiocursos.com.br/ohs/data/docs/19/41_-_Bases_legais_para_o_exercYcio_da_fisioterapia_dermato-funcional_e_suas_diversas_aplicabilidades.pdf. Acesso em: 29 out. 2020.

KAMIZATO, K. K; BRITO, S. G.*Técnicas estéticas faciais*. São Paulo: Érica, 2014.

PEREZ, E.; VASCONCELOS, M. G. de. *Técnicas estéticas corporais*. São Paulo: Érica, 2014.

PINHEIRO, M. *O que é a microdermoabrasão e como é feita*. [S.l.]: Tua Saúde, [20--]. Disponível em: https://www.tuasaude.com/microdermoabrasao/. Acesso em: 29 out. 2020.

PRENTICE, W. E. *Modalidades terapêuticas para fisioterapeutas*. 4. ed. Porto Alegre: AMGH, 2014.

RADIOFREQUÊNCIA. Osasco, SP: Clínica Ideal, [20--]. Disponível em: https://clinicaideal.med.br/espaco-estetica/radiofrequencia/. Acesso em: 29 out. 2020.

SANTOS, C. S. dos *et al*. Evolução da fototerapia de baixa intensidade, seus fotofármacos e o impacto sobre procedimentos estéticos: estudo prospectivo. *Revista UNILUS Ensino e Pesquisa*, Santos, v. 16, n. 43, p. 143-151, abr./jun. 2019. Disponível em: http://revista.lusiada.br/index.php/ruep/article/view/1137/u2019v16n43e1137. Acesso em: 29 out. 2020.

SOUSA, A. M. K. *et al*. Importância da anamnese para fisioterapia: revisão bibliográfica. Revista Educação em Saúde, [S.l.], v. 4 n. 1, p. 114-119, jun. 2016. Disponível em: http://periodicos.unievangelica.edu.br/index.php/educacaoemsaude/article/view/1709. Acesso em: 18 out. 2020.

VASCONCELOS, M. G. de. *Drenagem linfática manual*. São Paulo: Erica, 2015.

Leituras recomendadas

ASSOCIAÇÃO BRASILEIRA DE FISIOTERAPIA DERMATOFUNCIONAL. *Pareceres ABRAFIDEF*. [S.l.]: ABRAFIDEF, [20--]. Associação Brasileira de Fisioterapia Dermatofuncional. Disponível em: http://www.abrafidef.org.br/pareceres-abrafidef. Acesso em: 29 out. 2020.

ASSOCIAÇÃO BRASILEIRA DE FISIOTERAPIA DERMATOFUNCIONAL . Resoluções do COFFITO. [S.l.]: ABRAFIDEF, [20--]. Disponível em: http://www.abrafidef.org.br/resolucoes-coffito. Acesso em: 29 out. 2020.

CONSELHO FEDERAL DE FISIOTERAPIA E TERAPIA OCUPACIONAL (Brasil). Resolução COFFITO n. 360, de 18 de dezembro de 2008. Brasília, DF: COFFITO, 2008. Disponível em: https://www.legisweb.com.br/legislacao/?id=108826. Acesso em: 29 out. 2020.

PEREZ, E.; LEVIN, R. *Técnicas de massagens ocidental e oriental*. São Paulo: Erica, 2014.

Fique atento

Os *links* para *sites* da *web* fornecidos neste capítulo foram todos testados, e seu funcionamento foi comprovado no momento da publicação do material. No entanto, a rede é extremamente dinâmica; suas páginas estão constantemente mudando de local e conteúdo. Assim, os editores declaram não ter qualquer responsabilidade sobre qualidade, precisão ou integralidade das informações referidas em tais *links*.

Anatomia e fisiologia do sistema tegumentar

Aline Andressa Matiello

OBJETIVOS DE APRENDIZAGEM

> Apontar as características anatomofisiológicas da pele.
> Identificar os aspectos anatomofisiológicos dos anexos tegumentares.
> Descrever as funções do sistema tegumentar.

Introdução

A pele e seus anexos — pelos, unhas, glândulas sudoríparas e sebáceas — formam um complexo conjunto de órgãos que realizam muitas funções, especialmente de proteção. Juntos, esses órgãos formam o sistema tegumentar (MARIEB; HOEHN, 2008). Reconhecer as estruturas anatômicas desse sistema e seu funcionamento é essencial ao fisioterapeuta dermatofuncional, que possui sua abordagem voltada à prevenção, à promoção e ao tratamento de disfunções que possam acometer esse sistema.

Neste capítulo, você vai estudar as principais características das estruturas envolvidas no sistema tegumentar, conhecendo, além de sua anatomia, seu funcionamento no organismo humano. Além disso, você vai ver de que maneira o sistema tegumentar desempenha suas funções essenciais à manutenção da homeostasia do organismo.

Características anatomofisiológicas da pele

O sistema tegumentar reveste toda a superfície corporal e é formado por pele e pelos anexos cutâneos. Nesse sistema, são encontrados quatro tipos distintos de tecido, cada qual com funções e localizações específicas, conforme a relação a seguir (MARTINI; TIMMONS; TALLITSCH, 2009).

1. Tecido conectivo: responsável pela força e pela resistência do sistema tegumentar.
2. Vasos sanguíneos.
3. Tecido muscular liso: responsável por controlar o diâmetro dos vasos sanguíneos e ajustar a posição dos pelos.
4. Tecido nervoso: responsável por controlar os músculos lisos e monitorar os receptores sensoriais de tato, pressão, temperatura e dor.

Em relação à divisão funcional, o sistema tegumentar possui dois grandes componentes: a pele e as estruturas anexas, também chamadas de estruturas acessórias da pele. Nesta seção, você vai ler sobre as características de um desses grandes componentes: a pele.

A pele é o maior órgão do corpo humano em área de superfície e peso, medindo cerca de 2 m² e pesando entre 4 e 5 kg, o que representa cerca de 7% do peso corporal. Recebe também a denominação de **tegumento**, que significa revestimento, uma vez que se trata de uma fina membrana que recobre a superfície externa de todo o corpo, incluindo a região anterior dos olhos e as membranas timpânicas. Nas narinas, nos lábios, nos canais anal, vaginal e uretral, esse tecido se interioriza, formando as mucosas de revestimento dos tratos respiratório, digestório, urinário e genital (MARIEB; HOEHN, 2008; TORTORA; DERRICKSON, 2017).

A pele humana é composta, principalmente, por água e protídeos (aminoácidos, colágeno, elastina, melanina, glicoproteínas, enzimas, etc.). O teor de água da pele chega a 70% de sua estrutura, e os protídeos constituem cerca de 27,5% dessa composição. Além de água e protídeos, a pele humana é composta, em menor quantidade, por lipídeos, glicídios e sais minerais (KAMIZATO; BRITO, 2014). Estruturalmente, a pele é subdividida em duas camadas principais: **epiderme**, que é a camada mais superficial (*epi* = acima e *derma* = pele), formada por tecido epitelial; e a **derme**, que é uma camada mais profunda e espessa, formada por tecido conectivo.

Abaixo da derme, existe outra camada tecidual importante, a **tela subcutânea**, também chamada de **hipoderme**. Mesmo que não seja considerada parte da pele, ela possui funções importantes relacionadas à anatomia e à fisiologia da pele. Segundo Tortora e Derrickson (2017), a tela subcutânea é formada por tecido conectivo adiposo e areolar, com presença de fibras que se estendem da derme e são responsáveis por fixar a derme na tela subcutânea, que, por sua vez, fixa-se nos órgãos subjacentes. Além disso, a tela subcutânea possui quantidade importante de vasos sanguíneos, que auxiliam na irrigação sanguínea da pele, além da presença de terminações nervosas, como os corpúsculos lamelados, responsáveis pela sensação de pressão. A Figura 1 mostra a estrutura anatômica da pele.

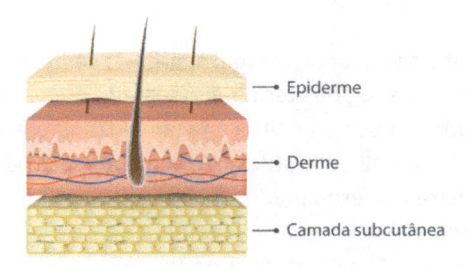

Figura 1. Estrutura anatômica da pele.
Fonte: Adaptada de solar22/Shutterstock.com.

Confira a seguir as características destas três camadas da pele: epiderme, derme e hipoderme, ou tela subcutânea.

Epiderme

É a camada formada por tecido epitelial estratificado pavimentoso queratinizado, por quatro ou cinco camadas diferentes e por quatro tipos celulares distintos (MARIEB; HOEHN, 2008). A seguir, vamos conferir as células da epiderme e, em seguida, suas camadas.

Os tipos celulares que povoam a epiderme são queratinócitos, melanócitos, células de Merkel e células de Langerhans.

Os **queratinócitos**, também chamados de ceratinócitos, são as células mais prevalentes da epiderme, correspondendo a aproximadamente 90% das células (TORTORA; DERRICKSON, 2017). Sua principal função é a síntese de queratina, uma proteína fibrosa que fornece propriedades protetoras à epiderme. Encontram-se em praticamente todas as camadas da epiderme, e suas células são unidas entre si por estruturas chamadas de desmossomos.

Os queratinócitos se originam de camadas mais profundas da epiderme e, à medida que vão se posicionando mais superficialmente, vão aumentando a quantidade de queratina em seu interior, até chegarem na superfície da pele como células mortas, mas repletas de queratina.

Os **melanócitos** são células epiteliais com formato de aranha e representam cerca de 8% das células encontradas na epiderme, localizando-se na sua camada mais profunda. São células responsáveis pela síntese de melanina, pigmento que dá cor à pele. Esse processo recebe o nome de melanização, ou melanogênese. Essas células armazenam a melanina em pequenos grânulos, que permanecem organizados dentro de uma organela chamada de melanossomo.

Estruturalmente, os melanócitos têm aparência semelhante a uma aranha, o que permite que suas regiões terminais (semelhantes aos pés de aranhas) se prolonguem até os queratinócitos e façam a transferência dos grânulos de melanina (TORTORA; DERRICKSON, 2017). A melanina produzida pode variar de cor entre o amarelo avermelhado e o castanho escuro.

Além de determinar a cor da pele, a melanina serve para absorção de radiação ultravioleta. Os queratinócitos ficam recobertos pela melanina, formando uma barreira contra a radiação solar e dando a cor característica da pele.

O número de melanócitos de uma pessoa para outra é praticamente o mesmo; o que muda entre as diferentes tonalidades de pele é o tipo e a quantidade de melanina produzida. Em alguns casos, o processo de melanização pode acontecer de maneira irregular e gerar a deposição excessiva de melanina em áreas especificas da pele, gerando a formação de manchas mais escuras (TORTORA; DERRICKSON, 2017). Em dermatofuncional, essa situação é considerada um desequilíbrio homeostático da pele, relacionado ao processo de melanogênese, e gera a formação de disfunções, como as hipercromias, que incluem sardas, melasma (Figura 2), hipercromias pós-inflamatórias, manchas senis, entre outras. Além disso, pode haver a formação reduzida de melanina, gerando quadros de manchas mais claras na pele, como no caso do vitiligo. Nessas situações, há perda parcial ou total dos melanócitos de certas regiões do corpo (TORTORA; DERRICKSON, 2017).

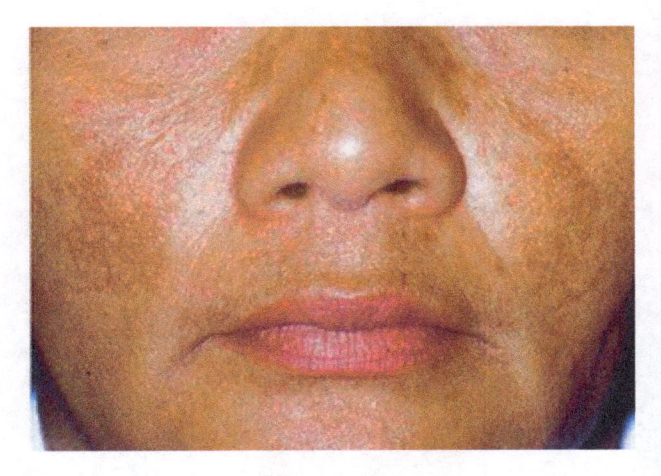

Anatomia e fisiologia do sistema tegumentar   35

Figura 2. Desequilíbrio homeostático dos melanócitos na pele: formação de hipercromias (melasma).
Fonte: Rivitti (2018, p. 384).

As demais células da epiderme, as **células de Langerhans**, também chamadas de células dendríticas, são responsáveis pela proteção imunológica do organismo, uma vez que fagocitam moléculas de substâncias estranhas que estejam em contato com a epiderme. Já as **células de Merkel** estão relacionadas à sensibilidade da pele, porque cada uma dessas células está conectada a uma terminação nervosa da epiderme, possibilitando o tato (MARIEB; HOEHN, 2008). A Figura 3 mostra o formato das células da epiderme e a localização nas diferentes camadas.

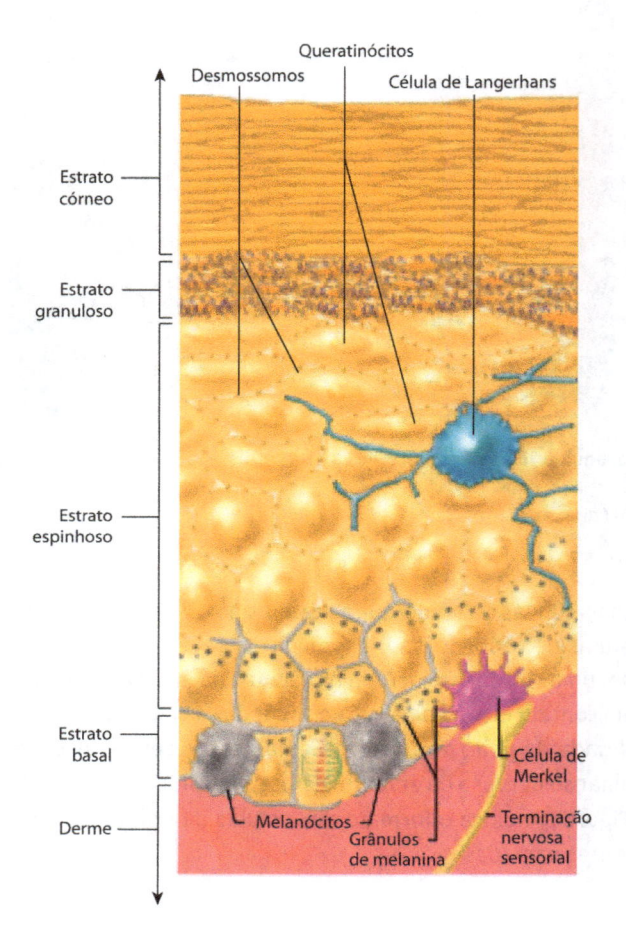

Figura 3. Células e camadas da epiderme.
Fonte: Adaptada de Marieb e Hoehn (2008).

A epiderme é estruturada em quatro ou cinco camadas celulares distintas: estrato basal, espinhoso, granuloso, lúcido e córneo.

O **estrato basal**, ou camada basal, também chamado de estrato germinativo, é a camada mais profunda da epiderme, localizada próximo à derme. Em geral, é formado por uma única camada celular, que se encontra em constante renovação. Na maioria das vezes, é formado por cerca de 10 a 25% de melanócitos, e o restante por células queratinócitos jovens e alguma células de Merkel (MARIEB; HOEHN, 2008).

O **estrato espinhoso**, ou camada espinhosa, é formado por várias camadas celulares. Os queratinócitos que se encontram no estrato espinhoso têm formato irregular. Os espinhos presentes na estrutura dos queratinócitos dessa camada são resultado do processo de envelhecimento do queratinócito e preparação para a morte, quando estes murcham e os grânulos de melanina que permanecem presentes em seu interior dão seu aspecto irregular. O estrato espinhoso também apresenta células de Langerhans.

O **estrato granuloso**, ou camada granulosa, é formado por cerca de três a cinco camadas celulares, com predominância de queratinócitos no formato achatado, com membranas celulares extremamente reforçadas. Essas características significam que essas células se encontram já em processo de apoptose celular (morte celular programada) e com grande quantidade de queratina em seu interior (TORTORA; DERRICKSON, 2017).

O **estrato lúcido**, ou camada lúcida, está presente apenas em regiões corporais de pele mais espessa. É formado por cerca de três a cinco camadas de queratinócitos já mortos, completamente achatados e com queratina depositada (TORTORA; DERRICKSON, 2017).

O **estrato córneo**, ou camada córnea, é formado por cerca de 25 a 30 camadas de células queratinócitos mortas, que se desprendem constantemente das demais camadas e vão sendo substituídas por células novas provenientes das camadas mais profundas.

Novas células são formadas no estrato basal, empurrando as células antigas para a superfície. À medida que essas células vão se tornando mais superficiais, forma-se a queratina. Esse processo recebe o nome de **queratinização** (TORTORA; DERRICKSON, 2017). A fase final desse processo é o desprendimento dos queratinócitos já mortos da epiderme e a substituição por células novas. Todo o processo — da produção de queratinócito na camada basal até seu desprendimento total da epiderme — demora quatro semanas em média.

Essas células mortas, que descamam diariamente, garantem a formação de uma epiderme constantemente renovada. Esse processo é também conhecido pelo termo *turnover* celular e está representado na figura a seguir, assim como a localização das diferentes camadas da epiderme.

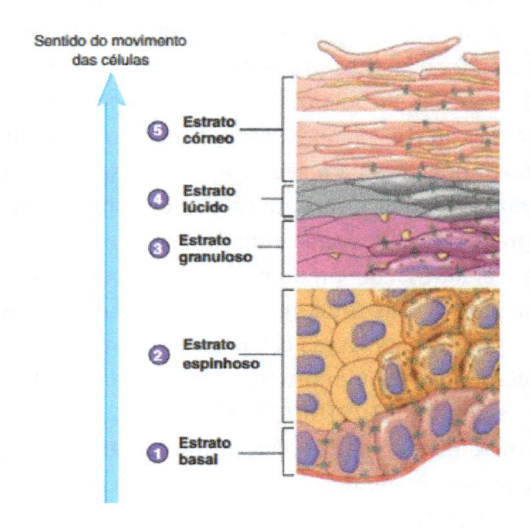

Figura 4. Camadas da epiderme e queratinização.
Fonte: Adaptada de VanPutte, Regan e Russo (2016).

As células mortas que se desprendem da epiderme são também chamadas de **células cornificadas** ou células escamosas remanescentes do estrato córneo. Esse desprendimento das células ocorre em virtude das escamas que se soltam da pele seca e das cascas que se desprendem do couro cabeludo.

O número de camadas da epiderme determina, por exemplo, se a pele é grossa ou fina. Na pele grossa, encontrada na região da palma das mãos e na planta dos pés, a epiderme está estruturada com uma média de 30 ou mais camadas de células queratinizadas, organizadas em cinco estratos, ou camadas (MARTINI; TIMMONS; TALLITSCH, 2009). Na pele fina, que recobre as demais estruturas do corpo, o estrato lúcido está ausente, e os demais estratos são mais delgados, especialmente o córneo, que possui poucas camadas. A Figura 5 mostra as diferenças entre as camadas celulares da pele grossa e da pele fina.

Pele fina — Pele grossa

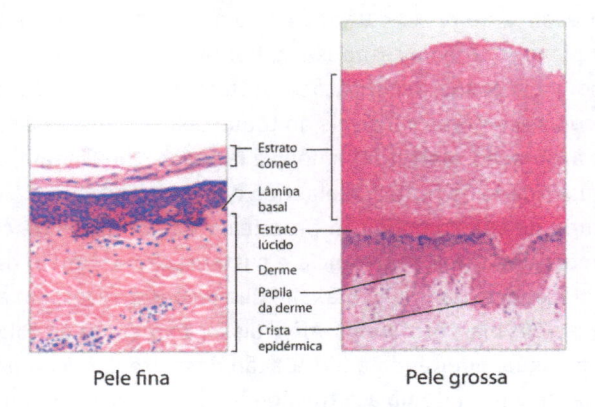

Figura 5. Alterações anatômicas entre a pele fina e a pele grossa.
Fonte: Adaptada de Martini, Timmons e Tallitsch (2009).

Em relação à nutrição sanguínea da epiderme, as células necessitam de suporte sanguíneo até a camada granulosa, por estarem vivas. Nesses casos, a irrigação sanguínea para essas áreas é fornecida por capilares da derme. Já as células acima do estrato granuloso, por estarem mortas, não necessitam de irrigação sanguínea (MARIEB; HOEHN, 2008).

Derme

A segunda camada mais profunda da pele é a derme. As células mais prevalentes nesta camada são os fibroblastos, responsáveis pela síntese de fibras de colágeno e elastina. Estruturalmente, essa camada está organizada em derme papilar e derme reticular. Veja a seguir cada uma delas.

A **camada papilar** é a mais superficial. Recebe esse nome porque possui papilas em sua estrutura, que se projetam para a pele (MARTINI; TIMMONS; TALLITSCH, 2009). É formada por tecido conjuntivo frouxo, que, por sua vez, é formado por fibras de colágeno e de elastina dispostas de maneira pouco firme. Essa camada possui uma quantidade importante de capilares sanguíneos para fornecer nutrição à epiderme, além de axônios de neurônios sensitivos que controlam a função de receptores dessa camada e da epiderme.

A **camada reticular** é a mais profunda, representando cerca de 80% da espessura dérmica. Tem esse nome porque possui em sua estrutura um emaranhado de fibras de colágeno, dispostas em formato de rede. É formada por tecido conjuntivo denso, que circunda vasos sanguíneos, linfáticos, nervos, glândulas e folículos pilosos. Há grande quantidade de artérias e veias, em razão da presença do plexo cutâneo entre a derme reticular e a tela subcutânea. O plexo cutâneo é responsável por nutrir toda a derme e parte da epiderme por meio de suas ramificações. Destacam-se também as terminações nervosas, com receptores sensíveis ao toque suave, a distensão, a pressão profunda e a vibração. Martini, Timmons e Tallitsch (2009) citam, além disso, a grande quantidade de fibras de elastina nessa camada.

Em virtude de sua composição proteica, rica em fibras de colágeno, a derme proporciona força, resistência e sustentação por meio da ação das fibras de colágeno, evitando ao máximo que lesões atravessem a camada e cheguem a tecidos mais profundos. Além disso, a presença de colágeno atrai moléculas de água, mantendo a hidratação dessa região. Já a presença de fibras de elastina permite uma retração elástica da pele, evitando que ela sofra lesões ao ser estirada até certo limite.

O funcionamento da derme pode ser afetado por alguns desequilíbrios homeostáticos, gerando disfunções, como a ruptura das fibras elásticas da derme. Pode haver o estiramento excessivo da pele em situação como estirão de crescimento na adolescência, gestação, aumento considerável e rápido de peso, aumento da massa muscular. Esses fatores podem causar lesões nas fibras de elastina localizadas na derme, que resistem ao estiramento tecidual até certo limite, havendo laceração quando esse limite é ultrapassado e gerando marcas de estiramento, que se projetam inclusive para a epiderme. Visualmente, essa condição é representada pela formação de estrias na pele, caracterizadas por linhas avermelhadas ou esbranquiçadas, que podem surgir em diversas regiões do corpo (MARIEB; HOEHN, 2008).

As condições estruturais e funcionais da derme são afetadas também por outros desequilíbrios fisiológicos relacionados ao processo de envelhecimento. Nesses casos, o envelhecimento dos tecidos promove uma redução gradual das fibras de elastina e de colágeno, além de alterar a estrutura das fibras remanescentes. Esse efeito é ainda mais grave no fotoenvelhecimento. Como consequência da redução dessas estruturas, é comum surgirem rugas, linhas de expressão e flacidez de pele e músculos, decorrentes da redução de componentes essenciais à sustentação e à elasticidade do sistema tegumentar. A Figura 6 mostra os efeitos do envelhecimento sobre essas estruturas.

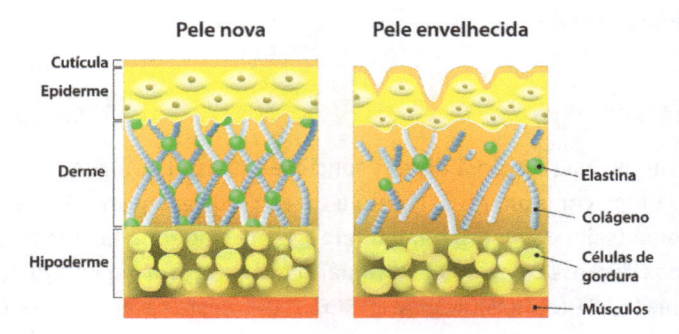

Figura 6. Efeitos do envelhecimento sobre o sistema tegumentar.
Fonte: Adaptada de Designua/Shutterstock.com.

Tela subcutânea

É formada por tecido conjuntivo frouxo, com células chamadas de adipócitos em grande quantidade. Essa estrutura, segundo Martini, Timmons e Tallitsch (2009), permite que a tela subcutânea sirva de interface de sustentação da pele com os tecidos mais profundos, como tecidos ósseos e musculares. Além disso, essa estrutura é elástica, o que permite acompanhar os movimentos da pele.

Essa camada também pode ser afetada por desequilíbrios que gerem disfunções e, neste caso, está comumente associada ao desenvolvimento de lipodistrofia localizada, conhecida popularmente como gordura localizada. A distribuição de grande quantidade de adipócitos nessa camada não é regular e, à medida que as pessoas envelhecem, há maiores concentrações dessas células em locais específicos. Em homens, costumam se depositar na região lombar, glútea, pescoço e braços. Já em mulheres, tendem a se depositar em maior quantidade na região de glúteos, nádegas e mamas. Em ambos os gêneros, há maior deposição dessas células na região do abdômen (MARTINI; TIMMONS; TALLITSCH, 2009). Quando essa deposição irregular se acentua, por causas multifatoriais, pode haver um aumento expressivo de gordura em alguns locais do corpo, modificando o contorno corporal e causando queixas estéticas, decorrentes do desenvolvimento da lipodistrofia localizada.

Percebe-se, portanto, que a pele é um tecido essencialmente importante e que pode ser afetada por diversas situações que desencadeiem desequilíbrios homeostáticos e disfunções. Por isso, é essencial que os fisioterapeutas dermatofuncionais conheçam detalhadamente a estrutura anatômica e fisiológica dessa parte do tegumento, de modo a garantir uma abordagem terapêutica correta.

Anatomofisiologia dos anexos cutâneos

Como vimos, em relação à divisão funcional, o sistema tegumentar possui dois grandes componentes: a pele e as estruturas anexas. Esses anexos possuem, assim como a pele, um importante papel na homeostase. São formados durante o período embrionário e têm origem em invaginações da epiderme (MARTINI; TIMMONS; TALLITSCH, 2009). Nesta seção, você vai estudar as características dessas estruturas anexas, ou acessórias, que incluem pelos, glândulas sebáceas e glândulas sudoríparas e unhas.

Pelos

Essas estruturas se projetam em praticamente toda a superfície da pele, com exceção das palmas das mãos, planta dos pés, lábios e porções dos órgãos genitais externos. Segundo Martini, Timmons e Tallitsch (2009), os pelos são estruturas sem vida, formadas por outras estruturas chamadas de folículos pilosos.

Os **folículos pilosos** se estendem profundamente na derme e, em alguns casos, projetam-se em direção à tela subcutânea, podendo atingir uma profundidade de aproximadamente 4 mm abaixo da superfície da pele. Tortora e Derrickson (2017) explicam que essa estrutura se expande e forma o bulbo piloso, que contém em seu interior papilas pilosas, repletas de vasos sanguíneos fornecendo nutrientes para fazer o pelo crescer, e células matriz, responsáveis pela produção de novos pelos.

Os cerca de 5 milhões de pelos no organismo servem para proteção, com características funcionais específicas de acordo com o local onde se encontram. Segundo Tortora e Derrickson (2017), os pelos localizados na cabeça, chamados de cabelos, possuem como função a proteção do couro cabeludo da radiação ultravioleta, além de fornecerem isolamento térmico e proteção contra traumas externos. Os pelos localizados nas narinas, no meato acústico externo e os cílios protegem de eventuais entradas de insetos e partículas.

A produção dos pelos envolve uma queratinização semelhante à que acontece na pele. A matriz pilosa é o local onde se encontram as células matriz, também chamadas de células tronco, responsáveis pela produção de novos pelos. Nessa região, as células tronco da camada basal se dividem e, à medida que isso acontece, vão enviando novas células para a superfície da pele, que servem como parte do pelo em desenvolvimento. Conforme essas células vão se tornando mais superficiais, passam a contar com maior quantidade de queratina em seu interior, ao mesmo tempo em que vão sofrendo gradativamente morte celular programada (apoptose), sendo removidas do folículo e dando origem a novas camadas de células, que se encontram logo abaixo (MARTINI; TIMMONS; TALLITSCH, 2009).

Compreende-se, assim, que os pelos são estruturas mortas, formadas por filamentos de células epidérmicas mortas queratinizadas e que se encontram fundidas. No entanto, mesmo sendo estruturas mortas, os pelos parecem continuar crescendo. Isso ocorre exatamente em virtude da queratinização. As células tronco dão origem a novas células epidérmicas constantemente e, mesmo que estas sofram morte celular quando se aproximam da superfície da pele, novas células vão povoando a região e empurrando as antigas para cima, o que faz o fio de cabelo "crescer".

Cada pelo passa por um ciclo de crescimento, que não é constante. Há uma fase de crescimento ativo dos pelos, que dura semanas ou anos; em seguida, uma fase de regressão, em que as células morrem; e, por fim, uma fase de repouso, que dura cerca de um a três meses. Após o término desta, o ciclo se repete, de maneira contínua ao longo da vida (MARIEB; HOEHN, 2008).

Saiba mais

A taxa de crescimento dos pelos varia de um paciente para outro, de acordo com as condições de saúde (como condições nutricionais e hormonais), o gênero e a idade. Em média, é de 2,5 mm por semana. Os hormônios podem aumentar a quantidade e a densidade de pelos, por exemplo. Já a nutrição pode fazer com que haja um crescimento reduzido quando ineficaz. Condições que aumentem o fluxo sanguíneo local, como inflamação crônica, tendem a causar aumento de densidade e crescimento dos pelos (MARIEB; HOEHN, 2008).

Há uma variedade de tipos de pelos no nosso organismo, que variam conforme a espessura, o comprimento e a cor. Em geral, classificam-se em velos e pelos terminais. Os **velos** são mais claros e finos, comumente encontrados em crianças e mulheres. Já **pelos terminais** são mais grossos, longos e, em geral, mais endurecidos, como os pelos da sobrancelha, dos cílios, e do couro cabeludo (cabelos).

Os pelos possuem duas importantes estruturas: a haste e a raiz. A **haste** é a parte visível, acima da epiderme, enquanto a **raiz** é mais profunda, abaixo da superfície da pele, e penetra na derme ou tela subcutânea (TORTORA; DERRICKSON, 2017). Além dessas estruturas, destaca-se o **músculo eretor** de pelos, associado a cada folículo piloso. Esse músculo é responsável por deixar o pelo ereto em situações de baixa temperatura ou medo (MARIEB; HOEHN, 2008). Veja a anatomia de um folículo piloso na Figura 7.

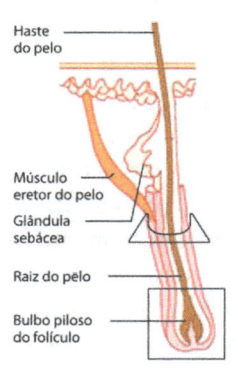

Figura 7. Anatomia do folículo piloso.
Fonte: Adaptada de Marieb e Hoehn (2008).

Essa estrutura pode sofrer alguns desequilíbrios homeostáticos, gerando disfunções, como alterações de velocidade de crescimento, presença de pelos em locais indesejados por condições estéticas e falta de pelos em algumas regiões, como no couro cabeludo (alopecia). Nessas condições, a fisioterapia dermatofuncional pode atuar empregando recursos específicos que visem estimular o folículo piloso para que o cabelo cresça, como a técnica de microagulhamento associada ao uso de cosméticos. Há também técnicas que visam à remoção dos pelos por meio de aplicação de cosméticos depilatórios, *laser* ou luz intensa pulsada.

Além disso, algumas disfunções podem acometer a estrutura do folículo piloso, como os quadros de foliculite, que surgem especialmente após o emprego de determinados tipos de depilação. Nesses casos, o fisioterapeuta dermatofuncional pode utilizar recursos com finalidades anti-inflamatória, cicatrizante, antisséptica e bactericida; nestes dois últimos casos, para prevenir que o quadro inflamatório evolua para uma infecção. Entre esses recursos, há o emprego de cosméticos, alta frequência, vapor de ozônio, microcorrentes e ionização.

Glândulas sebáceas

Outra estrutura anexa da pele é a glândula sebácea, que é alveolar ramificada e encontra-se em quase toda a superfície do corpo, exceto na palma das mãos e na planta dos pés. Essas glândulas possuem tamanhos distintos de acordo com a localização; são maiores nas regiões da face, do pescoço e do tórax superior.

Realizam a produção de sebo, que é uma secreção lipídica com função de lubrificar a pele e os pelos, evitando perda de água. O sebo fica armazenado no interior dessas glândulas, que, quando cheias, liberam o sebo para a superfície da pele através de poros ou do folículo piloso (MARIEB; HOEHN, 2008). O funcionamento dessas glândulas é controlado por vários fatores, incluindo hormonais, especialmente os hormônios androgênios, que têm sua produção elevada na puberdade, o que torna a pele predisposta ao aparecimento de oleosidade decorrente do aumento da produção de sebo. Nesses casos, a fisioterapia dermatofuncional pode atuar com recursos que auxiliam no controle da oleosidade, como *peeling* ultrassônico, iontoforese, microdermoabrasão, limpezas de pele regulares, entre outros recursos e técnicas que amenizam a ação excessiva das glândulas sebáceas.

Além disso, a oleosidade excessiva pode obstruir os poros e causar a formação de comedões e inflamação da glândula sebácea, acompanhada por pústulas e cistos na pele. Pode também haver quadros inflamatórios associados a processos infecciosos, o que é comum nos quadros de acne. O excesso de oleosidade pode também acometer o couro cabeludo, como resultado do excesso de sebo produzido pelas glândulas dessa região, causando seborreia ou dermatite seborreica.

Glândulas sudoríparas

Essas glândulas possuem células especializadas em produzir uma substância viscosa e opaca, que pode sofrer ação de bactérias e levar à formação de odor característico, sendo responsáveis por liberar o suor na superfície da pele mediante ação do sistema nervoso autônomo e de fatores hormonais. Dependendo do local onde secretam a substância produzida, podem ser chamadas de apócrinas ou écrinas. São responsáveis pela termorregulação do organismo, pela liberação de drogas nocivas ao organismo, além de reduzirem a proliferação de microrganismos na pele (TORTORA; DERRICKSON, 2017).

As **glândulas apócrinas** liberam a substância produzida dentro do folículo piloso das axilas, papilas mamárias e região inguinal. Já as **glândulas écrinas**, ou merócrinas, liberam essas substâncias na superfície da pele, são encontradas na planta dos pés e na palma das mãos, possuem tamanhos menores e são menos profundas do que as glândulas apócrinas (VANPUTTE; REGAN;

RUSSO, 2016). A Figura 8 apresenta a anatomia das glândulas sudoríparas e das glândulas sebáceas.

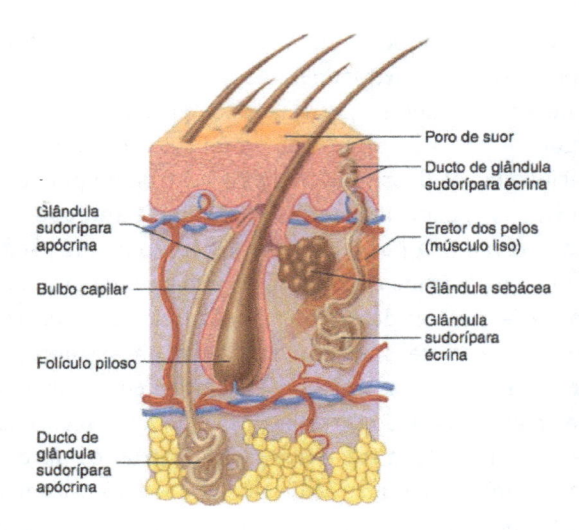

Figura 8. Anatomia das glândulas sudoríparas e das glândulas sebáceas.
Fonte: VanPutte, Regan e Russo (2016, p. 152).

Unhas

As unhas se formam sobre a superfície dorsal das extremidades dos dedos das mãos e dos pés. Caracterizam-se por placas de células epidérmicas mortas queratinizadas, compostas por queratina dura, ao contrário da epiderme, que tem queratina mais mole (MARIEB; HOEHN, 2008). Possuem como função, além da proteção mecânica da extremidade dos dedos, facilitar a pega de objetos e coçar.

São formadas por corpo, que é a parte visível; margem livre, que se estende além do fim dos dedos; e raiz, parte não visível. As margens laterais das unhas, compostas por pele, recebem o nome de **pregas ungueais**. A prega proximal se projeta formando o epiníquio da unha (cutícula) e, abaixo do leito ungueal, forma-se o hiponíquio, local onde tendem a se acumular resíduos (MARIEB; HOEHN, 2008). O corpo da unha é dividido na unha, propriamente dita, representada pelas camadas superficiais da epiderme, enquanto as camadas mais profundas compõem o leito ungueal. A lúnula é a parte proximal da matriz da unha mais visível e se apresenta com formato de meia-lua. A Figura 9 mostra algumas regiões anatômicas importantes das unhas.

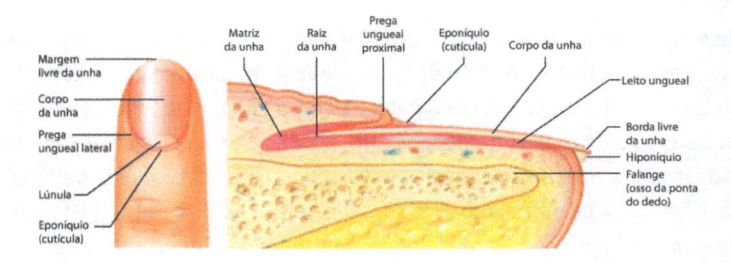

Figura 9. Anatomia da unha.
Fonte: Adaptada de Marieb e Hoehn (2008).

Assim como os pelos, as unhas também crescem, mesmo sendo formadas por células mortas. O mecanismo é bastante semelhante, uma vez que as unhas possuem células-matriz localizadas na região proximal do leito ungueal, chamadas de matriz da unha.

Em relação aos desequilíbrios que afetam essa estrutura, lesões cutâneas são comuns, podendo vir associadas a processos inflamatórios e infecciosos. Quadros de infecções fúngicas também são comuns, assim como onicocriptoses. A fisioterapia dermatofuncional pode atuar de modo a reduzir inflamações e prevenir infecções, com recursos antissépticos, como cosméticos e alta frequência, entre outras intervenções.

Funções do sistema tegumentar

A pele e seus anexos desempenham uma diversidade de funções, que influenciam no metabolismo corporal e evitam que fatores externos perturbem a homeostase. Por ter uma localização bastante superficial, o sistema tegumentar é mais vulnerável, exposto a microrganismos, abrasão, alterações de temperatura e substâncias químicas.

Está em contato direto com o meio externo, podendo ser considerada a primeira linha de defesa do organismo, protegendo os tecidos da ação nociva de fatores extrínsecos, relacionados ao ambiente, e que interferem nas características e no funcionamento dos tecidos (KAMIZATO; BRITO, 2014).

Entre as funções desempenhadas pelo sistema tegumentar na manutenção da homeostasia, Tortora e Derrickson (2017) citam a proteção, a regulação da temperatura corporal, o armazenamento de sangue, a detecção de sensações cutâneas, a absorção e a excreção de substâncias e a produção de vitamina D.

Proteção

A pele proporciona barreiras química, física e biológica. A química é promovida pela presença de secreções da pele (como sebo) e melanina. Mesmo alguns tipos de bactérias sendo prevalentes na pele, o baixo ph do tecido tegumentar retarda a proliferação bacteriana (MARIEB; HOEHN, 2008). A barreira física desempenha a função mecânica por continuidade da pele e por resistência imposta pelas células queratinizadas. A barreira biológica protege pela ação de células de defesa, que incluem macrófagos, células de Langerhans, além de alguns antígenos.

As condições de hidratação da pele interferem na sua capacidade de proteção. Uma pele desidratada possui menor teor de óleo em sua composição e perde água com mais facilidade para o ambiente, ficando desprotegida e interferindo de maneira negativa no desempenho da função de barreira. Isso faz com que haja predisposição à penetração de agentes alergênicos na pele, causando maior irritabilidade (KAMIZATO; BRITO, 2014).

Regulação da temperatura corporal

O sistema tegumentar é capaz de regular a temperatura corporal pela liberação de suor na superfície da pele por glândulas sudoríparas e pelo controle de sangue na derme. Quando o organismo tem sua temperatura elevada, como na realização de exercícios físicos, a liberação de suor na pele auxilia no resfriamento tecidual, ao mesmo tempo em que a dilatação de vasos da derme promove aumento da circulação local e facilita a perda de calor dos tecidos (TORTORA; DERRICKSON, 2017). Em contrapartida, quando o organismo está com a temperatura reduzida, as glândulas sudoríparas reduzem atividade e ocorre vasoconstricção na derme, limitando a perda de calor.

Armazenamento de sangue

Em condições fisiológicas, cerca de 5% do volume sanguíneo corporal está armazenado na derme. Isso permite que, ao aumentar o metabolismo e a demanda energética dos músculos, como na realização de exercícios físicos, os vasos da derme sofram constrição, de modo que maior volume de sangue seja direcionado aos músculos em atividade (MARIEB; HOEHN, 2008).

Detecção de sensações cutâneas

Essa função está relacionada à sensibilidade da pele, uma vez que toda a estrutura anatômica da pele é recoberta por receptores sensoriais, que são parte do sistema nervoso, mas estão localizados estrategicamente na pele. Esses receptores conseguem identificar informações como tato, pressão, vibração e dor, assim como sensações térmicas, como calor e frio.

Excreção e absorção de substâncias

Em relação à excreção de substâncias, o sistema tegumentar permite a eliminação de pequenas quantidades de resíduos, como amônia, ureia e ácido úrico por meio do suor, mesmo que a maior parte desses resíduos seja eliminada pela urina. A sudorese intensa serve como uma via importante de perda de água e sal (TORTORA; DERRICKSON, 2017).

A absorção permite que substâncias possam adentrar no organismo através da pele. A pele possui uma propriedade de permeabilidade cutânea, ou seja, controla o entra e o que sai de sua estrutura. Kamizato e Brito (2014) explicam que esse comportamento permite a entrada de produtos através da epiderme e da derme, até que possam atingir a corrente sanguínea. Entretanto, essa propriedade é seletiva (permeabilidade seletiva), uma vez que apenas algumas substâncias conseguem adentrar pela pele, dependendo de características biológicas, físicas e químicas da substância.

Essas substâncias podem alcançar os tecidos desejados por diferentes vias de permeação cutânea, por espaços entre as células, folículos pilosos, glândulas sebáceas ou sudoríparas. Essa permeação depende de fatores biológicos, como espessura da epiderme, condições de hidratação da pele, idade do paciente, parte do corpo e nível de metabolismo; e fatores fisiológicos, como circulação local e hidratação. Além disso, as características dos produtos cosméticos aplicados na pele também interferem nas taxas de permeação nos tecidos. Condições como veículo utilizado, tempo de contato com a pele, concentração e solubilidade são exemplos (KAMIZATO; BRITO, 2014).

Produção de vitamina D

A produção de vitamina D pela pele está associada a funções metabólicas do sistema tegumentar. Segundo Marieb e Hoehn (2008), ao receber raios solares, as moléculas de colesterol que circundam pela corrente sanguínea são convertidas em precursores de vitamina D e transportadas pelo sangue para outras regiões corporais, onde atuam no metabolismo do cálcio. Um exemplo disso é a ação da vitamina D sobre o sistema digestivo; não há absorção de cálcio por esse sistema sem a presença de precursores de vitamina D.

Além do metabolismo da vitamina D, a pele desempenha outras funções metabólicas. Ela é capaz de fazer conversões por meio de enzimas produzidas pelos queratinócitos, de substâncias químicas que penetram na epiderme e estão relacionadas ao câncer de pele. Além disso, a pele produz algumas proteínas biologicamente importantes, como a colagenase, enzima que auxilia na renovação do colágeno na pele (TORTORA; DERRICKSON, 2017).

Essas funções são desempenhadas por estruturas específicas de cada parte do sistema tegumentar. O Quadro 1 apresenta uma síntese dos principais componentes do sistema tegumentar e da função específica desempenhada por cada um deles.

Quadro 1. Estrutura e função de alguns componentes do sistema tegumentar

Estrutura	Função
Estrato córneo	Barreira semipermeável em construção de tipo "tijolos" (células empilhadas endurecidas) e "argamassa" (ceramidas, colesterol e ácidos graxos).
Células de Langerhans	Células importantes na modulação da resposta imune.
Células de Merkel	Células especializadas com função neuroendócrina.
Melanócitos	Células que produzem melanina para proteção contra radiação ultravioleta.
Camada de células basais	Contém as células-tronco, que se dividem e produzem o restante dos queratinócitos na epiderme.
Membrana basal	Interface entre epiderme e derme.
Colágeno	Rede de proteínas fibrosas responsáveis pela força tênsil da pele.
Fibras elásticas	Proteínas fibrosas responsáveis pela elasticidade da pele.
Fibroblastos	Células que produzem colágeno e fibras elásticas.
Glândulas sebáceas	Componente da unidade pilossebácea responsável pela produção de sebo.
Folículo piloso	Componente da unidade pilossebácea responsável pela produção da fibra pilosa.
Tela subcutânea	Proporciona proteção contra frio e trauma. É essencial para armazenar energia e para o metabolismo de hormônios sexuais e glicocorticoides.

Fonte: Adaptado de Soutor e Hordinsky (2014).

Todas essas funções desempenhadas pelo sistema tegumentar visam, sobretudo, à manutenção da homeostase do organismo e, com isso, permitem um funcionamento adequado. Entretanto, quando alguns aspectos da pele estão afetados, todos os sistemas podem apresentar alterações associadas, uma vez que o metabolismo desses sistemas é prejudicado, incluindo os sistemas ósseo, adiposo, imunológico, entre outros.

Qualquer situação que afete o funcionamento da pele e de seus anexos pode gerar algum nível de desequilíbrio homeostático no organismo. Essas situações, segundo Marieb e Hoehn (2008), podem gerar o desenvolvimento de mais de mil doenças que afetam o tegumento comum e incluem infecções, câncer de pele, queimaduras, etc. Além disso, disfunções como alterações cicatriciais, alterações de envelhecimento, de metabolismo da melanina, de queratinização e crescimento de pelos surgem em virtude de desequilíbrios do sistema tegumentar.

Além de todas essas funções desempenhadas por diferentes estruturas anatômicas e funcionais do sistema tegumentar, Soutor e Hordinsky (2014) ressaltam um outro objetivo desse sistema, relacionado à identidade e à estética. Isso porque a percepção da idade, da etnia, do gênero e do estado de saúde é comumente afetada pelo estado do sistema tegumentar. A presença de disfunções com manchas na pele, rugas, cicatrizes, flacidez, entre outras alterações, pode produzir efeitos negativos na autoimagem do paciente, influenciando na sua autoestima e, consequentemente, na qualidade de vida.

Referências

KAMIZATO, K. K.; BRITO, S. G. *Técnicas estéticas faciais*. São Paulo: Érica, 2014.

MARIEB, E. N.; HOEHN, K. *Anatomia e fisiologia*. 3. ed. Porto Alegre: Artmed, 2008.

MARTINI, F. H.; TIMMONS, M. J.; TALLITSCH, R. B. *Anatomia humana*. 6. ed. Porto Alegre: Artmed, 2009. (Coleção Martini).

RIVITTI, E. *Dermatologia de Sampaio e Rivitti*. 4. ed. São Paulo: Artes Médicas, 2018.

SOUTOR, C.; HORDINSKY, M. *Dermatologia clínica*. Porto Alegre: AMGH, 2014.

TORTORA, G. J.; DERRICKSON, B. *Corpo humano*: fundamentos de anatomia e fisiologia. 10. ed. Porto Alegre: Artmed, 2017.

VANPUTTE, C.; REGAN, J.; RUSSO, A. *Anatomia e fisiologia de Seeley*. 10. ed. Porto Alegre: AMGH, 2016.

Leituras recomendadas

BORGES, F. S.; SCORZA, F. A. *Terapêutica em estética*: conceitos e técnicas. São Paulo: Phorte, 2017.

SMALL, R.; HOANG, D.; LINDER, J. Guia prático de *peelings* químicos microdermoabrasão e produtos tópicos. Rio de Janeiro: Di Livros, 2014.

Cosmetologia aplicada à fisioterapia dermatofuncional

Aline Andressa Matiello

OBJETIVOS DE APRENDIZAGEM

> Reconhecer os conceitos fundamentais da cosmetologia.
> Listar os cosméticos de interesse na fisioterapia dermatofuncional.
> Relacionar os efeitos dos cosméticos com os distúrbios cinético-funcionais em dermatofuncional.

Introdução

A cosmetologia vem ganhando cada vez mais espaço como recurso terapêutico na área da fisioterapia dermatofuncional, especialmente pelo aumento constante nas pesquisas e tecnologias que possibilitam um constante desenvolvimento de novos produtos cosméticos.

Neste capítulo, você vai estudar como a cosmetologia é utilizada na fisioterapia dermatofuncional. Primeiramente, você vai ler sobre os fundamentos da cosmetologia, a classificação dos cosméticos conforme a função e o grau de risco, além dos componentes básicos das formulações. Em seguida, vai conhecer os principais grupos de cosméticos utilizados na fisioterapia dermatofuncional, com suas características específicas para determinados fins. Por fim, você vai ver como os principais ativos presentes nesses cosméticos agem nos tecidos para que tenham os efeitos esperados.

Conceitos fundamentais da cosmetologia

Cosmetologia é a ciência que estuda os cosméticos desde a concepção até a aplicação. Envolve escolha das matérias-primas, desenvolvimento do produto, comercialização, legalização, controle de qualidade e de eficácia (RIBEIRO, 2010).

Essa ciência vem sendo largamente utilizada há muitos anos. Por exemplo, registra-se que os egípcios utilizavam mel, óleos vegetais, essências, argilas, ervas e sais para formular cosméticos. Posteriormente, gregos e romanos passaram a utilizar, além dessas matérias-primas, algumas substâncias não convencionais, como sais de chumbo e mercúrio, que, hoje, sabemos serem altamente tóxicas (RIBEIRO, 2010). No decorrer dos anos, graças a diversas pesquisas, novos ingredientes passaram a ser utilizados nos produtos cosméticos, de modo a garantir, além de bons resultados, segurança no uso do produto.

A cosmetologia é considerada uma área multidisciplinar, que envolve conhecimento de diversas áreas, como física, química, biologia. Não há oficialmente um profissional que atue exclusivamente na cosmetologia. Diversos profissionais atuam na área, incluindo os fisioterapeutas, especialmente porque, em virtude de sua formação, são capacitados para uso desses produtos. Além dos fisioterapeutas, é campo de atuação de esteticistas, fisioterapeutas, farmacêuticos, visagistas, entre outros.

Classificação dos cosméticos conforme a função

A Agência Nacional de Vigilância Sanitária (Anvisa) define os produtos cosméticos como preparações formuladas com substâncias naturais ou sintéticas, de uso externo, que podem ser aplicados na pele, nas unhas, nos cabelos e nas mucosas, com objetivos de perfumar, limpar, alterar a aparência, corrigir odores, proteger tecidos ou mantê-los em bom estado (ANVISA, 2005).

Os produtos cosméticos agem de formas específicas quando aplicados aos tecidos corporais, de acordo com sua formulação e finalidade, conforme pode ser visto no Quadro 1. Esses produtos podem ser aplicados na região da pele, sistema capilar, lábios, mucosas da cavidade oral, unhas, dentes e órgãos genitais externos, conforme a finalidade (MILREU, 2012).

Quadro 1. Classificação dos cosméticos conforme a função

Função	Características
Higienizar	Removem impurezas da superfície da pele provenientes de poluição, secreção sebácea e sudorípara. Devem permanecer na pele ou nas mucosas apenas pelo tempo indicado nas orientações do produto. Xampus e sabonetes são exemplos de cosméticos com função de higienização.
Conservar/proteger	Utilizados para manter os tecidos em bom estado, protegendo e conservando as características fisiológicas que mantêm uma condição de homeostasia da pele. Protetores solares e hidratantes são exemplos.
Reparar/corrigir	Atuam sobre as imperfeições da pele ocasionadas por alterações anatômicas ou funcionais dos tecidos. São exemplos os cosméticos empregados nos casos de acne, flacidez, rugas, manchas solares, etc.
Maquiar/enfeitar	Aplicados na pele, nos anexos ou nas mucosas, visam melhorar a apresentação visual, realçando a beleza ou corrigindo imperfeições. Batons, corretivos e bases são exemplos.

Fonte: Adaptado de Milreu (2012).

Classificação dos cosméticos conforme o grau de risco

Considerando as funções dos cosméticos, a Anvisa também os classifica com base no grau de risco que apresentam. Isso porque, quando aplicados, afetam de alguma forma os tecidos que recebem o produto e podem gerar reações adversas e intercorrência sem seu uso, causando algum tipo de prejuízo ao organismo humano.

Essa classificação define cosméticos de grau de risco I (categoria I) e cosméticos de grau de risco II (categoria II). Segundo a Anvisa (2005), no grau de risco I, encontram-se os produtos cosméticos que possuem propriedades e características que não demandam informações detalhadas do modo de uso, restrições, características ou composição, uma vez que são cosméticos simples, com propriedades básicas. Por possuírem essas características, esses produtos não necessitam de registro na Anvisa, apenas uma notificação. Xampu, condicionador, maquiagem, perfume, sabonete, desodorante, esmalte e hidratante corporal são exemplos de produtos que se enquadram nessa categoria. No entanto, produtos que apresentem o apelo "anti", como antiacne e antirrugas, não se classificam nesse grupo, mesmo que tenham formulações simples.

Já no grupo II, estão os produtos mais complexos, que possuem indicações específicas e, por isso, demandam orientações de uso e restrições bastante detalhadas. Dada a complexidade de suas formulações, esses produtos devem obrigatoriamente ser registrados pela Anvisa, de modo que possa fiscalizar e realizar testes específicos. Protetor solar, sabonete antisséptico, creme hidratante para pele sensível, coloração capilar, produtos capilares antiqueda, xampu anticaspa, esfoliante químico, cosméticos para peles com acne, despigmentantes e cosméticos para área dos olhos são exemplos de produtos com grau de risco II.

Novos conceitos em cosmetologia

Por não serem medicamentos, os cosméticos não possuem finalidade curativa ou de tratamento. Podem apenas atuar na prevenção e na melhoria das alterações inestéticas que acometem a pele e seus anexos, como os cabelos. Além disso, como vimos na seção anterior, atuam na beleza, na correção e na preservação (RIBEIRO, 2010). Para essas finalidades, nos últimos anos, as novas tecnologias fizeram surgir novos produtos com características específicas, como os cosmecêuticos, os dermocosméticos e os nutricosméticos.

Os **produtos cosmecêuticos** possuem uma ou mais funções cosméticas associadas a um ativo (medicamento) que modifica a função, como embelezamento e limpeza e/ou hidratação e/ou nutrição e/ou proteção (RAMOS, 2018). O desenvolvimento desses produtos se deu graças ao surgimento de um novo seguimento, que possibilitou a união da cosmética com a ciência, dando origem a uma nova área de atuação, chamada cosmecêutica, ou **cosmética terapêutica** (MILREU, 2012).

Os cosmecêuticos se aproximam de medicamentos, por terem indicações específicas e comprovação científica (MILREU, 2012). Além disso, quando comparados aos cosméticos, os cosmecêuticos possuem ação mais profunda nos tecidos, enquanto os cosméticos atuam apenas em tecidos superficiais. Por exemplo, enquanto um produto cosmético capilar age no formato e na aparência do cabelo, o produto cosmecêutico age no bulbo capilar, contribuindo para eliminar algum problema e estimular o funcionamento adequado (RAMOS, 2018).

Além dos cosmecêuticos, desenvolveram-se os **dermocosméticos**, produtos cosméticos que levam princípios ativos específicos para as camadas mais profundas da pele, proporcionando melhoria do aspecto cutâneo. Em geral, segundo Baumann (2004), assim como os cosmecêuticos, possuem indicações específicas, mas apresentam também características hipoalergênicas e não comedogênicas.

Os **nutricosméticos**, por sua vez, são produtos para ingestão oral, incluindo alimentação, suplementos, comprimidos ou sucos, que visam atuar sobre condições específicas, de acordo com os ingredientes utilizados, a fim de promover saúde e beleza (MILREU, 2012). São também conhecidos popularmente por pílulas da beleza. Possuem em sua formulação proteínas, ativos botânicos, vitaminas, entre outros ingredientes, que podem ser empregados para retardar o envelhecimento dos tecidos, auxiliar na proteção solar, melhorar as condições cutâneas, prevenir estrias, acne, etc. Uma formulação de nutricosmético pode incluir, por exemplo, colágeno, licopeno, vitaminas C, A e E e minerais, como zinco, selênio e manganês, para prevenir o envelhecimento da pele (RAMOS, 2018).

Segundo Ramos (2018), esses produtos, assim como os cosméticos, não precisam ser prescritos por médico, podendo ser comprados pelo consumidor livremente. Contudo, quando o uso é orientado por profissionais da área da saúde, espera-se que a indicação seja feita com mais cautela e de acordo com as necessidades do paciente.

Componentes básicos de formulações cosméticas

Produtos cosméticos são formulados com ingredientes principais, chamados de princípios ativos, aliados a outras substâncias, como veículos, excipientes e adjuvantes. Quando unidos, esses ingredientes garantem a efetividade da formulação cosmética. Veja a seguir as características desses grupos.

- **Princípios ativos:** são os ingredientes principais, também chamados de ativos cosméticos. São os ingredientes que garantem ao cosmético uma função específica nos tecidos (FRANGIE et al., 2016). Cafeína, ácido hialurônico, centella asiática e vitamina C são exemplos de princípios ativos que podem estar inseridos nas formulações cosméticas. Um mesmo produto cosmético pode conter mais de um princípio ativo em sua formulação, em geral, com a mesma função.
- **Veículos:** aumentam a forma e o volume do cosmético. Água, glicerina e óleo vegetal são exemplos.

- **Substâncias excipientes:** solubilizam e aumentam o volume do produto, garantindo que o princípio ativo utilizado seja devidamente dissolvido.
- **Substâncias adjuvantes:** modificam ou corrigem certas características dos cosméticos, sejam físicas, sejam químicas, garantindo a produção de um cosmético estável. Citam-se corantes (dão cor), espessantes (aumentam a viscosidade, tornando o produto mais estável), tensoativos (reduzem a tensão superficial do líquido), fragrâncias (corrigem o odor ou acrescentam perfume) e conservantes (garantem maior capacidade de conservação, prevenindo a deterioração do cosmético por um tempo determinado).

Principais cosméticos na fisioterapia dermatofuncional

No mercado, há uma série de ativos cosméticos com características bastante específicas. Com base na função que exercem, esses ativos podem ser classificados em grupos de ativos para limpeza, esfoliação, tonificação, hidratação, proteção solar e despigmentação, antioxidantes, antissépticos, anti-inflamatórios, lipolíticos, ativadores da circulação, redutores de inflamação, regeneradores teciduais, vitaminas, entre outros.

Ativos cosméticos de limpeza

Vários produtos cosméticos se destinam à limpeza da pele, com ativos que removem sujidades, poluição e resíduos. Podem ser compostos por solventes orgânicos, substâncias lipofílicas ou tensoativos, sendo este último o mais comum em sabões e sabonetes de limpeza.

Os solventes orgânicos limpam a pele por meio da solubilização das moléculas de sujidade. É um método bastante efetivo, mas aumenta a perda de água da pele, predispondo-a ao ressecamento. Já as substâncias lipofílicas removem a sujidade e o excesso de óleo da pele com aplicação de uma substância oleosa. Nesse caso, a agressão à pele é menor, mas pode haver resíduo oleoso na pele. Os tensoativos, por sua vez, são usados em sabões e sabonetes, que, quando em contato com a pele e a água, reduzem a tensão superficial das moléculas de sujidade e facilitam o desprendimento destas pelo atrito mecânico. É o método de limpeza mais utilizado atualmente. A Figura 1 mostra o mecanismo de ação dos tensoativos, que se ligam à sujidade presente na pele e no cabelo, formando moléculas, que são removidas pela ação da água.

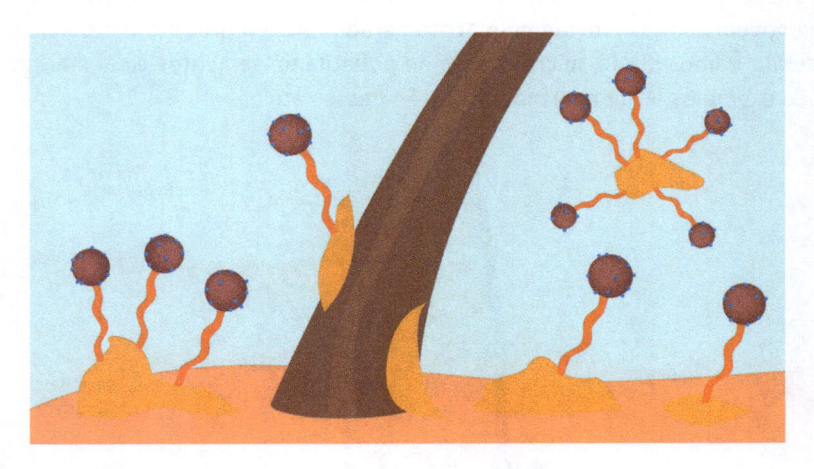

Figura 1. Mecanismo de ação dos ativos cosméticos de limpeza.
Fonte: POLIGOONE/ShutterStock.com.

Podem ser utilizados diferentes tipos de tensoativos, desde produtos mais agressivos, que promovem uma limpeza do tecido profunda, até tensoativos menos agressivos, indicados para peles sensíveis, ressecadas ou envelhecidas. No entanto, de forma geral, eles removem a sujidade sem causar esfoliação da pele.

Ativos tonificantes

São aplicados após a higienização da pele para reestabelecer o ph cutâneo, considerando que a ação do agente de limpeza altera o ph natural da pele. Podem possuir diferentes ingredientes, incluindo ativos adstringentes (promovem fechamento dos poros), emolientes (promovem hidratação da pele) e estimulantes (para aumentar o metabolismo local).

Ativos cosméticos de esfoliação

Removem camadas da epiderme, promovendo um afinamento da pele e indução da regeneração tecidual, de modo a incentivar que um novo tecido se forme na região. De acordo com as características do agente que causa a esfoliação, podem ser classificados em físicos, químicos ou enzimáticos.

Esfoliantes físicos

Possuem em sua composição grânulos de diferentes granulometrias, que removem células mortas pelo atrito gerado entre o produto e a pele. Segundo Ramos (2018), microesferas de polietileno, sementes e sal marinho são exemplos. A Figura 2 mostra a ação desses ativos.

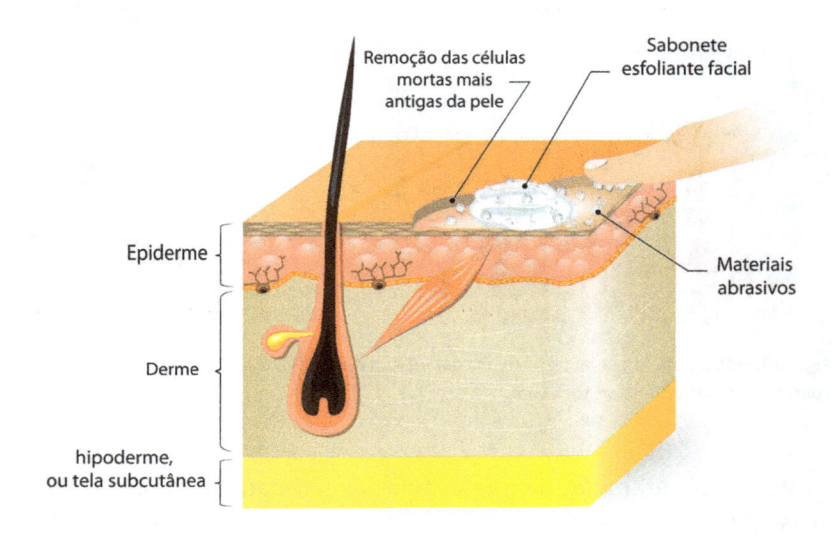

Figura 2. Mecanismo de ação dos ativos cosméticos esfoliantes físicos.
Fonte: Adaptada de Designua/ShutterStock.com.

Esfoliantes químicos

São substâncias que causam uma reação química local, levando à erosão tecidual de maneira programada, culminando com a remoção de camadas da epiderme. Os ácidos salicílico e glicólico são exemplos. Podem ser empregados em tratamentos específicos, como no uso do ácido salicílico para a acne, ou para manutenção de boas condições teciduais da pele, em diversos protocolos, a partir da aplicação do ácido glicólico. Além disso, a aplicação de alguns desses ácidos, como o glicólico, permite a remoção da barreira imposta pela pele à permeação de ativos cosméticos, possibilitando aumento da permeação de produtos aplicados em seguida (RAMOS, 2018).

Esfoliantes enzimáticos

Quebram as proteínas da camada mais externa da epiderme e, com isso, promovem uma leve descamação. Papaína e bromelina são exemplos (RAMOS, 2018).

Ativos hidratantes

Aumentando a taxa de água nos tecidos, evitando o ressecamento. Podem atuar de diferentes maneiras, de modo a garantir a hidratação tecidual. Veja a seguir alguns exemplos destacados por Ribeiro (2010).

- **D-pantenol:** potente hidratante, atuando também como anti-inflamatório e regenerador tecidual.
- **Hidrolisado de proteínas:** promove a umectação tecidual, garantindo hidratação.
- **Lactato de amônio:** promove a hidratação ativa da camada córnea da pele. Além desse, outros lactatos podem ser utilizados com finalidade hidratante.
- **Lanolina:** hidrata formando um filme sobre a pele.
- **Óleo de rosa mosqueta:** hidrata e regenera os tecidos formando um filme sobre a pele.
- **Ureia:** aumenta a quantidade de água na epiderme, tornando a pele mais elástica.
- **Óleos vegetais:** óleos de buriti, girassol, uva, macadâmia e *gérmen*, ou germe, de trigo são exemplos de ativos hidratantes.
- **Glicerina:** atrai a água para a pele.

Produtos com colágeno, elastina, ceras e manteigas também são exemplos de ativos que promovem a hidratação da pele.

Ativos de proteção solar

Estão inseridos em protetores solares e visam amenizar os efeitos da radiação solar sobre a pele. Óxido de zinco e dióxido de titânio são exemplos de ativos com essa finalidade. No cuidado com a pele, além dos ativos de limpeza, tonificação, esfoliação e hidratação, o protetor solar é primordial (RIBEIRO, 2010).

Ativos despigmentantes

Reduzem a produção ou concentração de melanina na pele. A seguir estão alguns exemplos desses ativos, com base em Ribeiro (2010).

- **Hidroquinona:** potente despigmentante de ação imediata, inibe a produção de melanina e, a longo prazo, destrói os melanócitos funcionais. Vem sendo substituído, nos últimos anos, em virtude de seus efeitos adversos, como irritação cutânea e risco de hipopigmentação.
- **Alfa-arbutin:** ativo derivado da hidroquinona e que vem sendo utilizado como alternativa ao uso desta, por possuir efeitos terapêuticos semelhantes sem causar tanta irritação cutânea.
- **Ácido elárgico:** derivado do romã, além de função despigmentante, age como antioxidante.
- **Ácido kójico:** atua como despigmentante sem causar efeitos irritativos ou fotossensibilização. Quando associado ao ácido glicólico, tem seu efeito despigmentante potencializado.
- **Ácido fítico:** tem ação semelhante ao ácido kójico e efeito semelhante à hidroquinona, mas é mais seguro.
- **Ácido azelaico:** despigmentante bastante utilizado, especialmente por não causar irritação, nem fotossenbilização.

Vitaminas

Diversas vitaminas são utilizadas na área da fisioterapia dermatofuncional e, em geral, estão associadas em formulações cosméticas com outros ativos. Veja alguns exemplos a seguir, de acordo com Ribeiro (2010).

- **Vitamina A:** penetra facilmente na pele e se concentra especialmente na epiderme, sendo responsável por controlar a queratinização, a reepitelização e a proliferação celular. Na derme, estimula a produção de matriz celular e colágeno.
- **Vitamina C:** trata-se do ácido ascórbico, que possui uma excelente atividade contra radicais livres na pele. Sua ação é essencial também para síntese de colágeno e elastina, proteção de vasos sanguíneos, clareamento de manchas e na melhoria da cicatrização tecidual.
- **Vitamina E:** presente em óleos vegetais, é um potente agente antioxidante, além de atuar no sistema de defesa do organismo.

- **Pró-vitamina B5:** conhecida como D-pantenol, ativo importante na regeneração celular.
- **Vitamina F:** encontrada em ácidos graxos essenciais, como ácidos linoleico e linolênico, sendo importantes para a manutenção da integridade da epiderme e para prevenção de perda de água, além de estimular a regeneração da epiderme.
- **Vitamina K:** capaz de prevenir algumas manifestações vasculares, como telangiectasias, que surgem com o envelhecimento, além de reduzir hematomas.

Ativos antioxidantes

Também chamados de antirradicais livres, esses ativos reduzem a produção ou neutralizam a ação prejudicial dos radicais livres nos tecidos. Segundo Ribeiro (2010), os radicais livres são moléculas altamente reativas, formadas naturalmente como resultado no metabolismo celular. Entretanto, algumas condições podem intensificar a formação dessas moléculas e causar maiores prejuízos teciduais. Veja a seguir alguns ativos que atuam com essa finalidade, de acordo com Ribeiro (2010), Costa (2012) e Milreu (2012).

- **Coenzima Q10:** também conhecida como ubiquinona, consegue permear nas camadas mais profundas da epiderme e reduzir os efeitos oxidativos promovidos pela exposição à radiação solar. Em condições fisiológicas, a coenzima Q é encontrada na epiderme, mas, à medida que a pele envelhece, reduz-se sua produção pelo organismo. Estresse e tabagismo também prejudicam esse quadro, sendo necessário empregar cosméticos com esse ativo.
- **Idebenona:** além de atuar como antioxidante, reduz a aspereza da pele e das rugas, aumenta a hidratação e melhora as condições cutâneas de peles fotoenvelhecidas.
- **Ácido lipoico:** é um potente antioxidante, que, ao permear na pele, é convertido em sua forma ativa, melhorando os aspectos cutâneos de peles envelhecidas.
- **Flavonoides e ácidos femólicos:** são ativos encontrados de forma natural em plantas e não são sintetizados pelo ser humano. Quando aplicados na pele, têm efeito antioxidante importante. São exemplos chá verde, folhas de oliva, uva, soja e ginkgo biloba.
- **L-carnitina:** é um potente antioxidante, com presença inclusive de flavonoides em sua composição. Milreu (2012) cita que a L-carnitina

possui capacidade de permeação alta, ação antioxidante, além de poder alcançar a hipoderme, gerando efeitos importantes nesse tecido em relação a incentivo à lipólise, e atuar na melhoria do tecido de sustentação da derme.
- **Uvas rosadas:** é um ativo rico em tanino e, por isso, tem ação antioxidante.

Além desses, o extrato de calêndula, o extrato de própolis, a gluconolactona, a vitamina C e a vitamina E possuem ação antioxidante de maneira secundária às suas funções (MILREU, 2012).

Ativos antissépticos

São ativos utilizados com objetivo de reduzir a proliferação de microrganismos na pele, como bactérias, vírus e fungos. A seguir, estão listados exemplos com base em Ribeiro (2010) e Costa (2012).

- **Óleo de melaleuca:** é um antisséptico tópico bastante efetivo na forma de óleo essencial, por possuir ação antimicrobiana importante.
- **Óleo de copaíba:** possui ação germicida, evitando a infecção da pele, além de possuir ação anti-inflamatória e reduzir a oleosidade, o que permite ação bactericida e de controle na produção de sebo.
- **Ácido lático:** atua com ação antimicrobiana na epiderme.
- **Triclosan:** tem ação antimicrobiana, além de interferir na produção de lipídeos e, por isso, pode ser inserido em formulações para limpeza da pele com acne com ação antisséptica.
- **Cloreto de benzalcônio:** reduz a proliferação bacteriana tanto de bactérias gram-positivas quanto de bactérias gram-negativas.

Ativos anti-inflamatórios

Veja a seguir exemplos de ativos que visam controlar e evitar respostas inflamatórias exacerbadas nos tecidos, de acordo com Ribeiro (2010) e Draelos (2005).

- **Extrato de algas:** tem ação anti-inflamatória e atua na redução do eritema.
- **Extrato de pepino:** possui ação suavizante na pele, amenizando quadros de eritema.

- **Bisabolol:** derivado da camomila, tem propriedades anti-inflamatórias importantes e pode estar associado a produtos hidratantes, por possuir essa função de maneira associada.
- **Zinco:** atua contendo o processo inflamatório.
- **Alantoína:** anti-inflamatório natural, destinado especialmente para pacientes com peles mais sensíveis.
- **Calêndula:** possui flavonoides, saponinas e óleos essenciais que, quando aplicados na pele com acne, promovem a regeneração tecidual, a epitelização das lesões e ação anti-inflamatória, além de ter ação bacteriana de maneira secundária.
- ***Aloe vera*:** tem ação anti-inflamatória, cicatrizante e hidratante. Pode ser encontrado em formulações tópicas nas formas líquida, sólida, gel, extrato seco e em pó.
- **Camomila:** tem ação anti-inflamatória, anti-irritante, antioxidante, antisséptica e cicatrizante.
- **Niacinamida:** tem ação anti-inflamatória e é considerado um ativo efetivo na redução de pápulas e pústulas da acne, além de atuar na redução do sebo, tornando a pele menos oleosa.

Ativos lipolíticos

Esses ativos agem estimulando o processo de lipólise (quebra da molécula de gordura). Milreu (2012), Ribeiro (2010) e Ramos (2018) citam os seguintes ativos com essa finalidade.

- **Cafeína:** estimula a quebra de moléculas de gordura e aumenta a circulação local.
- **Coenzima A e L-carnitina:** quando associados, auxiliam na redução do volume dos adipócitos.
- **Extrato de hera:** tem ação lipolítica sobre o tecido adiposo.
- **Fosfatidilcolina:** tem ação lipolítica.
- **Guaraná:** tem ação lipolítica e aumenta a circulação local.

Ativos para aumentar circulação e reduzir inflamação

Alguns ativos, quando aplicados na pele, aumentam a circulação local e podem apresentar efeito anti-inflamatório associado. A seguir estão listados alguns deles, com base em Ribeiro (2010), Costa (2012) e Ramos (2018).

- **Centella asiática:** melhora a circulação, além de incentivar a síntese de colágeno e elastina pelos fibroblastos, melhorando a sustentação e a elasticidade da pele.
- **Castanha-da-índia, extrato de ruscus e de hera:** atuam na parte vascular, reduzindo o edema e melhorando a microcirculação local.
- **Ginkgo biloba:** é rico em flavonoides e, por atuar reduzindo a viscosidade sanguínea, melhora a perfusão sanguínea nos capilares. Tem ação antiedematosa e melhora os retornos venoso e linfático.
- **Gengibre:** acelera o metabolismo local e aumenta a circulação.
- **Nicotinato de metila:** promove a vasodilatação tecidual e, com isso, aumenta a circulação local.
- **Silício:** atua na permeabilidade linfática e sanguínea, promovendo melhoria da microcirculação.
- **Escina:** aumenta a circulação e tem efeito anti-inflamatório.
- **Extrato seco de laranja ou de limão:** melhora a circulação local, reduz a inflamação e hidrata a pele estriada.

Ativos que melhoram a regeneração tecidual

Veja a seguir alguns ativos que atuam sobre a epiderme e incentivam a renovação celular, de acordo com Costa (2012) e Ribeiro (2010).

- **Alfa-hidroxiácidos:** incluem os ácidos glicólico e ascórbico, comumente utilizados de maneira associada no tratamento de estrias. O ácido glicólico, quando utilizado por períodos mais longos, melhora a textura da pele e auxilia na regeneração tecidual, enquanto o ácido ascórbico auxilia na síntese de colágeno.
- **Ácido linoleico:** reduz a inflamação local e aumenta os componentes da derme e epiderme, melhorando a sustentação do tecido.
- **Extrato de trigo:** atua na reepitelização da pele, além de ativar os fibroblastos, células responsáveis pela produção de colágeno e elastina.
- **Enxofre:** tem ação queratolítica, normalizando a queratinização da epiderme.

Mecanismos de ação dos cosméticos utilizados em dermatofuncional

Além de conhecer os ativos cosméticos de cada grupo, os fisioterapeutas dermatofuncionais precisam compreender o mecanismo de ação de cada ativo cosmético, ou seja, como ele age nos tecidos-alvos e promove os efeitos desejados. Desse modo, os profissionais podem incorporar esse recurso terapêutico em protocolos de tratamento faciais, capilares ou corporais de maneira resolutiva.

Cuidados básicos da pele

Antes da aplicação de qualquer ativo cosmético destinado ao manejo de disfunções, a pele necessita estar higienizada e com a epiderme preparada para receber os demais produtos. Vanzin e Camargo (2011) ressaltam que os ativos de limpeza e esfoliação, além de removerem a sujidade, permitem preparar a pele, contribuindo para a penetração dos ativos cosméticos aplicados em seguida. Isso porque a aplicação desses produtos interfere diretamente em alguns fatores relacionados à capacidade de permeação dos ativos na pele, como a espessura da epiderme. Por isso, higienizar, tonificar e esfoliar a pele antes da aplicação de outros ativos cosméticos é importante (KEDE; SABATOVICH, 2015).

> **Saiba mais**
>
> Alguns ativos esfoliantes podem ser aplicados diariamente, enquanto outros possuem aplicação semanal ou quinzenal, dependendo da intensidade da esfoliação promovida.

Esses cuidados, além de serem aplicados nos protocolos de tratamento pelo fisioterapeuta, devem ser realizados pelo paciente no ambiente domiciliar, potencializando os efeitos terapêuticos do tratamentos.

Nos cuidados diários com a pele, além dos ativos de limpeza, tonificação, esfoliação, hidratação e fotoproteção, os produtos cosméticos podem ser associados a algum outro ingrediente destinado ao manejo das condições da pele, como pele oleosa, ressecada, sensível, etc., respeitando as características fisiológicas de cada paciente. Veja a seguir as principais disfunções de pele e seus ativos de tratamento.

Hipercromias

As hipercromias são disfunções dermatológicas caracterizadas pela formação de manchas escuras na pele, resultado de grande deposição de melanina no local. Entre as mais comuns, citam-se o melasma, as manchas senis, as efélides e a hipercromia pós-inflamatória. Nessas condições, os ativos cosméticos empregados devem reduzir a produção ou a concentração de melanina nas manchas e melhorar a uniformidade da cor da pele, além de prevenirem a formação de novas manchas.

Para isso, são empregados ativos esfoliantes, fotoprotetores, antioxidantes e despigmentantes. Esses ativos atuam especificamente na inibição da tirosinase (enzima essencial na formação da melanina), na redução dos melanócitos em função (células que produzem a melanina), na redução de reações inflamatórias, na remoção dos queratinócitos cheios de melanina localizados na epiderme, além de terem ação antioxidante.

Os esfoliantes químicos, físicos ou enzimáticos podem ser utilizados e visam remover o excesso de queratinócitos carregados de melanina na epiderme, reduzindo a cor das manchas. O protetores solares, visam à prevenção ou ao agravamento das manchas, considerando que a exposição ao sol induz maior produção de melanina. Os antioxidantes, como a vitamina C, são bastante utilizados, considerando que esse ativo age também no clareamento das manchas. Já os *peelings* atuam em diferentes profundidades da pele, podendo promover a remoção de células das camadas mais superficiais da epiderme (*peeling* muito superficial), de toda a epiderme (*peeling* superficial) e de camadas da derme (*peeling* profundo).

Fique atento

Fisioterapeutas podem aplicar *peelings* que removam a epiderme como um todo ou partes dela. Estão, portanto, autorizados legalmente a executar *peelings* muito superficiais. No entanto, *peelings* profundos, que atingem a derme, são apenas de competência médica (BORGES; SCORZA, 2016).

Além disso, são empregados diversos ativos com função despigmentante, como hidroquinona, alfa-arbutin, ácidos kójico, elárgico, fítico, linoleico, linolênico e azelaico, alfa-hidroxiácidos, silicilato de alumínio, além de ativos naturais. Nos casos de hiperpigmentação pós-inflamatória e melasma, o uso do ácido azelaico parece ser bastante efetivo, porém, no tratamento de sardas e lentigos, não apresenta bons resultados (RIBEIRO, 2010).

Sinais de envelhecimento

Vários grupos de ativos cosméticos são empregados na prevenção e no tratamento dos sinais do envelhecimento, como rugas, ptoses, flacidez, manchas na pele, ressecamento, falta de vitalidade, entre outras alterações. Ribeiro (2010) explica que os ativos empregados atuam de modo a reduzir a formação de radicais livres, hidratar a epiderme, clarear manchas senis e melhorar o metabolismo dérmico, melhorando, assim, o aspecto da pele.

Entre esses ativos, citam-se fotoprotetores, antioxidantes, vitaminas, hidratantes, etc. Os fotoprotetores utilizados neste caso visam à prevenção do fotoenvelhecimento, como a formação de manchas senis, e previnem os demais sinais do envelhecimento, como ptoses, flacidez, desidratação, etc., uma vez que a radiação acelera as perdas teciduais e é responsável por um envelhecimento precoce da pele.

Como agentes oxidantes, são utilizados coenzima D10, idebenona, ácido lipoico, vitamina C, flavonoides e ácido fenólico. São empregadas também algumas vitaminas, como vitamina A, pró-vitamina B5, vitamina F, vitamina E e vitamina K.

Como hidratantes, podem ser usados D-pantenol, hidrolisado de proteínas e lanolina. Além disso, são empregados ativos com finalidade de promover aumento do tônus da pele, como o uso do DMAE (dimetilaminoetanol), amenizando quadros de ptoses.

Ribeiro (2010) cita o emprego de ativos que promovem o relaxamento muscular, uma vez que algumas rugas podem estar associadas a uma excessiva estimulação de fibras musculares, que puxam a pele e levam à formação das rugas. Neste caso, pode-se indicar o uso de relaxantes musculares, como o extrato de anis e o extrato hidrolisado de Hiscus.

Acne

Vários são os ativos veiculados em formulações cosméticas destinados à pele com acne. Eles atuam de modo a reduzir a proliferação bacteriana e a inflamação e têm ações antioxidante e queratolítica, além de inibir a secreção excessiva de sebo. É necessário o uso ativo simultâneo em todas as fases de formação da acne (RIBEIRO, 2010).

Com função antisséptica, reduzindo e prevenindo a proliferação bacteriana, podem ser utilizados óleo de melaleuca, óleo de copaíba, ácido lático, camomila, triclosan e cloreto de benzalcônio. Como anti-inflamatórios, são empregados zinco, calêndula, camomila, *aloe vera* e niacinamida. Beta-glucans podem ser utilizados para acelerar a cicatrização das lesões da acne. Para reduzir a produção de sebo e controlar a oleosidade em peles com acne e queratinização, utiliza-se niacinamida. Além disso, são necessárias esfoliações regulares com produtos com enxofre, esfoliantes enzimáticos, como bromelina e papaína, esfoliantes químicos, como ácido salicílico, além de ácido glicólico, mandélico, lático e gluconolactona. O ácido salicílico pode ser empregado também em quadros de hiperpigmentação pós-inflamatória causadas por acne, promovendo clareamento das manchas e redução das cicatrizes (RIBEIRO, 2010).

Fique atento

- Para cuidados diário com a pele acneica, sugerem-se produtos com concentração de ácido salicílico menor que 10%. Acima dessa concentração, o ativo é usado para *peeling* químico (COSTA, 2012).
- Deve haver muito cuidado no emprego de esfoliantes físicos nos quadros de acne. Uma esfoliação muito intensa pode causar ruptura de lesões da acne e, com isso, predispor processo inflamatório e infeccioso local.

Fibroedema geloide

Em geral, para tratamento de FEG costuma-se utilizar cosméticos com ativos associados. Seus mecanismos de ação devem se pautar na fisiopatologia da disfunção, reduzir a lipogênese (formação de moléculas de gordura) e aumentar a lipólise (quebra das moléculas de gordura). Além disso, devem ser empregados ativos que reestabeleçam a circulação local e reduzam o edema (RIBEIRO, 2010). Podem também ser empregados ativos que atuem na estruturação da derme e do tecido subcutâneo, como os antioxidantes (COSTA, 2012).

Como ativos que estimulam a lipólise, citam-se coenzima A, L-carnitina, extrato de hera, guaraná, fosfatidilcolina e cafeína, que também melhora a circulação local. Para incentivar as circulações sanguínea e linfática, podem ser usados castanha-da-índia, extratos de ruscus e de hera, ginkgo biloba, centella asiática, gengibre e silício. Além disso, podem ser empregados ativos antioxidantes para melhorar o metabolismo tecidual, como uvas rosadas, vitamina C e vitamina E.

Cada ativo cosmético deve ser utilizado com base na fase em que se encontra a disfunção. Em fases iniciais, quando os principais sinais e sintomas são relacionados a edema e congestão venosa, os ativos que aumentam a circulação, incentivam a drenagem dos líquidos e aumentam o metabolismo local são os mais indicados. Já em fases mais avançadas da disfunção, quando há presença de fibroses, além dos ativos descritos anteriormente, devem ser usados ativos lipolíticos.

Os ativos mais utilizados no tratamento do FEG são também utilizados para tratamento da lipodistrofia localizada, conhecida popularmente por gordura localizada. No caso dessa disfunção, podem ser usados ativos que aumentem a circulação e o metabolismo local e que incentivem a lipólise.

Estrias

Os ativos cosméticos empregados minimizam os impactos estéticos, reduzem a formação e a gravidade das lesões, a extensibilidade e a profundidade das estrias. Seus mecanismos de ação devem aumentar a elasticidade da pele, acelerar a renovação celular e aumentar a circulação local (RIBEIRO, 2010). Por isso, as formulações devem possuir uma associação de ativos cosméticos, que incluem hidratantes, regeneradores dérmicos, estimuladores da circulação e ativos anti-inflamatórios.

Como mencionado anteriormente, como hidratantes podem ser usados ativos emolientes, como D-pantenol, que regenera os tecidos (RIBEIRO, 2010), além de hidrolisado de proteínas, lactato de amônio, lanolina, óleo de rosa mosqueta e ureia. Com função regeneradora tecidual, orienta-se o uso de ácido glicólico e ascórbico, extrato de trigo e vitamina C e F. Já para aumentar a circulação são utilizados extrato seco de laranja ou de limão e escina.

Em fases iniciais da disfunção, quando as estrias são mais jovens (rosadas), pode ser usado o extrato seco de *aloe vera*, porque há processo inflamatório local. Em contrapartida, quando as estrias se encontram nacaradas, como não há mais inflamação local, opta-se pelo uso de ativos que estimulem a circulação e a regeneração da pele.

Além disso, os ativos cosméticos utilizados nas estrias podem ser associados a protocolos de tratamento com uso de *peelings* químicos, físicos, iontoforese, carboxiterapia e *eletrolifting* (RIBEIRO, 2010).

Rosácea

Nos casos de rosácea, há um quadro de sensibilidade aumentada, com eritema excessivo, resultado de alterações vasculares. Indica-se a utilização de ativos com função antieritema associados a ativos anti-inflamatórios e hidratantes (COSTA, 2012). As formulações cosméticas podem conter *aloe vera*, bisabolol, camomila, ácido azelaico, alantoína, niacinamida, pantenol, ginkgo biloba e centella asiática, além dos extratos de pepino e de algas.

Aplicações terapêuticas especiais dos ativos cosméticos

Além da aplicação dos grupos de cosméticos citados anteriormente, o fisioterapeuta dermatofuncional pode utilizar ativos cosméticos destinados a cuidados especiais da pele, que incluem cuidado de unhas, pés e mãos, além de cosméticos para massagem e para populações especiais, como crianças. Veja a seguir alguns deles.

Cosméticos para as unhas

As unhas são anexos da pele e também demandam cuidados cosméticos, em especial de tratamentos para hidratação, considerando que a lâmina ungueal está muito vulnerável à falta de água. Entre os ativos empregados, estão os listados a seguir, de acordo com Ribeiro (2010).

- **Pró-vitamina B5:** melhora a flexibilidade da unha, tornando-a menos quebradiça.
- **Hidrolisado de queratina:** forma um filme sobre a unha, protegendo-a e hidratando-a.
- **Óleo essencial de melaleuca:** tem função antifúngica.
- **Pantotenato de cálcio:** contribui para a queratinização das unhas.
- **Própolis:** é secante e antisséptico.
- *Aloe vera*: para tratamento e prevenção de fissuras.
- **Silicones e lanolina:** tem ação oclusiva, impedindo a perda de água e melhorando a hidratação.

Além disso, no cuidado com as unhas, orienta-se o uso de produtos antissépticos para higienização, ativos antifúngicos, antimicrobianos e hidratantes para aplicação nas cutículas, evitando infecções e fissuras.

Cosméticos para massagem

As formulações cosméticas elaboradas para uso associado em massagens costumam ser produzidas com uma parte oleosa ou umectante, que visa reduzir o atrito das mãos do fisioterapeuta com a pele do paciente, facilitando a aplicação das manobras e tornando-as mais agradáveis. Além disso, os cosméticos utilizados nas massagens podem conter ativos de acordo com o tipo de massagem empregada e a finalidade do tratamento. Um exemplo é o uso de ativos lipolíticos, que estimulam lipólise, em massagens modeladoras, indicadas no tratamento coadjuvante de LDL.

Cosméticos para crianças

Os cosméticos são usados em crianças desde recém-nascidas, especialmente os destinados à higiene e à hidratação corporal, como talcos, xampus, condicionadores, óleos, águas de colônia, etc. Entretanto, ao indicar o uso de cosméticos para essa faixa etária, é importante conhecer algumas particularidades da pele das crianças.

Como explica Ribeiro (2010), a pele da criança é mais sensível, permeável, frágil e vulnerável, o que a torna predisposta ao surgimento de irritações e alergias. A epiderme, em geral, é menos espessa, com menor coesão entre as células e com ph neutro, o que reduz a capacidade de controle de microrganismos, quando comparada à pele adulta. Por isso, os cosméticos utilizados devem ser funcionais, seguros e eficazes. Deve-se evitar o uso de algumas fragrâncias, corantes e conservantes, pois aumentam as chances de reações adversas. Além disso devem ter um ph próximo ao neutro e matérias-primas mais puras.

Saiba mais

Para saber mais sobre a cosmetologia voltada a crianças, você pode consultar leis que regulamentam produtos cosméticos para essa faixa etária. Veja a seguir algumas delas.

- Resolução nº. 38, de 21 de março de 2001: estabelece critérios para cosméticos infantis.
- Resolução DC/ANVISA nº. 47, de 16 de março de 2006: estabelece critérios para fabricação e uso de protetores solares.
- Resolução nº. 162, de 11 de setembro de 2001: trata dos conservantes permitidos nos produtos infantis.
- Resolução RDC 481, de vinte e três de setembro de 1999: trata dos parâmetros microbiológicos de produtos infantis.

Cosméticos para os pés

Os pés demandam cuidados cosméticos diários. Para isso, podem ser utilizados agentes de limpeza, antissépticos e hidratantes. A higiene pode ser feita com sabonetes com ativos antibacterianos, antifúngicos ou desodorantes, que visam reduzir a proliferação de microrganismos locais, além de melhorar o odor. Alguns exemplos são enxofre e óleos essenciais de mirtilo e melaleuca (RIBEIRO, 2010). Indica-se também a aplicação de produtos com ativos desodorantes, que absorvam umidade, como o bicarbonato de sódio, ou de perfumes, a fim de manter a sensação de higiene de maneira prolongada.

A desidratação cutânea dos pés (xerose) é uma condição bastante prevalente. A pele dos pés pode se tornar tão desidratada que é possível a formação de fissuras, que podem causar repercussões funcionais. Por isso, não devem ser consideradas manifestações esperadas da pele seca. Citam-se como ativos empregados para a pele seca dos pés ureia, ácido salicílico e lactato de amônio. Esfoliações física e química regulares também são indicadas, pois reduzem a camada córnea, a aspereza e as calosidades.

Cosméticos para as mãos

As mãos, por raramente serem protegidas de modo adequado da radiação solar, costumam apresentar pele espessada, com alterações de cor, textura e redução da elasticidade. Os cosméticos podem minimizar esses quadros e prevenir o envelhecimento precoce, como ativos hidratantes, protetores solares, emolientes, esfoliantes e despigmentantes (RIBEIRO, 2010).

Como vimos, o fisioterapeuta dermatofuncional pode empregar uma gama de cosméticos para promoção, prevenção e tratamento das disfunções que acometem o tecido tegumentar, possibilitando melhoria não só na aparência, mas também na funcionalidade dos tecidos. Para que esse emprego seja efetivo e seguro, é necessário conhecer cada finalidade e mecanismo de ação desses produtos.

Referências

ANVISA. *Resolução RDC nº. 211, de 14 de julho de 2005*. Brasília, DF: Anvisa, 2005. Disponível em: http://bvsms.saude.gov.br/bvs/saudelegis/anvisa/2005/rdc0211_14_07_2005.html. Acesso em: 3 nov. 2020.

BAUMANN, L. *Dermatologia cosmética*: princípios e prática. Rio de Janeiro: Revinter, 2004.

BORGES, F. S.; SCORZA, F. A. *Terapêutica em estética*: conceitos e técnicas. São Paulo: Phorte, 2016.

COSTA, A. *Tratado internacional de cosmecêuticos*. Rio de Janeiro: Guanabara Koogan, 2012.

DRAELOS, Z. D. (ed.). *Cosmecêuticos*. Rio de Janeiro: Elsevier, 2005. (Série Procedimentos em Dermatologia Cosmética).

FRANGIE, C. M. et al. *Milady cosmetologia*: ciências gerais, da pele e das unhas. São Paulo: Cengage Learning, 2016.

KEDE, M. P. V.; SABATOVICH, O. *Dermatologia estética*. 3. ed. Rio de Janeiro: Atheneu, 2015.

MILREU, P. G. A. *Cosmetologia*. São Paulo: Pearson Education do Brasil, 2012.

RAMOS, A. R. *Cosmetologia aplicada nas intervenções estéticas*. Londrina: Editora e Distribuidora Educacional, 2018.

RIBEIRO, C. *Cosmetologia aplicada a dermoestética*. 2. ed. São Paulo: Pharmabooks, 2010.

VANZIN, S. B.; CAMARGO, C. P. *Entendendo cosmecêuticos*: diagnósticos e tratamentos. 2. ed. São Paulo: Santos, 2011.

Leituras recomendadas

ANVISA. *Resolução DC/ANVISA nº. 47 de 16/03/2006*. Aprova o regulamento técnico "Lista de filtros ultravioletas permitidos para produtos de higiene pessoal, cosméticos e perfumes". Brasília, DF: Anvisa, 2006. Disponível em: https://www.normasbrasil.com.br/norma/resolucao-47-2006_103892.html. Acesso em: 5 nov. 2020.

ANVISA. *Resolução nº. 481, de 23 de setembro de 1999*. Brasília, DF: Anvisa, 1999. Disponível em: http://bvsms.saude.gov.br/bvs/saudelegis/anvisa/1999/res0481_23_09_1999_rep.html. Acesso em: 5 nov. 2020.

ANVISA. *Resolução RDC nº. 38, de 21 de março de 2001*. Brasília, DF: Anvisa, 2001. Disponível em: http://www.farmacia.ufrj.br/consumo/legislacao/n_rdc38_01.htm. Acesso em: 5 nov. 2020.

ANVISA. *Resolução RDC nº. 162 de 11/09/2001*. Brasília, DF: Anvisa, 2001. Disponível em: https://www.legisweb.com.br/legislacao/?id=241981. Acesso em: 5 nov. 2020.

Fique atento

Os *links* para *sites* da *web* fornecidos neste capítulo foram todos testados, e seu funcionamento foi comprovado no momento da publicação do material. No entanto, a rede é extremamente dinâmica; suas páginas estão constantemente mudando de local e conteúdo. Assim, os editores declaram não ter qualquer responsabilidade sobre qualidade, precisão ou integralidade das informações referidas em tais *links*.

Avaliação fisioterapêutica em dermatofuncional

Aline Andressa Matiello

OBJETIVOS DE APRENDIZAGEM

> - Reconhecer as etapas da avaliação cinético-funcional voltada para a fisioterapia dermatofuncional.
> - Descrever a aplicação de exame físico e de testes específicos.
> - Elaborar diagnóstico cinético-funcional e plano de tratamento.

Introdução

Antes de qualquer procedimento na área dermatofuncional, é imprescindível que o paciente seja submetido a uma avaliação detalhada pelo fisioterapeuta, a fim de identificar suas queixas, condições de saúde e objetivos de tratamento. Com essas informações, obtidas na avaliação fisioterapêutica neurofuncional, o profissional pode estabelecer o diagnóstico cinético-funcional e elaborar um plano de tratamento.

Neste capítulo, você vai estudar como é feita a avaliação cinético-funcional aplicada à área da fisioterapia dermatofuncional, acompanhando suas etapas, incluindo a anamnese, o exame físico e a elaboração do plano de tratamento, de modo que possa aplicar esse importante instrumento no dia a dia.

Anamnese em fisioterapia dermatofuncional

Para realizar procedimentos na área de dermatofuncional, o fisioterapeuta precisa se certificar de que o paciente possui condições de receber o tratamento, com uma abordagem individualizada e baseada nas características observadas na avaliação. Com isso, as chances de intercorrências são reduzidas.

Uma avaliação fisioterapêutica adequada deve abranger duas etapas principais: anamnese e exame físico e, em seguida, elaboração do diagnóstico cinético-funcional e do plano de tratamento, que devem ser individualizados, com base nas informações coletadas na anamnese e no exame físico. Todas as etapas da avaliação dermatofuncional devem ser realizadas exclusivamente pelo fisioterapeuta, em ambiente reservado, privativo, sem interferência de outras pessoas, de modo a conduzir o procedimento de maneira adequada e preservar a intimidade do paciente.

A anamnese é parte fundamental da avaliação fisioterapêutica e consiste em coletar informações do paciente que possam, de algum modo, interferir no tratamento. A coleta dessas informações é feita mediante entrevista antes da realização de qualquer tratamento. Essa entrevista deve ser feita em sala reservada e ter um tom mais informal, para que o paciente se sinta acolhido e sem constrangimentos por passar pela avaliação. O fisioterapeuta deve estar preparado e ter paciência para ouvir, já que o paciente busca tratamento por estar incomodado com alguma situação, que pode ser do ponto de vista estético e/ou funcional, e essa condição pode estar afetando sua autoestima e qualidade de vida.

Para facilitar e orientar a entrevista, o fisioterapeuta deve preparar previamente um roteiro em forma de questionário — ficha de anamnese. Porém, deve também deixar o paciente relatar livremente a situação, de modo que a ficha apenas sirva para nortear a conversa. Essa ficha deve contemplar: identificação do paciente, queixa, história da doença pregressa, história da doença atual, tratamentos já realizados, histórico de saúde (incluindo doenças associadas, possíveis alergias, cirurgias realizadas recentemente e uso de medicações), hábitos de vida, rotina de cuidados com a pele, entre outras informações. Com esses dados, o fisioterapeuta pode aplicar modalidades terapêuticas com responsabilidade, garantindo segurança no tratamento. A seguir são descritas essas etapas.

Identificação do paciente

Nesta etapa, são obtidos dados pessoais, como idade, gênero, endereço, profissão, *e-mail*, telefone. Esses dados, além de possibilitarem contato com o paciente, permitem estabelecer um panorama acerca das possíveis características a serem encontradas, dependendo da idade do paciente (pele mais jovem ou mais envelhecida), do tipo de trabalho (sentado ou em pé, exposto ao sol ou não), do gênero, entre outras informações que possam ter influência (IFOULD; FORSYTHE-CONROY; WHITTAKER, 2015).

Queixa principal

Refere-se ao motivo que trouxe o paciente até o profissional de fisioterapia dermatofuncional, que pode ser relacionado à funcionalidade, à aparência de uma região do corpo, um quadro de dor, um procedimento cirúrgico, etc. Dor decorrente de processo operatório, pele envelhecida, manchas na pele, gordura localizada e músculos flácidos são exemplos de queixas comuns na área da dermatofuncional.

Perez e Vasconcelos (2014) alertam para uma situação muito comum na avaliação: quando um paciente relata uma queixa aparentemente insignificante, e o fisioterapeuta acaba encontrando outros problemas mais sérios, que talvez possam não estar incomodando no momento. Nesses casos, deve-se não só solucionar a queixa inicial, mas também cuidar do paciente de maneira global e proporcionar uma abordagem conjunta, de modo a garantir o máximo de saúde, melhoria da aparência e da funcionalidade.

História da doença pregressa, história da doença atual e tratamentos já realizados

Após compreender o motivo que trouxe o paciente até o fisioterapeuta, é importante conhecer um pouco mais da situação. Para isso, deve-se questionar o paciente sobre o início da queixa, as características (se causa dor, desconforto, se interfere na aparência, etc.). Além disso, deve-se perguntar se o paciente já realizou algum tratamento para a queixa em questão e quais foram os resultados obtidos.

Histórico de saúde

Nesta etapa, o profissional deve coletar informações sobre a história de saúde do paciente, sobre doenças, se faz uso de alguma medicação, se realizou cirurgias recentes, se já teve ou se possui alguma disfunção no momento.

Essas informações permitem que o fisioterapeuta identifique possíveis situações clínicas ou doenças que possam demandar de cuidados especiais ou que contraindiquem o uso de alguns recursos terapêuticos e, inclusive, do tratamento dermatofuncional como um todo, senso, nesse caso, necessário encaminhá-lo a outros profissionais da equipe de saúde.

Para facilitar os questionamentos, pode-se nortear a entrevista de modo a questionar sobre a presença de doenças sistêmicas que mais estão relacionadas a contraindicações, como histórico de câncer, problemas cardíacos, renais, diabetes, doenças autoimunes, alterações hormonais, problemas vasculares, doenças mentais, alergias a produtos e/ou medicamentos, entre outras. A realização de cirurgias recentes também deve ser questionada, pois influencia na realização de alguns tratamentos e em alguns cuidados específicos (PEREZ; VASCONCELOS, 2014).

É importante perguntar sobre o uso de medicações, considerando que alguns tratamentos dermatofuncionais podem ter seus efeitos alterados com base no uso concomitante de certos ativos farmacológicos e, além disso, algumas modalidades de tratamento fisioterapêutico não devem ser empregadas quando o paciente estiver fazendo uso de alguns ativos. Estes são os fármacos que mais interferem nos tratamentos:

- antibióticos;
- anticoagulantes;
- anticoncepcionais orais;
- de reposição hormonal;
- anti-inflamatórios.

Fique atento

Um exemplo da importância de questionar o paciente acerca do uso de medicações é no microagulhamento. Esse tratamento vem sendo bastante utilizado na área da fisioterapia dermatofuncional para manejo de uma série de disfunções faciais e corporais. Contudo, é contraindicado caso o paciente esteja utilizando medicação anticoagulante, isotretinoína ou fármacos anti-inflamatórios (ALBANO; PEREIRA; ASSIS, 2018).

Vale lembrar que o paciente não é obrigado a responder todas as perguntas, mas é essencial que o fisioterapeuta explique a importância dessas informações para que o tratamento seja efetuado com segurança, tanto para o paciente quanto para o profissional.

Hábitos de vida

Essas informações ajudam o fisioterapeuta a compreender possíveis causas das disfunções estéticas, presença de hábitos que podem interferir de maneira positiva ou negativa nas disfunções e, consequentemente, no tratamento. Por isso, é importante que o fisioterapeuta correlacione os hábitos à disfunção e/ou ao tratamento, explicando ao paciente a importância de mudar alguns hábitos que possam interferir de maneira negativa nos resultados esperados com o tratamento dermatofuncional.

Veja a seguir alguns hábitos de vida que mais interferem nas condições da pele e dos demais tecidos do organismo.

- **Tabagismo:** a nicotina e outros compostos do cigarro reduzem a quantidade de sangue que chega à pele, reduzindo a nutrição celular. Esta é associada ao ressecamento e à dilatação dos capilares, predispondo ao envelhecimento precoce dos tecidos e interferindo negativamente nos processos de cicatrização, pela menor perfusão sanguínea (IFOULD; FORSYTHE-CONROY; WHITTAKER, 2015).
- **Etilismo:** além de reduzir a imunidade, desequilibra hormônios, altera os níveis de insulina no organismo, provoca danos celulares e predispõe à desidratação dos tecidos, impactando na qualidade e na aparência tecidual (SBD, c2020).
- **Exposição ao sol:** quando frequente e sem proteção adequada, causa danos permanentes à pele, como manchas, inflamações, alterações nos tecidos de sustentação (colágeno e elastina) e desidratação, além de predispor ao câncer de pele. As **hipercromias pós-inflamatórias** podem surgir quando o paciente se expõe ao sol durante períodos de tratamento estéticos, como *peelings*, induzindo a formação de melanina na pele e alterando a pigmentação (IFOULD; FORSYTHE-CONROY; WHITTAKER, 2015).
- **Alimentação:** alto consumo energético e de alimentos industrializados e baixo consumo de alimentos *in natura* levam a falhas no metabolismo e deficiência de nutrientes, predispondo a danos em diversos tecidos, obesidade, gordura localizada e disbiose intestinal (desequilíbrio bacteriano que contribui para inflamação, ativação do sistema imunológico e aparecimento de eritema, dermatite, celulite, acne, etc.). Além disso, alterações cutâneas podem ser desencadeadas ou agravadas pela liberação de mediadores inflamatórios, como resultado do metabolismo da alimentação (MBNE, 2019; WITT; SCHNEIDER, 2011).

- **Estresse:** a liberação de certos hormônios, como cortisol, frente a situações de estresse, afeta o metabolismo da pele, do tecido adiposo e de outros tecidos do organismo, podendo interferir no ganho ou na perda de peso, surgimento de lesões cutâneas e envelhecimento precoce do organismo (IFOULD; FORSYTHE-CONROY; WHITTAKER, 2015).

Saiba mais

Considerando o estresse como causa do problema, o fisioterapeuta pode aconselhar medidas terapêuticas associadas aos tratamentos dermatofuncionais, de modo a atuar sobre esse fator de risco. Um exemplo seria a realização de massagens relaxantes visando promover bem-estar ao paciente, aliada a outros recursos específicos para tratamento das queixas relatadas.

- **Inatividade física:** provoca alterações em diversos sistemas, incluindo *deficits* circulatórios, redução de massa muscular e óssea. A prática regular de atividade física, além reduzir estresse, melhora quadros inestéticos, como fibroedema geloide (celulite), flacidez muscular, obesidade e lipodistrofia localizada (LDL) (IFOULD; FORSYTHE-CONROY; WHITTAKER, 2015).

Rotina de cuidados com a pele

O fisioterapeuta deve questionar o paciente sobre sua rotina de cuidados com a pele, já que ele pode estar usando cosméticos inadequados ou aplicando de maneira incorreta, prejudicando a pele em vez de auxiliar. Analisando os produtos cosméticos e possíveis tratamentos domiciliares que o paciente possa estar utilizando, o fisioterapeuta pode orientar adequações de acordo com a necessidade do paciente e da avaliação realizada, de modo que todos os tratamentos e produtos utilizados respeitem suas condições de pele e de saúde.

Outras informações relevantes

Outras informações podem ser questionadas com base na disfunção e na conversa com o paciente, como a disponibilidade de tempo para os cuidados domiciliares e a realização dos tratamentos na clínica ou no consultório.

A anamnese bem conduzida proporciona diagnósticos e terapias corretas, além de uma boa relação entre profissional e paciente, pautada em respeito, segurança e humanização. Para isso, o fisioterapeuta precisa dispor de tempo adequado para realizá-la. Uma anamnese feita de maneira acelerada pode apresentar falhas relevantes que poderão comprometer os resultados do tratamento.

Exame físico em fisioterapia dermatofuncional

O exame físico da avaliação dermatofuncional permite identificar possíveis contraindicações aos tratamentos. Nesses casos, os pacientes devem ser encaminhados para avaliação médica. Ifould, Forsythe-Conroy e Whittaker (2015) citam como contraindicações visualizadas no exame físico alergias, cortes, impetigo, furúnculos, herpes zoster, verrugas, micoses ou escabiose no local de tratamento.

Uma correta avaliação permite compreender a situação clínica do paciente e, com isso, facilita a elaboração do plano de tratamento, garantindo maior qualidade no atendimento. O fisioterapeuta não pode ter pressa para realizar o exame físico, porque pode acabar coletando informações precárias, que impactem negativamente o diagnóstico cinético-funcional e a sugestão terapêutica.

O exame físico dos tecidos pode ser subdividido em três importantes etapas: a inspeção, a palpação e a realização de testes específicos. Veja a seguir cada uma delas.

Inspeção

Consiste na visualização dos tecidos, que pode ser feita de maneira estática (com o paciente parado) ou dinâmica (com o paciente em movimento). A seguir são descritas algumas alterações que podem ser observadas na etapa de inspeção, de acordo com Ifould, Forsythe-Conroy e Whittaker (2015) e SBCD (c2020).

- **Eritema:** aumento da circulação sanguínea local, que dá o aspecto avermelhado para o tecido.
- **Efélides (sardas):** lesões cutâneas pequenas e de cor castanha.
- **Comedões (cravos):** lesões cutâneas caracterizadas por acúmulo de células queratinizadas que obstruem o canal folicular devido ao excesso de queratinização associado à elevada produção sebácea. Comuns em quadros de acne.

- **Miliuns:** pequenos cistos de queratina presos em um ducto sem saída. Comuns em peles secas, especialmente nas bochechas e ao redor dos olhos.
- **Telangiectasias:** alterações vasculares caracterizadas por dilatações de capilares, arteríolas ou vênulas, com menos de 2 mm de calibre. Disposição linear e sinuosa, podendo formar áreas semelhantes a "aranhas vasculares" ou "rede de vasos". Mesmo não causando dor e não representando uma condição clínica grave, causam queixas inestéticas. Comuns em peles com rosácea.
- **Pústulas:** lesões cutâneas com material purulento em seu interior, comum em alguns graus da acne.
- **Pápulas:** lesões cutâneas pequenas (menos de 1 cm de diâmetro), que se caracterizam por alterações na cor e na textura da pele.
- **Hiperpigmentações:** manchas mais escuras que a cor natural da pele associadas a aumento de melanina, podendo atingir diferentes regiões e ter diferentes padrões de apresentação. Exemplos: melasma, melanose solar, efélide, etc.
- **Hipopigmentações:** manchas mais claras decorrentes de redução na concentração de melanina, como nos casos de vitiligo.
- **Dermatites:** lesões cutâneas inflamatórias, que causam dor, hiperemia, rubor e calor local.
- **Alterações de cicatrização:** podem ser observadas cicatrizes em diferentes fases de reparo tecidual e alterações de cicatrização, como cicatrizes hipertróficas e atróficas. As hipertróficas são maiores e de coloração e textura diferentes do tecido da região, com uma elevação na pele. As atróficas formam depressões na pele, como em quadros de acne.
- **Seborreia:** excesso de produção sebácea, normalmente em pele oleosa, que se torna granulosa, com poros dilatados e comedões. Pode predispor ao surgimento da acne, em especial, na puberdade.
- **Rugas:** perceptíveis na região facial pelo aumento dos sulcos, relevos e depressões na pele associadas à alteração de tônus e de hidratação, que surgem especialmente ao redor dos olhos e da boca como resultado do envelhecimento.
- **Flacidez muscular:** hipototrofia muscular, que surge pela alteração na microarquitetura da fibra muscular, causando redução do volume e força muscular. Evidenciada pelo sinal de músculos moles ou frouxos.
- **Flacidez tissular:** "queda" dos tecidos, causada pela redução dos componentes de sustentação da pele, comum no envelhecimento. A ptose palpebral, por exemplo, é uma das características evidenciadas

em quadros de flacidez tissular, assim como a presença de vincos e dobras na pele.

Fique atento

Irregularidades da superfície cutânea

Espera-se que, na inspeção, a pele se encontre regular, sem elevações ou depressões. A presença de ondulações pode representar sinais de disfunções, como o fibroedema geloide (FEG), que se caracteriza por aspecto de pele como casca de laranja, com ondulações na superfície.

- **Estrias:** lesões cutâneas lineares, de diferentes tamanhos e espessuras, podendo ter coloração branca ou avermelhada. São resultado da ruptura de fibras de elastina na derme.
- **Edema:** acúmulo de líquido no espaço intersticial, observado na inspeção pelo aumento de volume do tecido.
- **Gordura localizada:** acúmulo de tecido adiposo em algumas regiões do corpo, alterando os contornos corporais. É evidenciada nos casos de LDL ou de maneira associada nos casos de FEG.
- **Foliculite:** inflamação cutânea decorrente de uma inflamação inicial da unidade pilossebácea, que causa formação de sinais inflamatórios ao redor do pelo.
- **Fissuras:** ulceração da pele, com característica linear, normalmente em peles excessivamente secas e em áreas queratinizadas, como na superfície plantar.

Além disso, o fisioterapeuta pode verificar o biotipo corporal e o padrão de distribuição do tecido adiposo no corpo, que pode ser ginoide, androide ou normolíneo. O padrão ginoide é comum em mulheres e se caracteriza por deposição maior de tecido adiposo na região de quadris, com cintura fina, tendo um aspecto de distribuição em forma de pera. O biotipo androide, mais comuns em homens, tem maior deposição de tecido adiposo na barriga, com quadris mais finos. Já o biotipo normolíneo possui um padrão equilibrado de distribuição ao longo do corpo, dando um aspecto de contorno corporal reto (PEREZ; VASCONCELOS, 2014). A determinação do biotipo corporal, assim como o padrão de distribuição de gordura, é bastante relevante para tratamentos corporais de emagrecimento, pós-cirurgia plástica e LDL.

Na inspeção, o fisioterapeuta deve buscar também por possíveis alterações posturais que possam de algum modo estar influenciando na queixa do paciente ou na funcionalidade do organismo. Para isso, buscam-se alterações como anteriorizações, retificações, cifoses, escolioses, etc., analisando a localização e a extensão das alterações.

Além disso, a inspeção da pele permite que se estabeleça algumas características relacionadas ao nível de hidratação. O profissional pode definir o tipo de pele do paciente com base nos aspectos da inspeção. Essa definição é primordial para os tratamentos, pois o tipo de pele interfere de maneira direta na escolha dos recursos terapêuticos, na definição de cosméticos e na orientação de rotina de cuidados.

Segundo a Sociedade Brasileira de Dermatologia (SBD, c2017), a pele pode ser classificada em diferentes biotipos, com base no nível de hidratação. Veja a seguir quais são os tipos.

1. **Normal (eudérmica):** presença de poros pequenos, pouco visíveis, com textura saudável, aveludada, rosada e quantidade adequada de sebo, o que lhe garante um brilho normal, sem excesso ou sinais de ressecamento. É pouco propensa ao surgimento de manchas e acne (IFOULD; FORSYTHE-CONROY; WHITTAKER, 2015).
2. **Seca (alípica):** redução nos níveis de hidratação tecidual, com pouco conteúdo hídrico. Possui poros poucos visíveis, é opaca e está mais predisposta à descamação, eritema e sinais do envelhecimento, como rugas e ptoses.
3. **Oleosa (lipídica):** apresentação mais brilhante em virtude da produção sebácea elevada, com poros dilatados e maior tendência à formação de acne, comedões e seborreia.
4. **Mista:** pele com sinais associados; em geral, com aspecto oleoso na região de testa, nariz e queixo (zona T), e as demais regiões de pele normal ou seca.

A pele pode também apresentar características transitórias, decorrentes da ação de fatores internos, como hábitos de alimentação, ou de fatores externos, como exposição ao sol. Essas características definem a pele sensível, desidratada ou madura, de acordo com Ifould, Forsythe-Conroy e Whittaker (2015).

1. **Sensível:** textura fina, facilmente irritável; em geral, de cor rosada e temperatura aumentada, podendo apresentar telangiectasias.

2. **Desidratada:** aspecto opaco, sem brilho, resultado da falta de umidade da pele. Pode estar associada a queixas de coceira, pinicação e sensação de repuxamento.
3. **Madura:** com pouco óleo e água em sua composição, o que dá o aspecto de uma pele sem brilho, opaca e seca, com presença de rugas, manchas, pouca gordura e pele caída.

A inspeção é feita apenas pela visualização dos tecidos. Para uma avaliação mais detalhada e profunda das condições da pele, possibilitando visualizar condições imperceptíveis a olho, nu, o fisioterapeuta pode utilizar um recurso instrumental associado: a **lâmpada de Wood** (Figura 1). Ela facilita e aprofunda a avaliação de lesões cutâneas em dermatofuncional, em especial nos casos de hiperpigmentações, como o melasma, e nos casos de infecções bacterianas nos quadros de acne.

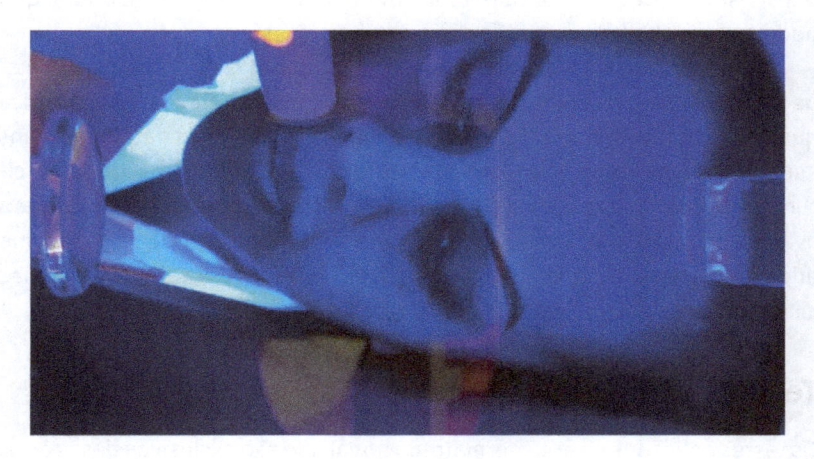

Figura 1. Inspeção da pele com uso da lâmpada de Wood.
Fonte: Mezaroba (2018, documento *on-line*).

A lâmpada de Wood atua com o mecanismo de fluorescência. Cada dermatose, com base na sua característica e profundidade, apresenta-se com diferentes cores. No caso do melasma, por exemplo, com a aplicação da luz, as lesões se apresentam marrom escuras. Nos casos de acne associada à infecção bacteriana, a cor da região fica verde azulada.

Palpação

Outra etapa do exame físico é a palpação dos tecidos. Consiste na realização do toque sobre os tecidos a serem avaliados, de modo que o fisioterapeuta consiga analisar características que não puderam ser analisadas na inspeção, identificando as características das estruturas anatômicas, possíveis disfunções, assimetrias, entre outras alterações.

Com o toque, o fisioterapeuta consegue identificar a textura do tecido (fino, grosso, áspero, liso, etc.), a presença de lesões (como nódulos ou depressões), a ocorrência de dor e a localização exata, contraturas ou retrações (como a retração cicatricial), fibroses (como nos casos de pós-operatórios ou FEG), a profundidade das alterações, a caracterização do tônus da pele e tônus muscular, entre outras características. Além disso, é na palpação que o fisioterapeuta identifica a temperatura da pele (aumentada ou reduzida) e a sensibilidade tecidual (hipersensibilidade ou hipossensibilidade), que podem estar alteradas em uma série de disfunções.

As características analisadas na palpação, assim como na etapa de inspeção, dependem diretamente da queixa e da condição clínica. Isso significa que, de acordo com a alteração, serão analisados com mais detalhes alguns aspectos da inspeção. Por exemplo, nos quadros de pós-operatório de cirurgias plásticas estéticas ou reparadoras, o fisioterapeuta deve realizar a avaliação analisando, especialmente, sinais inflamatórios da região, como edema e eritema, cicatriz, dor, sensibilidade local, tônus de pele, alterações cicatriciais, etc. (MÉLEGA; VITERBO; MENDES, 2011).

Testes específicos

Os testes aplicados na área dermatofuncional não são exclusivos dessa área, mas podem ser utilizados de modo a confirmar alterações evidenciadas nas etapas anteriores da avaliação, na inspeção e na palpação.

Teste de pinçamento da pele (prega)

Permite avaliar o tônus da pele. Faz-se uma prega com os primeiros dedos do fisioterapeuta sobre o tecido a ser avaliado, segurando-o por aproximadamente três segundos (Figura 2). Ao soltá-lo, o esperado é que ele retorne rapidamente à condição anterior. Caso o retorno demore a acontecer, é um indicativo de flacidez tissular (GUIRRO; GUIRRO, 2004). Esse teste serve para reafirmar os achados de ptoses e redução do tônus da pele evidenciados nas etapas anteriores da avaliação.

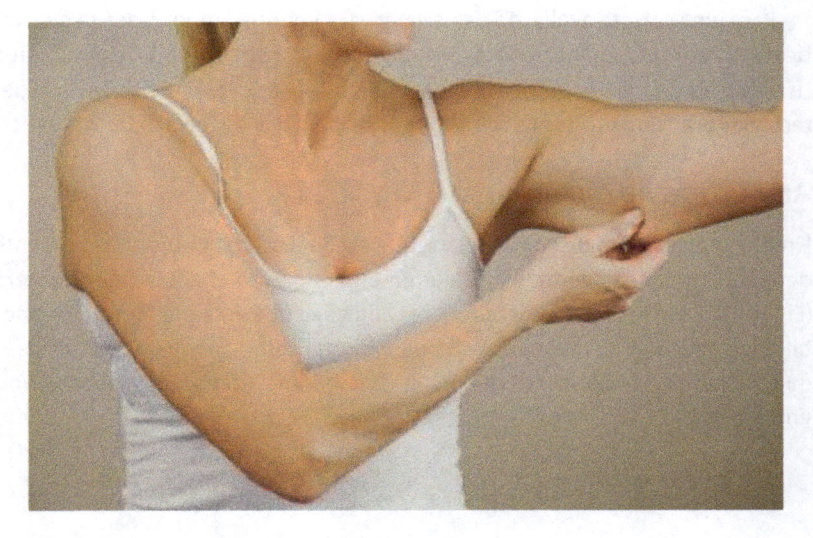

Figura 2. Teste da prega.
Fonte: Buona Vita (2016, documento *on-line*).

Sinal de casca de laranja

Ao comprimir a pele do paciente, pode-se evidenciar a formação de irregularidades cutâneas, formando um aspecto de casca de laranja, sinal característico de tecidos acometidos por FEG.

Teste de mobilidade cutânea

Analisa a capacidade de movimento da pele e dos tecidos adjacentes e é feito com a palpação e a movimentação do tecido. Áreas com fibrose e edema costumam apresentar mobilidade cutânea reduzida, assim como regiões de cicatrizes, uma vez que a deposição exagerada e irregular de colágeno afeta a capacidade de movimentação do tecido.

Perimetria

Consiste em medir a circunferência das regiões anatômicas com fita métrica. Para parâmetros, sempre se realiza a comparação com o membro contralateral. É um importante recurso avaliativo para acompanhar a evolução do tratamento, especialmente para gordura localizada, e determinar a intensidade e a localização de edemas.

Para uma correta avaliação da perimetria, é importante utilizar fita métrica flexível, retirar completamente a roupa do local a ser avaliado, posicionar a fita métrica perpendicularmente à pele, sem causar pressão excessiva, e determinar previamente as áreas para medição com uso de lápis dermatográfico.

Amplitude de movimento (ADM)

É realizada por meio de goniometria, que é a análise dos graus de movimento de uma articulação com auxílio de um equipamento chamado **goniômetro** (Figura 3). Esse teste é importante em condições que estejam afetando a mobilidade articular de maneira direta ou indireta, como queimaduras extensas que atinjam tecidos próximos a articulações, edema intenso, pós-operatórios, entre outras.

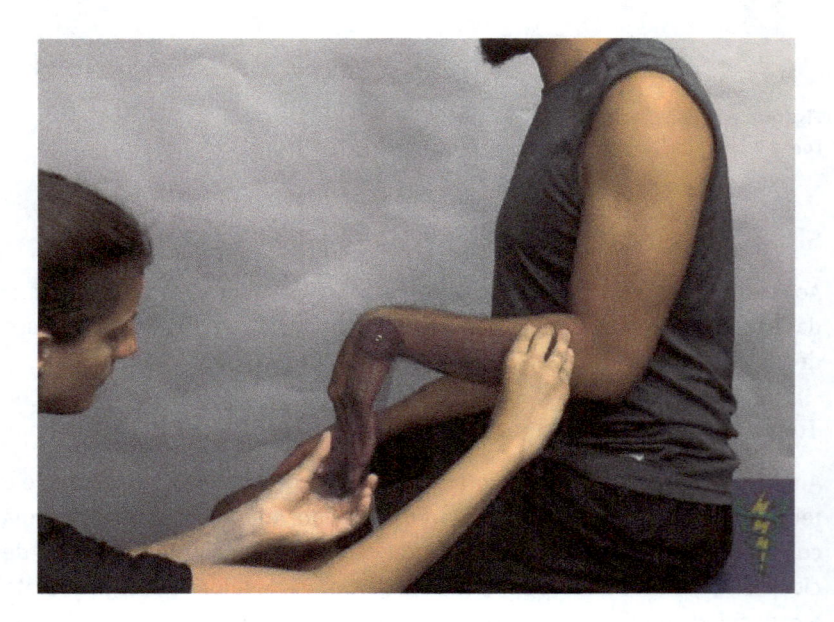

Figura 3. Teste de goniometria.
Fonte: João (c2020, documento *on-line*).

Índice de massa corporal (IMC)

Refere-se à relação entre massa corporal e estatura do paciente, determinando seu peso ideal. É um índice utilizado mundialmente (SBEM, 2010).

Teste de digitopressão

É realizado de modo a graduar o edema. Aplica-se uma pequena pressão com o polegar sobre a pele por cinco segundos. Quando se retira o dedo, espera-se que a pele retorne ao estado inicial rapidamente. O retorno lento e a formação de depressão no tecido indicam edema. Os edemas podem ser graduados em 1+ (depressão de 2 mm), 2+ (depressão de 4 mm), 3+ (depressão de 6 mm) e 4+ (depressão de 8 mm). A graduação do edema é importante para acompanhar a evolução do paciente (BRUNING; KALIL; MAHMUD, 2013).

Os achados desse teste devem ser correlacionados a aspectos da anamnese, da inspeção e da palpação. Queixas de dores no membro, sensação de peso, alterações de temperatura, cor e volume são características que devem ser investigadas ao se tratar de edema. A avaliação do edema é primordial na área da fisioterapia dermatofuncional, considerando que diversas condições ou disfunções cursam com retenção de líquido nos tecidos, como em fases pós-operatórias, em disfunções circulatórias, linfáticas, FEG, queimaduras, entre outras.

Força muscular

Deve ser avaliada pelo fisioterapeuta em uma série de situações, uma vez que interfere diretamente na funcionalidade dos tecidos e, com isso, no tratamento do paciente. Quadros de redução de força muscular podem ser encontrados na flacidez muscular, que pode acontecer nas fases pós-operatórias de cirurgias plásticas e mastectomias, em pacientes com algumas doenças específicas e em pacientes sedentários. Devem ser testados todos os grupos musculares da região de avaliação e áreas adjacentes e, com o resultado, graduar a força dos grupos musculares de zero a cinco, sendo que zero representa ausência de contração muscular, e cinco, contração efetiva.

Ainda na etapa de exame físico, o profissional deve analisar exames solicitados previamente por outros profissionais, de modo a compreender melhor as condições de saúde do paciente e os aspectos clínicos da disfunção. Pode, também, solicitar exames complementares ao exame físico, buscando mais subsídios para um diagnóstico cinético-funcional mais preciso (COFFITO, 1987).

Saiba mais

A avaliação fisioterapêutica, composta pela anamnese e pelo exame físico, além de ser feita antes e ao final de qualquer tratamento, deve ser repetida ao longo do tratamento, a fim de identificar alterações que possam surgir, além de verificar se os objetivos estão sendo atingidos com os recursos terapêuticos empregados.

Diagnóstico cinético-funcional e plano de tratamento

Com base nas informações coletadas na entrevista de anamnese e na realização do exame físico, o fisioterapeuta pode definir o diagnóstico cinético-funcional, com o prognóstico e o plano de tratamento. O diagnóstico cinético-funcional está previsto na legislação do Conselho Federal de Fisioterapia e Terapia Ocupacional (COFFITO), que cita que é competência do fisioterapeuta realizar o diagnóstico fisioterapêutico com base na avaliação físico-funcional realizada previamente (COFFITO, 1987).

Esse diagnóstico visa relacionar os desvios físico-funcionais nos tecidos, que podem impactar na estrutura ou no funcionamento do organismo e, a partir disso, estabelecer as estratégias terapêuticas de atuação visando à melhoria das condições de aparência e funcionalidade. Com base nele, define-se o prognóstico de saúde do paciente (o que se espera com a evolução do tratamento) e constrói-se o plano de tratamento.

No plano de tratamento, serão elencadas informações como os objetivos de tratamento, as condutas a serem empregadas, a evolução da condição à medida que o tratamento é realizado, além do termo de consentimento e do registro fotográfico. Veja a seguir cada uma dessas etapas.

Objetivos de tratamento e condutas fisioterapêuticas

Os objetivos de tratamento referem-se às alterações fisiológicas esperadas a curto, médio e longo prazo. Para alcançar tais objetivos, são empregados diferentes recursos fisioterapêuticos, como eletroterapia, fototerapia, cosmetologia, terapias manuais, entre outros, aplicados aos tecidos de maneira isolada ou associada.

Para um tratamento, podem ser estabelecidos mais de um objetivo e, para cada objetivo, podem ser estabelecidas inúmeras condutas, de acordo com as necessidades do paciente e dos recursos fisioterapêuticos que o profissional tem à disposição. O Quadro 1 mostra alguns exemplos de objetivos de tratamento na área dermatofuncional e as condutas que poderiam ser aplicadas.

Quadro 1. Objetivos e plano de tratamento em fisioterapia dermatofuncional

Objetivos	Condutas
Reduzir o edema	Drenagem linfática manual
Melhorar a hidratação da pele	Cosméticos
Promover maior mobilidade cicatricial	Eletroterapia e terapia manual
Aumentar a circulação sanguínea	Técnicas manuais de massagem
Melhorar o trofismo muscular	Exercícios terapêuticos e eletroterapia com correntes excitomotoras
Aliviar quadro de dor	Correntes de eletroterapia analgésicas
Prevenir contraturas e deformidades articulares	Órteses estáticas e dinâmicas

O plano de tratamento deve ser elaborado com base na avaliação dermatofuncional e ser, portanto, individualizado, respeitando as especificidades de cada paciente. No plano de tratamento, além disso, o profissional pode definir o número necessário de sessões e o tempo de cada uma.

Evolução fisioterapêutica

A evolução do paciente é diária e deve ser descrita em todo o atendimento, detalhando a data, a evolução do estado de saúde, as condutas terapêuticas aplicadas no dia, os resultados obtidos e qualquer intercorrência que possa ter ocorrido durante o atendimento ou no período entre as sessões. O plano de tratamento, sobretudo em relação às condutas, pode ser modificado, uma vez que, à medida que são realizadas novas avaliações, o paciente pode não responder adequadamente ao plano proposto inicialmente. Nesses casos, ele precisa ser revisto para adequar as condutas.

Registro fotográfico

O plano de tratamento do paciente pode também contar com o registro fotográfico associado às avaliações dermatofuncionais. O registro fotográfico é um recurso simples, que permite registrar dados da avaliação dermatofuncional e acompanhar a evolução do quadro clínico do paciente. É válido para analisar adequadamente a presença de disfunções em uma avaliação inicial, acompanhar a evolução do tratamento e visualizar os resultados. O fisioterapeuta deve respeitar os princípios da legalidade, sendo obrigatórios o consentimento do paciente, a guarda e o sigilo absoluto desses registros.

Termo de consentimento

O termo de consentimento consiste em um documento em que constam informações importantes sobre o tratamento, objetivos, condutas, cuidados, possíveis efeitos adversos e intercorrências. Esse termo deve ser lido com o paciente antes do início do tratamento e deve ser assinado tanto pelo fisioterapeuta quanto pelo paciente. O COFFITO orienta o uso desse documento em tratamentos com *laser*, luz intensa pulsada, radiofrequência, carboxiterapia e *peelings* (COFFITO, 2012a).

Prontuário fisioterapêutico

Todas as informações obtidas na avaliação (anamnese e exame físico), a descrição do diagnóstico cinético-funcional e o plano de tratamento devem estar registrados no prontuário, além do termo de consentimento e do registro fotográfico, se houver. Facilita o trabalho do profissional, servindo de assistência ao paciente e como base legal para fins jurídicos.

Na área da fisioterapia, as orientações relativas aos prontuários são dadas pelo COFFITO com a Resolução nº. 414, de vinte e três de maio de 2012, que dispõe sobre a obrigatoriedade do registro em prontuário pelo fisioterapeuta, da guarda e do descarte (COFFITO, 2012b). O prontuário deve ser preenchido exclusivamente pelo fisioterapeuta e, ao final, conter assinatura tanto do profissional quanto do paciente, de modo que este concorde com as informações fornecidas, além da data e do registro profissional do fisioterapeuta (KLÜCK; GUIMARÃES, 2014). Além disso, o paciente possui direito ao livre acesso ao prontuário durante ou depois do tratamento, podendo solicitar uma cópia, inclusive, autenticada.

Todas as informações descritas no prontuário são particulares e, por isso, devem ser armazenadas com total sigilo e confidencialidade, sob responsabilidade do fisioterapeuta. Só podem ser divulgadas com autorização do paciente ou do seu responsável legal. Segundo o Coffito (2012a), os prontuários fisioterapêuticos devem ser armazenados pelo período de no mínimo cinco anos a contar do último registro, podendo esse tempo ser ampliado por questões legais. Pode ser armazenado em papel, meio digital ou qualquer outro meio, de acordo com as preferências do profissional, desde que o armazenamento seja seguro e que profissional e paciente tenham acesso (KLÜCK; GUIMARÃES, 2014). No caso de prontuários manuais, o fisioterapeuta deve escrever de maneira legível todas as informações.

O registro de todas as informações em prontuário, além da importância sob o ponto de vista legal, auxilia o profissional no acesso às informações dos pacientes, permitindo uma descrição detalhada desde a avaliação inicial até a alta fisioterapêutica. Além de segurança, demonstra profissionalismo.

Saiba mais

No atendimento dermatofuncional a domicílio, o prontuário deve ser guardado na casa do paciente, e o fisioterapeuta pode ter uma cópia (COFFITO, 2012a).

Referências

ALBANO, R. P. S.; PEREIRA, L. P.; ASSIS, I. B. Microagulhamento: a terapia que induz a produção de colágeno: revisão de literatura. *Revista Saúde em Foco*, n. 10, 2018. Disponível em: http://portal.unisepe.com.br/unifia/wp-content/uploads/sites/10001/2018/07/058_MICROAGULHAMENTO_A_TERAPIA_QUE_INDUZ_A_PRODU%C3%87%C3%83O.pdf. Acesso em: 24 nov. 2020.

BRUNING, G. E.; KALIL, M. B.; MAHMUD, S. J. *Avaliação e manejo domiciliar do edema em membros inferiores*. São Luís: UFMA, 2013. Disponível em: https://ares.unasus.gov.br/acervo/html/ARES/1164/1/Unidade%2002.pdf. Acesso em: 24 nov. 2020.

BUONA VITA. *Flacidez*: saiba como fazer a avaliação correta. [S. l.]: Buona Vita, 2016. Disponível em: https://blog.buonavita.com.br/index.php/2016/04/21/flacidez-saiba-como-fazer-avaliacao-correta/. Acesso em: 24 nov. 2020.

COFFITO. *Acórdão nº 293 de 16 de junho 2012*. Normatização das técnicas e recursos próprios da fisioterapia dermatofuncional. Brasília, DF: COFFITO, 2012a. Disponível em: https://www.coffito.gov.br/nsite/?p=4664. Acesso em: 24 nov. 2020.

COFFITO. *Resolução nº. 80, de 9 de maio de 1987*. Brasília, DF: COFFITO, 1987. Disponível em: https://www.coffito.gov.br/nsite/?p=2838. Acesso em: 24 nov. 2020.

COFFITO. *Resolução nº. 414/2012*. Brasília, DF: COFFITO, 2012b. Disponível em: https://www.coffito.gov.br/nsite/?p=1727. Acesso em: 24 nov. 2020.

GUIRRO, E. C. O.; GUIRRO, R. R. *Fisioterapia dermato-funcional*: fundamentos, recursos, patologias. 3. ed. São Paulo: Manole, 2004.

IFOULD, J.; FORSYTHE-CONROY, D.; WHITTAKER, M. *Técnicas em estética*. 3. ed. Porto Alegre: Artmed, 2015. (Série Tekne).

JOÃO, S. M. A. *Goniometria do punho 1*. São Paulo: USP, c2020. 1 vídeo. Disponível em: http://eaulas.usp.br/portal/video.action?idItem=8897. Acesso em: 24 nov. 2020.

KLÜCK, M. M.; GUIMARÃES, J. R. *Prontuário de pacientes finalidades preenchimento e questões éticas e legais.* Porto Alegre: MedicinaNET, 2014. Disponível em: https://www.medicinanet.com.br/conteudos/revisoes/5795/prontuario_de_pacientes_finalidades_preenchimento_e_questoes_eticas_e_legais.htm. Acesso em: 24 nov. 2020.

MBNE. *Doenças e impactos relacionados à nutrição e estética.* São Paulo: 7º MBNE, 2019. Disponível em: https://nutricaoesteticabrasil.com.br/impactos-relacionados-a-nutricao-e-estetica/. Acesso em: 24 nov. 2020.

MÉLEGA, J. M.; VITERBO, F.; MENDES, F. H. *Cirurgia plástica*: os princípios e a atualidade. Rio de Janeiro: Guanabara Koogan, 2011.

MEZAROBA, C. B. *Feche seus tratamentos*: diferencie-se. [S. l.]: Portaldaesteticista.com, 2018. Disponível em: https://portaldaesteticista.com/tag/luz-de-wood/. Acesso em: 24 nov. 2020.

PEREZ, E.; VASCONCELOS, M. G. de. *Técnicas estéticas corporais.* São Paulo: Érica, 2014.

SBCD. *Microvarizes e telangiectasias.* São Paulo: SBCD, c2020. Disponível em: https://www.sbcd.org.br/cirurgia-dermatologica/o-que-e-cirurgia-dermatologica/para-sua-pele/microvarizes-e-telangiectasias/. Acesso em: 24 nov. 2020.

SBD. *Os estragos que o consumo excessivo de álcool pode causar à pele.* São Paulo: SBD-SP, c2020. Disponível em: https://www.sbd-sp.org.br/geral/ressaca-cutanea-saiba-o-que-o-consumo-excessivo-de-alcool-pode-causar-sua-pele/. Acesso em: 24 nov. 2020.

SBD. *Tipos de pele.* Rio de Janeiro: SBD, c2017. Disponível em: https://www.sbd.org.br/dermatologia/pele/cuidados/tipos-de-pele/. Acesso em: 24 nov. 2020.

SBEM. *Teste seu índice de massa corporal.* Rio de Janeiro: SBEM, 2010. Disponível em: https://www.endocrino.org.br/teste-seu-imc/. Acesso em: 24 nov. 2020.

WITT, J. S. G. Z.; SCHNEIDER, A. P. Nutrição estética: valorização do corpo e da beleza através do cuidado nutricional. *Ciênc. Saúde Coletiva*, v. 16, n. 9, 2011. Disponível em: https://www.scielo.br/scielo.php?script=sci_arttext&pid=S1413-81232011001000027. Acesso em: 24 nov. 2020.

Leituras recomendadas

BORGES, F. S. *Dermato-funcional*: modalidades terapêuticas nas disfunções estéticas. 2. ed. São Paulo: Phorte, 2010.

COSTA, A. L. J. *Boas práticas em serviços de beleza.* Porto Alegre: Artmed, 2015. (Série Tekne).

VEASEY, J. V.; MIGUEL, B. A. F.; BEDRIKOW, R. B. Lâmpada de Wood na dermatologia: aplicações na prática diária. *Surg Cosmet Dermatol*, v. 9, n. 4, p. 328-330, 2017. Disponível em: http://www.surgicalcosmetic.org.br/exportar-pdf/9/9_n4_605_pt/Lampada-de-Wood-na-dermatologia--aplicacoes-na-pratica-diaria. Acesso em: 24 nov. 2020.

Fique atento

Os *links* para *sites* da *web* fornecidos neste capítulo foram todos testados, e seu funcionamento foi comprovado no momento da publicação do material. No entanto, a rede é extremamente dinâmica; suas páginas estão constantemente mudando de local e conteúdo. Assim, os editores declaram não ter qualquer responsabilidade sobre qualidade, precisão ou integralidade das informações referidas em tais *links*.

Processo de cicatrização

Aline Andressa Matiello

OBJETIVOS DE APRENDIZAGEM

> Reconhecer os estágios da cicatrização e os fatores que interferem no processo.
> Identificar a classificação fisiopatológica das cicatrizes.
> Aplicar intervenções dermatofuncionais nos distúrbios cicatriciais.

Introdução

A cicatrização tecidual garante a formação de um tecido novo na região lesada e é um processo bastante complexo e organizado, que acontece fisiologicamente. Contudo, muitas vezes, pode haver a formação de um tecido cicatricial patológico, demandando tratamento fisioterapêutico. Neste capítulo, você vai conhecer as etapas do processo de cicatrização, as principais características das cicatrizes patológicas e a aplicação de recursos fisioterapêuticos nessas disfunções.

Cicatrização tecidual

A pele humana desempenha uma série de funções, dentre elas, a de proteção. Sua estrutura serve de interface entre o meio interno e o meio externo, formando uma capa protetora, resguardando os tecidos mais profundos de danos causados por agentes externos. Entretanto, em algumas situações, a ação de microrganismos, agentes químicos, térmicos, traumatismos ou procedimentos cirúrgicos podem afetar a fisiologia da pele e causar uma lesão tecidual, com formação de ferida.

As feridas são lesões teciduais que geram interrupção na continuidade da pele e resultam em perda estrutural, alterando a arquitetura, a integridade e a funcionalidade desse órgão (ISAAC et al., 2010). Podem acometer apenas a epiderme ou tecidos mais profundos, como a derme, causando perda de matriz extracelular, além de causar lesões nos tecidos adiposo, muscular e ósseo, entre outros. Podem ser classificadas em diferentes graus de gravidade, de acordo com o nível de comprometimento tecidual gerado pela lesão. Para isso, são classificadas em níveis de I a IV, onde I representa menor comprometimento tecidual e IV maior comprometimento tecidual.

Para corrigir e reparar essas lesões teciduais, o organismo atua com a cicatrização, ou reparo, tecidual. Esse processo consiste numa cascata de eventos moleculares, celulares e bioquímicos que acontecem imediatamente após a lesão e resulta na formação de uma ferida no tecido. O processo de cicatrização é comum a todas as feridas, independentemente do mecanismo causador da lesão. É sistêmico, dinâmico, prolongado, podendo durar até dois anos após a lesão, e envolve uma série de etapas, que acontecem de maneira integrada e sincronizada, de modo que possam restabelecer a integridade tecidual, reconstituindo o tecido lesado com a formação de um novo tecido na região da ferida (KEDE; SABOTOVICH, 2004). A seguir são descritos os estágios do processo de cicatrização: inflamação, proliferação e remodelamento tecidual.

Estágio da inflamação

Costuma durar três dias e é caracterizada inicialmente por uma etapa de coagulação sanguínea ou hemostasia, seguida da fase inflamatória propriamente dita. Quando o tecido sofre uma lesão, os vasos sanguíneos da região se rompem em virtude da lesão endotelial, gerando extravasamento de sangue. Para conter esse sangramento e garantir a homeostasia, é dado início a uma cascata de coagulação, com papel fundamental das plaquetas (KEDE; SABOTOVICK, 2004).

Há liberação de uma série de substâncias de ação vasoconstritora, como a tromboxana A, prostaglandinas e fatores de crescimento, que, quando no local da lesão, induzem a agregação de plaquetas, formando um coágulo capaz de conter o sangramento, formar uma barreira impermeabilizante, que protege o tecido de contaminação, e servir de matriz provisória para o recebimento de células. Desse modo, nessa primeira fase da inflamação em que há formação do coágulo, há redução do fluxo sanguíneo no local de lesão, de modo a minimizar as perdas sanguíneas. A Figura 1 mostra a formação do coágulo sanguíneo na fase inflamatória.

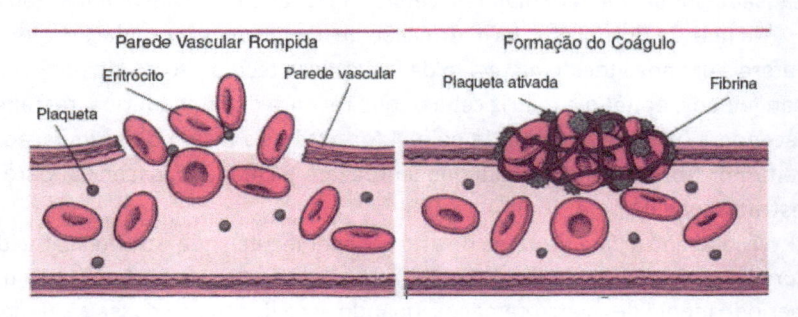

Figura 1. Formação do coágulo sanguíneo.
Fonte: Moake (2018, documento *on-line*).

Posterior à coagulação, há liberação de histamina, serotonina, bradicinina, entre outras substâncias que causam vasodilatação local, aumentando o fluxo sanguíneo e facilitando a chegada de novas células na região. Há também a liberação de substâncias quimiotáxicas pelas plaquetas, que induzem a atração de células chamadas **neutrófilos** para o local da ferida (**quimiotaxia**). Os neutrófilos são as primeiras células a chegarem no local de lesão. Aderem-se à parede dos vasos lesados e produzem radicais livres, que auxiliam na destruição bacteriana (TAZIMA; VICENTE; MORIYA, 2008).

Em seguida, os neutrófilos sofrem morte celular e são gradativamente substituídos por outro tipo celular, os **macrófagos**, que migram para o local da ferida geralmente de 48 a 96 horas após a lesão. Possuem função de defesa, fagocitando moléculas, corpos estranhos e microrganismos que possam ser lesivos à ferida. Além disso, a presença de macrófagos ativa as células chamadas de fibroblastos, que atuarão na fase seguinte.

Estágio da proliferação

Também chamado de fase proliferativa. Tem início a partir do terceiro dia e costuma durar de duas a três semanas, marcando o início da formação da cicatriz. A proliferação acontece inicialmente com a neoangiogênese, seguida de fibroplasia tecidual, com reepitelização e deposição de matriz celular no tecido.

A neoangiogênese refere-se à formação de novos vasos sanguíneos no local da ferida, que, além de garantir a nutrição do tecido, é responsável por aumento do aporte de sangue, a fim de equilibrar a maior demanda metabólica causada por um número maior de células no local (KEDE; SABOTOVICK, 2004).

Na fase de fibroplasia, há a formação de um tecido de granulação, que se refere a um novo tecido na região da lesão. Esse tecido é formado por vasos sanguíneos, epitélio e matriz celular, que recobre o leito da ferida, restabelecendo a barreira cutânea da pele. A formação do tecido de granulação é feita por fibroblastos, células que sintetizam o colágeno, essencial para a estruturação da pele.

O colágeno é uma proteína de alto peso molecular, que garante ao tecido formado a força tênsil. Ele é depositado gradativamente na ferida por um período médio de quatro semanas, quando essa deposição passa a ser mais equilibrada, havendo também degradação destas fibras. Com isso, inicia a fase de maturação do colágeno, em que a produção de colágeno acontece com base nas necessidades de tensão do tecido. Há vários tipos de colágeno, mas, neste estágio, destaca-se o colágeno tipo III, depositado de forma aleatória na pele (KEDE; SABOTOVICK, 2004).

O novo tecido é gradativamente reepitelizado, pois as células da epiderme migram das bordas em direção ao centro da ferida, facilitando o fechamento da lesão. Nesta etapa, há deposição de maior quantidade de matriz extracelular, como proteoglicanos, fibrina, glicoproteínas, água, eletrólitos, além do colágeno, que auxilia no fechamento da lesão.

Ao final da etapa de proliferação, há um novo tecido na região da ferida, não forte, mas capaz de garantir um fechamento da lesão e permitir que a pele restabeleça as funções de proteção mecânica, regulação da temperatura local, barreira hídrica e defesa do organismo (ISAAC *et al.*, 2010).

Estágio de remodelamento

Também chamado de maturação, caracteriza-se por um equilíbrio na produção de colágeno e, geralmente, acontece quatro semanas após a lesão. Neste caso, o colágeno depositado na ferida sofre maturação, aumentando gradativamente a força tênsil da cicatriz.

Nesta fase, há um equilíbrio entre a produção e a degradação de colágeno, pela ação da colagenase, enzima que destrói as fibras de colágeno excedentes. Desse modo, a ferida fica mais resistente, sem que haja acúmulo desnecessário de colágeno (TAZIMA; VICENTE; MORIYA, 2008). Esse aumento de resistência se dá pelo remodelamento das fibras de colágeno produzidas previamente: aumentam-se as ligações transversas, e as fibras passam a se dispor conforme as linhas de tensão da pele, de maneira organizada.

O colágeno produzido e depositado no leito da ferida no estágio de proliferação era, em sua maioria, colágeno tipo III. Já, na fase de maturação, ou remodelamento, esse colágeno é gradativamente substituído pelo do tipo I, que garante maior força contrátil ao tecido, pois tem fibras mais grossas. Além disso, as fibras que antes estavam dispostas aleatoriamente, passam, no estágio do remodelamento, a se reorganizar e se entrelaçar, permitindo um aumento considerável de força tênsil da cicatriz.

Em condições fisiológicas, cerca de um ano e meio a dois após a lesão, a ferida já possui características bem próximas ao tecido como era antes da lesão, mas em nenhuma situação a ferida formada atingirá 100% de sua resistência tênsil fisiológica (ISAAC *et al.*, 2010).

A Figura 2 mostra as etapas da cicatrização, que tem início com o processo de homeostasia (formação do tampão plaquetário) na fase inflamatória, seguida da fase de proliferação e, por fim, a fase de remodelamento.

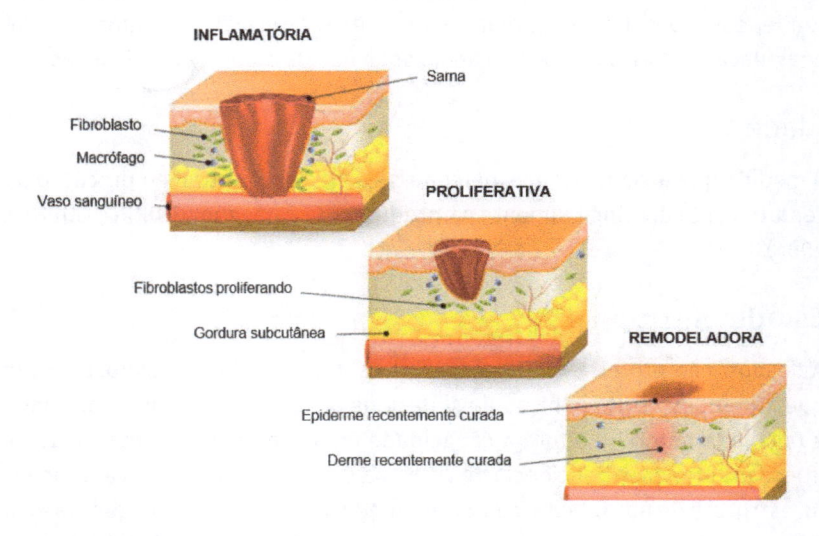

Figura 2. Estágios da cicatrização; fases do reparo tecidual.
Fonte: Adaptada de Designua/ShutterStock.com.

Os estágios citados referem-se a um processo de cicatrização que acontece fisiologicamente. Entretanto, há certos fatores que podem interferir nas diferentes etapas do reparo tecidual, alterando esse processo fisiológico e tornando-o patológico em alguns casos, como veremos no item a seguir.

Fatores que interferem na cicatrização tecidual

Diversos fatores podem prejudicar a cicatrização tecidual, em nível sistêmico ou local, afetando as etapas de reparo. Os fatores locais são, por exemplo, tipo de lesão, tamanho, vascularização da ferida e presença de infecção.

Feridas maiores, associadas a traumas teciduais, atrasam o reparo. Além disso, se a ferida se localizar em uma região com hipovascularização, a cicatrização será deficiente em virtude do menor aporte sanguíneo. A presença de infecção, por sua vez, é o fator local mais relacionado a atrasos na cicatrização, uma vez que feridas contaminadas não cicatrizam facilmente (TAZIMA; VICENTE; MORIYA, 2008). Nesses casos, é importante orientar o paciente sobre medidas profiláticas, a fim de reduzir riscos de proliferação de microrganismos nas feridas. Cuidados com o curativo na fase pós-operatória, assepsia correta da pele e uso adequado da medicação prescrita pelo médico são maneiras de evitar processos infecciosos.

Já os fatores sistêmicos estão relacionados às condições clínicas do paciente e afetam a capacidade do organismo em cicatrizar uma lesão, como idade, estado nutricional, diabetes mellitus, alterações hormonais e de coagulação, tabagismo, exposição ao sol e uso de algumas medicações.

Idade

À medida que a idade avança, percebe-se um atraso natural no processo de reparo tecidual, principalmente na produção de colágeno (GUIRRO; GUIRRO, 2004).

Estado nutricional

A desnutrição proteica representa efeito deletério sobre o tecido, uma vez que há redução e até inibição da síntese de colágeno. Além disso, prolonga a fase inflamatória e altera a capacidade imune, aumentando as taxas de infecção cutânea. A deficiência de vitamina C, por exemplo, causa alterações na estrutura do fibroblasto, comprometendo a produção de colágeno, assim como a deficiência de zinco, considerada prejudicial à cicatrização. Outras vitaminas e minerais também são importantes para a cicatrização. A vitamina A minimiza os efeitos negativos do uso de alguns medicamentos, a vitamina B auxilia no aumento de fibroblastos, e as vitaminas D e E auxiliam na produção de colágeno na pele (TAZIMA; VICENTE; MARIYA 2008).

Diabetes mellitus (DM)

Tem ação sobre a cicatrização porque a insulina reduz a imunidade celular, de modo que pacientes com DM são mais vulneráveis à infecção bacteriana. O processo de reparo é mais lento, causando produção excessiva de radicais livres e redução da resposta aos fatores de crescimento. A presença de disfunção endotelial, como resposta aos altos níveis de glicose nos tecidos, altera o tônus vascular e cria pequenas isquemias teciduais, o que reduz a nutrição tecidual e afeta negativamente o processo de angiogênese, essencial para o fechamento da lesão (LIMA; ARAUJO, 2013).

Níveis hormonais

Vários hormônios, quando em níveis não adequados no organismo, retardam a cicatrização. Níveis reduzidos de hormônio de crescimento reduzem a resposta inflamatória, a ação dos fibroblastos e a formação de colágeno. O estrogênio, por exemplo, possui ação importante sobre a pele nas fases de inflamação e fibroplasia. Níveis baixos desse hormônio acontecem normalmente na menopausa, tornando mulheres idosas mais suscetíveis a alterações decorrentes da lentificação cicatricial (KEDE; SABATOVICH, 2004).

Alterações de coagulação

Pacientes com deficiência de fatores de coagulação, tanto de origem hereditária quanto adquirida, tendem a apresentar maior quantidade de sangramento, predispondo as feridas a condições de hemorragias. Medicamentos anticoagulantes também exercem o mesmo efeito (REZENDE, 2010).

Tabagismo

A nicotina, presente no cigarro, causa vasoconstricção dos tecidos e graus variados de isquemia, que resulta em menor oxigenação tecidual, dificultando a proliferação das células.

Uso de medicações

Corticosteroides inibem o reparo tecidual por suprimirem o processo inflamatório, bloquearem a liberação de certas enzimas proteolíticas e alterarem a permeabilidade vascular, reduzindo a resposta inflamatória. Já os quimioterápicos e radioterápicos reduzem as taxas de cicatrização porque interferem na resposta imune, reduzindo a resposta celular à lesão, além de aumentarem a ação da colagenase (enzima que degrada colágeno), tornando a cicatriz mais frágil (GUIRRO; GUIRRO, 2004).

Exposição ao sol

Agrava as alterações cicatriciais relacionadas à cor da cicatriz, predispondo ao escurecimento por maior atividade dos melanócitos. Por isso, o paciente deve ser orientado a evitar exposição da cicatriz ao sol, pelo menos até que ela adquira a tonalidade normal da pele. Essa recomendação deve ser enfatizada, quando possível, ainda na fase pré-operatória.

Tração excessiva da pele

A tração exagerada sobre a cicatriz durante o reparo tecidual pode alterar o processo cicatricial. Nesses casos, é necessário repouso, evitando atividade física precoce, movimentos repetitivos ou com muita resistência.

Classificação fisiopatológica das cicatrizes

A cicatrização, normalmente, acontece de maneira rápida e satisfatória, resultando na formação de uma cicatriz final de bom aspecto estético e funcional. No entanto, em algumas situações, pode haver uma evolução não satisfatória, resultando no surgimento de alterações cicatriciais.

Espera-se que, ao final do processo de cicatrização, o tecido formado na região tenha características muito semelhantes ao tecido que foi previamente lesado, em termos de cor, textura, elasticidade, entre outros. Desse modo, a cicatriz fica quase imperceptível, resultado do equilíbrio na quantidade de tecido formado, promovendo o fechamento da lesão sem que haja excesso ou falta de tecido na região. Entretanto, quando há formação de tecido diferente do tecido prévio, forma-se uma cicatriz patológica, com excesso ou carência de tecido, e o fechamento da lesão acontece de maneira não fisiológica.

As cicatrizes patológicas são resultado da perda dos mecanismos de controle que regulam o equilíbrio na produção de colágeno e outros componentes da matriz extracelular, havendo um desequilíbrio no reparo tecidual. Esse desequilíbrio ocorre entre a ação de fibroblastos, que produzem colágeno, e a ação da colagenase, enzima que digere as fibras de colágeno desnecessárias à cicatriz.

As cicatrizes patológicas podem ser classificadas como atróficas, queloidianas e hipertróficas. Veja a seguir as características de cada uma delas.

Cicatriz atrófica

Lesões lisas, pálidas, delgadas, deprimidas (aspecto semelhante a buracos na pele), com tecido de retração. São associadas à ausência de sulcos, pelos e poros na região, normalmente, acompanhada de discromias. Ocorrem por redução de colágeno, o que causa prejudica a sustentação do tecido (fibras de colágeno e de elastina), tornando a cicatriz fina e depressível.

A formação de cicatrizes atróficas costuma acontecer em tecidos com processos inflamatórios exacerbados, como nos casos de acne, e quando a cicatrização acontece em peles muito finas (como idosos) ou em ferida/lesão que possua tração tecidual. Não costumam causar dor, mas têm efeitos negativos sobre a estética (BORGES; SCORZA, 2016).

Vários tipos de feridas podem evoluir para cicatrizes atróficas, incluindo cicatrizes oriundas de queimaduras, incisões cirúrgicas e alterações teciduais de inflamação prolongada, como nos casos de acne. A Figura 3 mostra a cicatriz atrófica proveniente de acne severa, com pequenos furinhos na pele decorrentes da redução na produção de matriz extracelular.

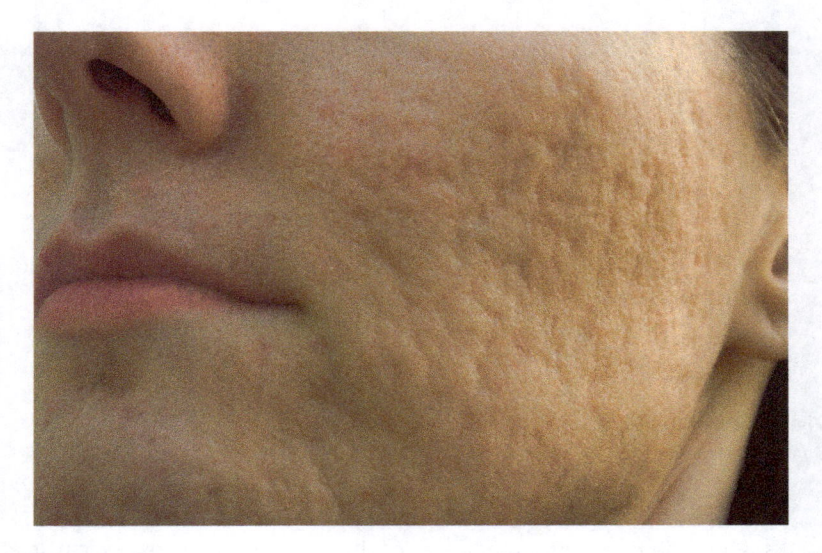

Figura 3. Cicatriz atrófica.
Fonte: Budimir Jevtic/ShutterStock.com.

Cicatriz queloidiana

Trata-se da formação de uma cicatriz de aspecto exagerado, com crescimento aumentado de tecido na região, que se manifesta com uma lesão tumoral benigna, de cor avermelhada, castanha ou roxa, com textura endurecida, de aspecto brilhante e liso. Pode cursar com queixas de dor, sensação de queimação e prurido (SOCIEDADE BRASILEIRA DE CIRURGIA DERMATOLÓGICA, 2020).

Por se tratar de uma lesão benigna, não representa riscos à saúde, mas tem um impacto estético importante, principalmente se estiver localizada em áreas mais expostas. Dependendo do local e da extensão da cicatriz, pode haver limitações funcionais, como da amplitude de movimento. Essas alterações são mais comuns quando a cicatriz se estende por uma área mais extensa. A Figura 4 mostra um exemplo de cicatriz queloidiana.

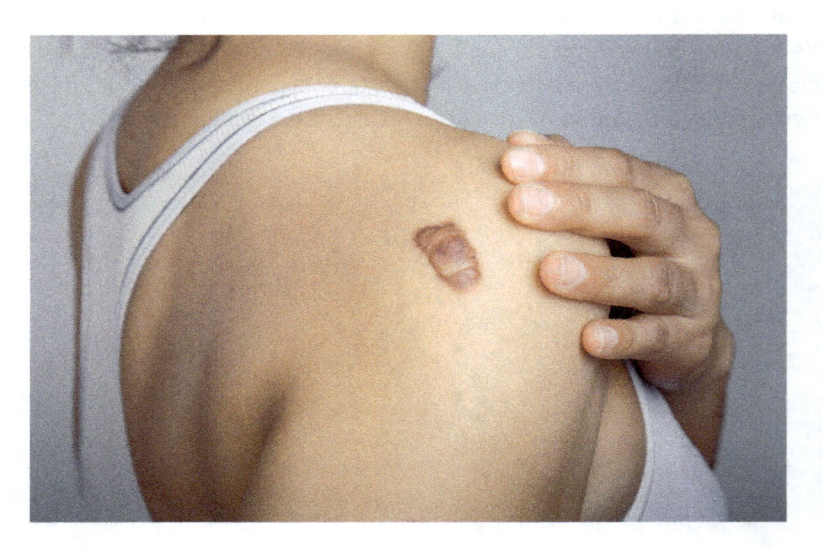

Figura 4. Cicatriz queloidiana.
Fonte: Sukra13/ShutterStock.com.

Esse tipo de cicatriz patológica é resultado de uma resposta cicatricial intensa e exagerada do organismo, com formação excessiva de matriz extracelular, decorrente de atividade exacerbada de fibroblastos, que sintetizam excesso de colágeno. Neste caso, as fibras de colágeno ficam dispostas de maneira irregular, desorganizadas, formando nódulos na cicatriz.

Esse mecanismo acontece na derme profunda, mais especificamente na derme reticular, e seus sinais se estendem para a epiderme, onde ficam evidentes. A lesão ultrapassa os limites do dano cutâneo, invadindo a pele ao redor. Desse modo, há aumento da quantidade de colágeno tanto na região do dano tecidual inicial quanto nas áreas próximas (SOCIEDADE BRASILEIRA DE CIRURGIA DERMATOLÓGICA, 2020). Além disso, possui menos fibras elásticas, o que a torna mais dura.

O queloide é uma disfunção não tão prevalente e tende a acometer locais específicos, como orelha, ombros, peitoral, braços, terço médio da face e sobre incisões abdominais baixas (KEDE; SABOTOVICK, 2004). É mais comum em mulheres, asiáticos e pessoas com maior pigmentação cutânea. A prevalência de queloides em pessoas de pele negra é 15 vezes maior do que em pessoas de pele menos pigmentada (SOCIEDADE BRASILEIRA DE CIRURGIA DERMATO-LÓGICA, 2020). É mais frequente dos 10 aos 30 anos, sendo rara em idosos. Além disso, traumas, disfunções dos fibroblastos, níveis elevados de fatores de crescimento e redução da apoptose celular (morte celular programada) são fatores que contribuem para desenvolvimento dos queloides.

Como os queloides possuem um fator hereditário envolvido e acometem com maior prevalência pessoas com peles mais pigmentadas, é importante que o fisioterapeuta questione o paciente acerca de sua família e observe as características de sua pele na avaliação, analisando a presença de foto-tipos cutâneos mais elevados. Nesses casos, após evidenciar que o paciente possui predisposição a queloides, o médico e o fisioterapeuta podem atuar de maneira conjunta na prevenção de cicatrizes queloidianas (SOCIEDADE BRASILEIRA DE DERMATOLOGIA, [20--]).

No reparo tecidual dos queloides, a fase de maturação não acontece de maneira completa, porque não há involução e degradação do colágeno produzido em excesso, de modo que cause a persistência do processo de formação de colágeno (ISAAC *et al.*, 2010). Assim como as demais cicatrizes patológicas, os queloides costumam surgir em áreas teciduais que passaram por um processo de reparto de ferida, que pode ter sido ocasionado por corte, cirurgia, queimadura e inflamações severas da pele (SOCIEDADE BRASILEIRA DE DERMATOLOGIA, [20--]).

Cicatriz hipertrófica

Consiste em cicatriz elevada, espessa e tensa, com tamanho maior que o esperado. Há excesso de tecido formado na região, resultado do aumento na quantidade de colágeno, que fica limitado às margens da ferida e nunca ultrapassa os limites da lesão/ferida inicial (KEDE; SABPTOVICH, 2004). Por mais que possam aumentar de tamanho com o passar do tempo, as cicatrizes hipertróficas não se estendem para áreas de pele saudáveis.

São cicatrizes em forma de placas rosadas ou vermelhas, firmes e elásticas. Em geral são assintomáticas, mas em alguns pacientes pode haver queixas de dor e coceira (BORGES, 2010). Possuem alta incidência e podem surgir em qualquer região do corpo. Podem também acometer qualquer pessoa, não havendo fatores hereditários ou de etnia relacionados. Assim como as cicatrizes atróficas, podem surgir em quadros de acne severa (SOCIEDADE BRASILEIRA DE DERMATOLOGIA, [20--]). A Figura 5 mostra um exemplo de cicatriz hipertrófica.

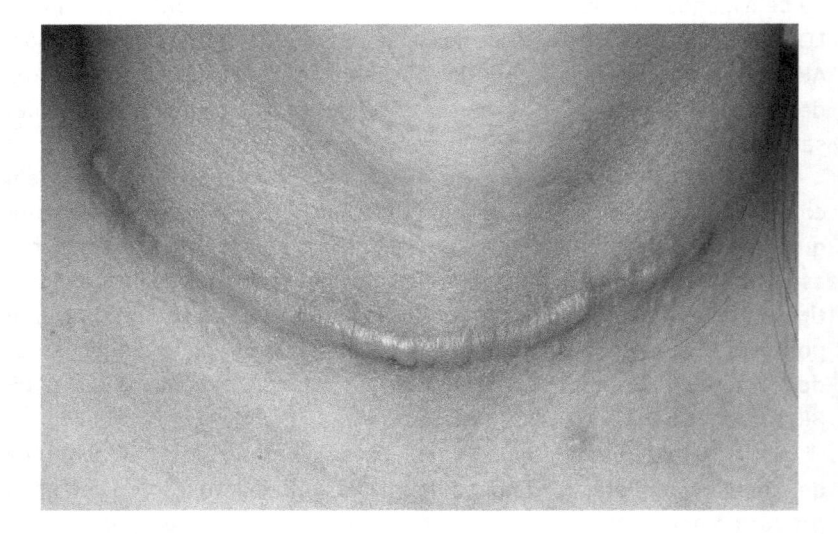

Figura 5. Cicatriz hipertrófica.
Fonte: Karan Bunjean/ShutterStock.com.

Como vimos, do ponto de vista histopatológico, tanto a cicatriz hipertrófica quanto a queloide são resultado de resposta inflamatória excessiva durante o processo de reparo tecidual, o que resulta em aumento de matriz extracelular e da trama de fibras de colágeno no tecido conjuntivo dérmico. Neste caso, ambas apresentam histopatologia muito semelhante.

No entanto, o mecanismo fisiopatológico entre esses dois tipos de cicatrizes difere em alguns pontos. A cicatriz queloide ultrapassa os limites da ferida, atingindo áreas de pele normal próximas à lesão, enquanto as cicatrizes hipertróficas são menos intensas e permanecem confinadas aos limites da incisão/ferida. Outra diferença está na disposição das fibras de colágeno. Nos queloides, as fibras estão dispersas de maneira irregular, formando nódulos, enquanto as hipertróficas, mesmo havendo excesso de fibras de colágeno, encontram-se dispostas de maneira ordenada, paralelas à pele.

Além disso, observa-se no caso dos queloides maior quantidade de substância fundamental amorfa ao redor dos fibroblastos e maior atividade metabólica, com envolvimento de anticorpos antinucleares, o que não é evidenciado nas cicatrizes hipertróficas. Outra diferença está na presença de fibras elásticas, que pode acontecer normalmente nas cicatrizes hipertróficas, enquanto nos queloides há ausência.

A evolução das cicatrizes hipertróficas e queloides são também diferentes. As hipertróficas surgem precocemente, em média um mês após a lesão, e regridem de forma espontânea. Já os queloides costumam surgir tardiamente, em média três ou quatro meses após a lesão inicial, e pode evoluir por anos. Neste último caso, não há regressão ou cura espontânea, o que aumenta a preocupação em relação ao seu surgimento (BORGES, 2010).

A capacidade de diferenciação clínica das cicatrizes patológicas é de suma importância para o fisioterapeuta dermatofuncional, já que a identificação incorreta do tipo de cicatriz resulta na escolha de recursos e uma abordagem terapêutica não adequados.

Saiba mais

O tratamento das cicatrizes patológicas pode ser extremamente complexo, especialmente no caso de queloides. Por isso, destaca-se a importância da prevenção, de modo a minimizar riscos do surgimento destas alterações.

Intervenções fisioterapêuticas nos distúrbios cicatriciais

A escolha das modalidades de tratamento depende de vários fatores, incluindo o tipo de cicatriz, a fase evolutiva da lesão, o tipo de pele. As modalidades empregadas podem ser médicas, fisioterapêuticas e conjuntas.

Tratamentos médicos, geralmente, são indicados para manejo de queloides, mas podem ser aplicados aos casos de cicatriz hipertrófica e atrófica. Incluem-se nesses tratamentos a cirurgia, a crioterapia e a aplicação de corticosteroides locais, utilizados especialmente nos queloides (FERREIRA; D'ASSUMPÇÃO, 2006).

O tratamento cirúrgico promove relaxamento das bordas da cicatriz, retirada do queloide e fechamento da incisão com fios absorventes. Entretanto, realizar uma cirurgia em tecido que já apresentou previamente distúrbio de cicatrização pode resultar na formação de uma nova cicatriz. Por isso, quando utilizado o tratamento cirúrgico, é imprescindível o uso de outras modalidades associadas, para um reparo tecidual controlado, evitando que se forme um novo queloide na região (SOCIEDADE BRASILEIRA DE DERMATOLOGIA, [20--]).

Como exemplo de tratamento, temos a crioterapia, um tratamento médico, que pode ser associado ao tratamento cirúrgico, e se baseia na aplicação de nitrogênio líquido sobre o queloide, levando as células da região ao congelamento, que resulta na morte celular. Além disso, também de forma aliada, pode ser feita aplicação intralesional de corticosteroides. Como os queloides envolvem fatores inflamatórios e imunológicos, os corticosteroides reduzem o quadro de inflamação e controlam a síntese de colágeno. Essa classe de medicamentos pode também ser aplicada de modo tópico, mas, nesse caso, não possui um resultado terapêutico tão efetivo quanto a infiltração (FERNANDES; FERREIRA, 2014).

Os recursos empregados no tratamento fisioterapêutico, por sua vez, devem atuar sobre a fisiopatologia da cicatrização patológica, incluindo os casos de cicatrizes atróficas, hipertróficas e queloides. Na presença de cicatrizes atróficas, o objetivo terapêutico é aumentar a síntese de colágeno na região, a fim de melhorar o aspecto afundado da cicatriz. Já os recursos empregados no manejo e na prevenção de cicatrizes que tenham aumento na quantidade de colágeno formado, como queloides e cicatrizes hipertróficas, visam reduzir a concentração de colágeno e reorganizar as fibras para reduzir fibroses e aderências.

Como exemplo de tratamento fisioterapêutico, temos ultrassom, luz intensa pulsada, ledterapia, radiofrequência, microdermoabrasão, iontoforese, carboxiterapia, microcorrentes, *peelings* químicos, microagulhamento, endermologia, terapia compressiva, crochetagem, liberação tecidual funcional, drenagem linfática manual, fita adesiva microporosa e cosméticos. Confira a seguir.

Ultrassom

É importante tanto na prevenção quanto no manejo de cicatrização patológica. Pode ser empregado no tratamento de úlceras e queimaduras, facilitando o fechamento das lesões. Quando aplicado na fase aguda das cicatrizes, promove alterações na permeabilidade celular e, com isso, acelera o reparo tecidual, aumentando a síntese de colágeno e a resistência da cicatriz (BORGES, 2010).

> **Fique atento**
>
> O ultrassom pode ser utilizado em feridas abertas, visando ao fechamento das lesões. Contudo, deve-se ter um cuidado especial nessa aplicação terapêutica, pois há risco de infecções. Nesses casos, recomenda-se atenção às medidas de limpeza do equipamento, assim como o uso de meios de acoplamento do ultrassom que não favoreçam contaminações (BORGES, 2010).

Além da aplicação convencional do ultrassom nas cicatrizes, pode-se utilizar a fonoforese, uma aplicação específica que consiste na indução de ativos cosméticos pela pele com ação do ultrassom. Nesse caso, utilizam-se substâncias para atuar sobre o processo cicatricial, estimulando ou quebrando as fibras de colágeno.

Luz intensa pulsada

Trata-se de um recurso de fototerapia, que consiste na aplicação de comprimentos de onda específicos sobre os tecidos (BORGES, 2010). Quando empregada nos tratamentos de cicatrizes patológicas, possibilita melhoria dos tecidos em relação a hipercromias e ao relevo, favorecendo uma cicatriz com características teciduais mais próximas do tecido da região.

Quando aplicada ao tratamento de cicatrizes, em especial de queloides e cicatrizes hipertróficas, a luz intensa pulsada atua sobre diferentes cromóforos presentes no tecido, como a hemoglobina e a melanina. Ao atuar sobre a hemoglobina, presente nos vasos sanguíneos da região cicatricial, reduz o eritema e a vermelhidão da cicatriz. Ao mesmo tempo, atua sobre os grânulos de melanina, que, quando em excesso na cicatriz, dão o aspecto mais escurecido à lesão. Nesse caso, o tratamento promove o clareamento cicatricial. Quando aplicado na pele com cicatrizes atróficas, induz o remodelamento de colágeno pela estimulação dos fibroblastos na matriz dérmica.

Ledterapia

Empregado no tratamento de cicatrizes patológicas e no estímulo da cicatrização em feridas em processo de reparo. Os *leds* são diodos semicondutores que emitem diferentes comprimento de onda e, ao atuar sobre as cicatrizes, promovem maior uniformidade de cor e textura da cicatriz. O vermelho e o verde são os mais indicados (GUEDES; MEJIA, [2014]).

Radiofrequência

Utiliza energia eletromagnética, que, ao atingir os tecidos, promove agitação das moléculas de água, gerando calor. Os efeitos terapêuticos são decorrentes do aquecimento de tecidos profundos, especialmente da derme (SOCIEDADE BRASILEIRA DE CIRURGIA DERMATOLÓGICA, 2020). Quando aplicada a cicatrizes, atua sobre as fibras de colágeno da derme, reduzindo a densidade do tecido colagenoso, amenizando fibroses, nodulações e tornando a pele mais maleável, além de amenizar imperfeições (BORGES, 2010). Pode ser usada previamente a terapias manuais para facilitar a mobilização tecidual, uma vez que o tecido estará mais flexível.

Microdermoabrasão

Trata-se do emprego de equipamentos que causam a esfoliação mecânica da pele. Quando aplicada aos tratamentos de cicatrizes patológicas, afina a cicatriz e melhora a uniformidade da textura, por causar um nivelamento tecidual (BORGES; SCORZA, 2016). Pode ser aplicada tanto nas cicatrizes atróficas quanto nas que cursam com aumento da concentração de colágeno, pois o objetivo é nivelar a pele. Além disso, quando aplicada em cicatrizes hipertróficas, reduz a pigmentação local pela diminuição de queratinócitos carregados de melanina na superfície da pele.

Esse recurso pode ser aplicado às cicatrizes patológicas de modo a reduzir a barreira de resistência à permeação de ativos cosméticos, promovendo afinamento da pele da região e potencializando a entrada de ativos através da pele. Nesses casos, pode-se aplicar a microdermoabrasão e, em seguida, o ativo cosmético para tratamento das cicatrizes. Assim, os ativos conseguirão penetrar profundamente, aumentando os efeitos terapêuticos dos cosméticos.

A microdermoabrasão pode ser empregada na fase pré-operatória de cirurgias plásticas para melhorar a qualidade da pele e proporcionar melhores condições de reparo cutâneo pós-cirurgia (BORGES, 2010). Uma vez que esse recurso reduz a resistência tecidual, melhora a circulação e promove afinamento da epiderme, de modo que os ativos cosméticos aplicados possam permear mais facilmente na pele.

Para o procedimento, podem ser usados os *peelings* de cristal ou diamante. Ambos proporcionam os mesmos resultados, mas os mecanismos de esfoliação são diferentes. No *peeling* de cristal, utiliza-se pressão positiva para jatear microcristais de alumínio sobre a pele, gerando erosão tecidual e, com isso, esfoliação. Além disso, utiliza-se pressão negativa de maneira intercalada, absorvendo para dentro de um compartimento os restos celulares. Já no caso do *peeling* de diamante, o equipamento gera uma pressão negativa, que é associada a uma ponteira diamantada, servindo como elemento abrasivo. Ao ser deslizada sobre a pele, a pressão negativa aproxima a pele da ponteira, e uma lixa, presente na ponteira, promove a esfoliação mecânica. Em relação à técnica de aplicação no caso das cicatrizes, o profissional pode fazer a esfoliação de todo o tecido da região, mas dando ênfase à esfoliação sobre a cicatriz (repetindo a passagem da ponteira sobre a região cicatricial) (BORGES; SCORZA, 2016).

Saiba mais

Além da microdermoabrasão, realizada pelos fisioterapeutas dermatofuncionais, em casos mais graves de cicatrizes patológicas, o paciente pode ser submetido à dermoabrasão, procedimento realizado exclusivamente por médico. Consiste em um *peeling* mecânico semelhante à microdermoabrasão, mas com nível de esfoliação maior, demandando de anestesia (SOCIEDADE BRASILEIRA DE CIRURGIA DERMATOLÓGICA, 2020).

Iontoforese

Também chamada de ionização, refere-se a um recurso de eletroterapia, que faz uso de corrente galvânica para administrar substâncias na pele com objetivo terapêutico específico. Isso é possível porque a corrente elétrica é capaz de interferir na movimentação transcutânea de substâncias terapêuticas, quando estas possuírem carga iônica.

Além da corrente elétrica galvânica, a iontoforese utiliza substâncias com cargas elétricas predefinidas, chamadas **substâncias ionizáveis**, que têm diferentes aplicações terapêuticas. Neste caso, os efeitos terapêuticos dependem da natureza das substâncias ionizáveis utilizadas. No caso de cicatrizes hipertróficas ou queloidianas, as substâncias utilizadas amolecem as fibras de colágeno e reorganizam essas estruturas na derme. Para isso, podem ser empregadas substâncias ionizáveis, como o cloro e iodo (BORGES, 2010).

No caso das cicatrizes atróficas, quando a concentração de colágeno se encontra deficiente, utilizam-se substâncias como aminoácidos, solução hidroetanólica ou óxido de zinco 2%, que possuem ação cicatrizante, estimulando a ação de fibroblastos e aumentando a quantidade de matriz extracelular formada.

Carboxiterapia

Trata-se da infusão percutânea de gás carbônico de forma terapêutica pela introdução de uma agulha no tecido. Entre os efeitos terapêuticos, Borges (2010) comenta que o trauma causado pela perfuração, associado aos efeitos de vasodilatação promovidos pelo gás, induz o processo inflamatório local. Como resultado, há proliferação de fibroblastos e maior síntese de colágeno, além de melhorar a distribuição das fibras de colágeno e reestruturar o tecido cicatricial.

Quando aplicada às cicatrizes hipertróficas, a carboxiterapia rompe as fibras de colágeno que se encontram endurecidas e aderentes, além de promover a substituição deste tecido. Além disso, a carboxiterapia pode ser utilizada para tratamento complementar nas úlceras vasculares e diabéticas. Nestes casos, aplica-se a técnica no leito vascular da úlcera, induzindo o processo de reparo, formando tecido de granulação rapidamente na região, auxiliando no fechamento da ferida (BORGES, 2010).

Microcorrente

Utiliza corrente elétrica de baixa intensidade na faixa dos microampères. Quando aplicada ao tecido em cicatrização, aumenta a produção de colágeno, auxiliando no fechamento de feridas (BORGES, 2010). Em relação às aplicações na área dermatofuncional, pode ser utilizado no pós-operatório imediato de cirurgias plásticas, a fim de acelerar a cicatrização, e nas fases pré-operatória, visando restabelecer as condições fisiológicas do tecido.

Peeling químico

Realizado com ativos cosméticos ácidos, promovendo uma esfoliação química que culmina com a renovação tecidual. Entre os ativos mais comuns no tratamento das cicatrizes atróficas e hipertróficas, temos os ácidos tricloroacético, glicólico, pirúvico, salicílico e tioglicólico; estes dois últimos principalmente no tratamento da pele com sequelas de acne (YOKOMIZO *et al.*, 2013). Pacientes com histórico de queloides devem ser avaliados, e o uso dos *peelings* deve ser discutido com o médico, porque alguns tipos devem ser evitados nessas situações.

Microagulhamento

Consiste na aplicação de um equipamento, chamado de *roller*, sobre a pele. Esse equipamento cilíndrico possui inúmeras agulhas pequenas acopladas a sua estrutura. Quando deslizado sobre a pele, as agulhas promovem microperfurações no tecido, que servem como um trauma tecidual. Isso induz um processo inflamatório e, com isso, desencadeia o reparo tecidual, que, ao final, cria na região um tecido novo. Além do *roller*, pode-se utilizar a dermapen, uma caneta com agulhas acopladas a sua ponteira. O mecanismo de ação é igual para ambos os equipamentos.

É um dos recursos mais utilizados atualmente para manejo de cicatrizes hipertróficas e atróficas. Destaca-se a atuação do microagulhamento sobre o aumento na produção de colágeno na região, assim como na desestruturação das fibras de colágeno que se encontram desorganizadas, permitindo um tecido mais saudável. Além disso, pode ser aplicado no tratamento de cicatrizes de maneira associada ao uso de cosméticos. As perfurações causadas pelas agulhas criam pequenos canais na pele, que permanecem abertos por algumas horas após o procedimento. Isso possibilita aplicar cosméticos nas perfurações, como ativos que visam reorganizar as fibras de colágeno. Entretanto, esse recurso está contraindicado no caso de pacientes com histórico ou presença de queloides, uma vez que, por induzir o processo inflamatório local, podem desenvolver uma cicatriz queloidiana (BORGES; SCORZA, 2016).

Endermologia

Trata-se de um recurso que utiliza pressão negativa. Quando aplicada aos tecidos, promove uma massagem profunda, ativando os sistemas circulatório e linfático. Segundo Borges (2010), quando aplicada às cicatrizes patológicas, acelera a cicatrização e previne fibrose, porque reduz o edema e ativa a microcirculação, favorecendo o retorno ao estado tecidual fisiológico.

Saiba mais

A endermologia pode ser feita em protocolos de tratamento de acne, visando à prevenção de cicatrizes patológicas decorrentes dessa disfunção. Nesse caso, Borges (2010) sugere um protocolo que inclui, inicialmente, a limpeza de pele, seguida da aplicação de alta frequência e finalizada com a endermologia.

Terapia compressiva

É utilizada em cicatrizes hipertróficas de extensões maiores e queloides, como as decorrentes de queimaduras. A terapia compressiva, além de prevenir a cicatrização patológica, previne cicatrizes patológicas já estabelecidas, com o objetivo de reduzir a espessura. A terapia consiste na aplicação de pressão sobre a cicatriz de 15 a 40 mmHg. Essa pressão é aplicada com bandagens, adesivos elásticos ou malhas compressivas por períodos prolongados de 6 a 12 meses diariamente. Causa oclusão de pequenos vasos sanguíneos da cicatriz, levando à isquemia, reduzindo oxigênio e nutrientes para a cicatriz, reduzindo a formação de colágeno (FERREIRA; D'ASSUMPÇÃO, 2006).

Crochetagem

Refere-se à aplicação de massagem transversa profunda associada ao uso de instrumentos semelhantes a ganchos metálicos, que, quando aplicados ao tecido com cicatrização patológica, juntamente com a técnica manual, promovem a liberação de fibroses e aderências, eliminam nódulos dolorosos, devolvendo a elasticidade ao tecido. Aplicam-se diferentes forças ao tecido cicatrizado, tracionando-o em diferentes direções (BORGES, 2010). A Figura 6 mostra a aplicação da técnica de crochetagem, que pode ser aplicada sobre cicatrizes hipertróficas.

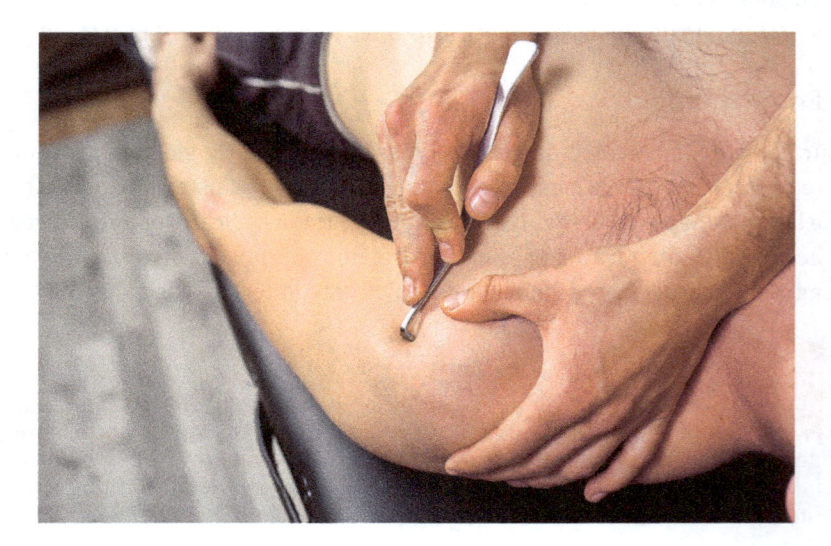

Figura 6. Aplicação da técnica de crochetagem.
Fonte: Sunlight19/ShutterStock.com.

Liberação tecidual funcional (LTF)

É um recurso manual que consiste na aplicação de massagem com tensões mecânicas específicas aplicadas sobre o tecido em cicatrização, de modo a promover a organização dos feixes de colágeno de maneira organizada. Pode ser empregada de maneira preventiva do terceiro ao quinto dia pós-lesão (GUEDES; MEJIA, [2014]).

> **Saiba mais**
>
> Além da crochetagem e da liberação tecidual funcional, podem ser empregadas outras técnicas manuais no tratamento ou na prevenção de alterações cicatriciais patológicas, como a massagem de fricção e a manobra de Wetterwald. Segundo Guedes e Mejia ([2014]), a massagem de fricção consiste na mobilização tecidual, realizada com pressão suficiente de modo a atuar na derme, causando reorganização das fibras de colágeno. Já a manobra de Wetterwald consiste na aplicação de movimentos de pinçamento e rotação do tecido cicatricial, melhorando a maleabilidade do tecido, prevenindo e tratando aderências cicatriciais.

Drenagem linfática manual

É uma técnica de empregada para reduzir o edema e a congestão tecidual. Quando aplicada na fase pré-operatória, melhora as condições do tecido e o funcionamento dos sistemas linfático e sanguíneo (VASCONCELOS, 2015). Por isso, esse recurso pode ser utilizado como modalidade terapêutica preventiva, aplicada para melhorar as condições da pele e, com isso, prevenir o surgimento de alterações cicatriciais na fase pós-operatória. Pode também ser aplicado durante o processo de reparo tecidual, criando um ambiente mais favorável para a recuperação do tecido.

Fita adesiva microporosa hipoalergênica

Trata-se de um recurso bastante simples e efetivo na prevenção e tratamento de cicatrizes patológicas. A fita adesiva microporosa é aplicada sobre a cicatriz recente, mantendo-a por algumas semanas após a operação. O efeito é mecânico e oclusivo, aliado à redução na tensão da ferida (FERREIRA; D'ASSUMPÇÃO, 2006).

> **Saiba mais**
>
> Além desses recursos, vem sendo empregado topicamente o silicone em placas para prevenir ou tratar cicatrizes hipertróficas e queloides. Vem ganhando popularidade por ser de fácil aplicação, barato e com bom aspecto estético, sendo introduzido recentemente o gel de silicone para essa finalidade (PALERMO; ESPOSITO, 2018).

Cosméticos

Quando a cicatriz se apresenta com coloração mais escura que o tecido próximo, o profissional pode optar pela aplicação de ativos despigmentantes, que possuem ação clareadora sobre a cicatriz. Eles atuam na melanogênese (produção de melanina, pigmento que dá cor à pele), reduzindo a produção ou a concentração de melanina na cicatriz, clareando o tecido e garantindo maior uniformidade de cor, amenizando o aspecto inestético da cicatriz. Citam-se como ativos despigmentantes a vitamina C, os ácidos fítico, kójico linoleico e azelaico, silicato de alumínio, alfa-arbutin, entre outros.

Também podem ser aplicados às cicatrizes patológicas os ativos hidratantes. Um tecido com maior nível de hidratação tem melhores condições de reparo tecidual, além de estar mais elástico, amenizando sintomas de prurido, descamação e sensação de repuxamento que a pele ressecada na região da cicatriz pode causar. Alguns exemplos são ácido hialurônico, óleos, ceramidas, elastina, hidrolisado de proteínas, lactato de amônio, entre outros que aumentam a concentração de água no tecido (MILREU, 2012). Podem ser utilizados na fase pré-operatória, de modo a preparar a pele para o procedimento, auxiliando na recuperação dos tecidos na fase pós-operatória. Esfoliantes químicos, físicos ou enzimáticos podem ser usados antes de cirurgias, para auxiliar na preparação tecidual e na melhoria das condições da pele, prevenindo a ocorrência de alterações cicatriciais.

A aplicação de alguns cosméticos topicamente, como a vitamina E (hidratante e antioxidante), a alantoína (cicatrizante e regeneradora celular) e a centella asiática (cicatrizante) parece ser efetiva, pois esses ativos associados melhoram a condição das cicatrizes. É importante também a utilização de ativos cosméticos com fatores de crescimento em sua formulação, importantes para acelerar o processo de reparo tecidual (FERREIRA; D'ASSUMPÇÃO, 2006).

Os ativos cosméticos podem ser inseridos em formulações diversas (sabonetes, espumas de limpeza, esfoliantes químicos, cremes hidratantes, etc.), utilizadas nos protocolos realizados pelos profissionais ou no ambiente domiciliar. Outro ativo cosmético relevante no manejo das cicatrizes é o filtro solar, considerando que a falta de proteção solar provoca escurecimento da cicatriz e piora do quadro estético. Por isso, o uso do filtro solar deve ser enfatizado, em especial antes de procedimento cirúrgicos, com orientações acerca do seu uso correto.

Várias opções terapêuticas estão disponíveis atualmente e são de suma importância na melhoraria da aparência, dos sinais, sintomas e funcionalidade dos tecidos acometidos por cicatrizes patológicas. Esses recursos podem ser utilizados de maneira isolada ou associada e como coadjuvantes a tratamentos médicos, especialmente em cicatrizes patológicas mais expressivas. Para que a escolha dos recursos seja feita de maneira adequada, é necessário que o fisioterapeuta tenha conhecimento do mecanismo de reparo tecidual, da fisiopatologia da formação das cicatrizes e do mecanismo de ação de cada recurso fisioterapêutico. Além disso, é primordial que, antes de realizar qualquer tratamento, o fisioterapeuta realize a avaliação fisioterapêutica do paciente e, com base nela, estabeleça as condutas mais coerentes para a situação clínica do paciente.

Referências

BORGES, F. S. *Dermatofuncional*: modalidades terapêuticas nas disfunções estéticas. 2 ed. rev. e ampl. São Paulo: Phorte, 2010.

BORGES, F. dos S.; SCORZA, F. A. *Terapêutica em estética*: conceitos e técnicas. São Paulo: Phorte, 2016.

FERNANDES, W. S.; FERREIRA, R. C. A. Ueloide: uma revisão dos tratamentos atualmente disponíveis. *Revista Brasileira de Ciências da Saúde*, João Pessoa, v. 18, n. 2, p. 181-186, 2014. Disponível em: https://periodicos.ufpb.br/ojs/index.php/rbcs/article/view/18141/12925. Acesso em: 27 nov. 2020.

FERREIRA, C. M.; D'ASSUMPÇÃO, E. A. Cicatrizes hipertróficas e quelóides. *Revista Sociedade Brasileira de Cirurgia Plástica*, São Paulo, v. 21, n. 1, p. 40-48, 2006. Disponível em: http://www.rbcp.org.br/details/123/cicatrizes-hipertroficas-e-queloides. Acesso em: 27 nov. 2020.

GUEDES, D. P. F.; MEJIA, D. P. M. *Abordagens terapêuticas nas cicatrizes hipertróficas*. [Goiânia: Faculdade Cambury; 2014]. Disponível em: https://portalbiocursos.com.br/ohs/data/docs/18/103_-_Abordagens_terapYuticas_nas_cicatrizes_hipertrYficas.pdf. Acesso em: 27 nov. 2020.

GUIRRO, E. C. O.; GUIRRO, R. R. *Fisioterapia dermatofuncional*: fundamentos, recursos, patologias. 3. ed. São Paulo: Manole, 2004.

ISAAC, C. *et al*. Processo de cura das feridas: cicatrização fisiológica. *Revista de Medicina*, São Paulo, v. 89, n. ¾, p.125-131, jul./dez. 2010. Disponível em: https://www.revistas.usp.br/revistadc/article/view/46294/49950. Acesso em: 27 nov. 2020.

KEDE, M. P. V.; SABATOVICH, O. *Dermatologia estética*. 3. ed. Rio de Janeiro: Atheneu, 2004.

LIMA, M. H. de M.; ARAUJO, E. P. Diabetes mellitus e o processo de cicatrização cutânea. 2013. *Cogitare Enfermagem*, Curitiba, v. 18, n. 1, p. 170-172, jan./mar. 2013. Disponível em: https://revistas.ufpr.br/cogitare/article/view/31323/20032. Acesso em: 27 nov. 2020.

MILREU, P. G. de A. *Cosmetologia*. São Paulo: Pearson Education do Brasil, 2012.

MOAKE, J. L. Como o sangue coagula. In: MANUAL MSD: versão saúde para a família. Kenilworth, New Jersey: Merck Sharp and Dohme, 2018. Disponível em: https://www.msdmanuals.com/pt/casa/dist%C3%BArbios-do-sangue/o-processo-de-coagula%C3%A7%C3%A3o-sangu%C3%ADnea/como-o-sangue-coagula. Acesso em: 27 nov. 2020.

PALERMO, E. C.; ESPOSITO, A. C. Manejo de cicatrizes com uso de placas e gel de silicone. *Surgical & Cosmetic Dermatoly*, [S.l.], v. 10, n. 4, p. 298-302, out./dez. 2018. Disponível em: http://www.surgicalcosmetic.org.br/detalhe-artigo /678/Manejo-de-cicatrizes-com-uso-de-placas-e-gel-de-silicone Acesso em: 27 nov. 2020.

REZENDE, S. M. Distúrbios da hemostasia: doenças hemorrágicas. 2010. *Revista Médica de Minas Gerais*, Belo Horizonte, v. 20, n. 4, p. 534-553, 2010. Disponível em: http://rmmg.org/artigo/detalhes/335. Acesso em: 27 nov. 2020.

SOCIEDADE BRASILEIRA DE CIRURGIA DERMATOLÓGICA. *Cirurgia dermatológica no tratamento das cicatrizes de acne*. São Paulo: SBCD, 2020. Disponível em: https://www.sbcd.org.br/cirurgia-dermatologica-no-tratamento-das-cicatrizes-de-acne/. Acesso em: 27 nov. 2020.

SOCIEDADE BRASILEIRA DE CIRURGIA DERMATOLÓGICA. *Queloide*. São Paulo: SBCD, [20--?a]. Disponível em: https://www.sbcd.org.br/cirurgia-dermatologica/o-que-e-cirurgia-dermatologica/para-sua-pele/queloide/. Acesso em: 27 nov. 2020.

SOCIEDADE BRASILEIRA DE CIRURGIA DERMATOLÓGICA. *Radiofrequência*. São Paulo: SBCD, [20--?b]. Disponível em: https://www.sbcd.org.br/procedimentos/cosmiatricos/radiofrequencia/. Acesso em: 27 nov. 2020.

SOCIEDADE BRASILEIRA DE DERMATOLOGIA. *Queloide*. Rio de Janeiro: SBD, [20--]. Disponível em: https://www.sbd.org.br/dermatologia/pele/doencas-e-problemas/queloide/81/. Acesso em: 17 nov. 2020.

TAZIMA, M. de F.; VICENTE, Y. A. de M. V. de A., MORIYA, T. Biologia da ferida e da cicatrização. *Medicina*, Ribeirão Preto, v. 41, n. 3, p. 259-264, 2008. Disponível em: https://www.revistas.usp.br/rmrp/article/view/271/272. Acesso em: 27 nov. 2020.

VASCONCELOS, M. G. de. *Drenagem linfática manual*. São José dos Campos: Erica, 2015.

YOKOMIZO, V. M. F. *et al*. Peelings químicos: revisão e aplicação prática. Surgical & Cosmetic Dermatology, [S.l.], v. 5, n. 1, p. 58-68, 2013. Disponível em: http://www.surgicalcosmetic.org.br/detalhe-artigo/253/Peelings-quimicos--revisao-e-aplicacao-pratica. Acesso em: 27 nov. 2020.

Fique atento

Os *links* para *sites* da *web* fornecidos neste capítulo foram todos testados, e seu funcionamento foi comprovado no momento da publicação do material. No entanto, a rede é extremamente dinâmica; suas páginas estão constantemente mudando de local e conteúdo. Assim, os editores declaram não ter qualquer responsabilidade sobre qualidade, precisão ou integralidade das informações referidas em tais *links*.

Fisioterapia dermatofuncional no envelhecimento

Aline Andressa Matiello

OBJETIVOS DE APRENDIZAGEM

> - Reconhecer o processo de envelhecimento.
> - Identificar as alterações morfofisiológicas decorrentes do envelhecimento.
> - Aplicar intervenções fisioterapêuticas nos distúrbios cinético-funcionais relacionados ao envelhecimento.

Introdução

O processo de envelhecimento é caracterizado por uma série de modificações inevitáveis, de características morfológica, fisiológica e bioquímica, que afetam todos os tecidos do organismo e levam à perda progressiva das funções dos vários órgãos. Entre os sistemas que sofrem ação do processo de envelhecimento está o sistema tegumentar.

À medida que envelhece, o sistema tegumentar lida com diversas modificações que causam déficits funcionais e estéticos e que desencadeiam alguns distúrbios cinético-funcionais. Nessas condições, a fisioterapia dermatofuncional pode atuar mediante o emprego de diferentes recursos fisioterapêuticos, retardando o surgimento de sinais e sintomas decorrentes do envelhecimento ou, ainda, atuando no manejo das disfunções cinético-funcionais que possam surgir.

Considerando isso, neste capítulo, você vai estudar o processo de envelhecimento, verificando as teorias que explicam esse processo e as alterações morfológicas, funcionais e bioquímicas apresentadas pela pele, resultantes do envelhecimento. Além disso, você vai verificar os principais recursos fisioterapêuticos que podem ser utilizados a fim de proporcionar a melhora das condições da pele em processo de envelhecimento, tanto preventivamente como de modo terapêutico.

Processo de envelhecimento

O **envelhecimento** é um processo complexo e multifatorial, que acontece em todo o organismo e é influenciado por fatores internos, como a genética, e por fatores externos, como fatores ambientes e comportamentais (RIBEIRO, 2010). É um processo que acontece de maneira natural e inevitável, que tem início assim que nascemos — entretanto, fica mais evidente após a terceira idade (KAMIZATO; BRITO, 2014). Mesmo sendo um processo natural, acontece de diferentes maneiras entre as pessoas, sendo que a qualidade com que o envelhecimento acontece está diretamente relacionada com a qualidade de vida (BORGES, 2010).

Acerca da etiologia, as causas do envelhecimento ainda não são totalmente compreendidas, de modo que diversas teorias buscam explicar esse processo. Dentre as teorias mais aceitas atualmente para explicar o processo de envelhecimento, destacam-se as elencadas a seguir.

Teoria das reações cruzadas de macromoléculas: defende que as macromoléculas existentes no organismo (proteínas, colágeno, DNA etc.) sofrem reações cruzadas com outras moléculas ao longo do tempo e, com isso, perdem as características básicas. Dessa forma, a mobilidade e a elasticidade dos tecidos são reduzidas, causando o envelhecimento (KAMIZATO; BRITO, 2014). Segundo Guirro e Guirro (2004), essas reações poderiam ser induzidas por agentes internos, como lipídeos, ou por agentes externos, como tabagismo, poluição, radiação etc.

Teoria dos radicais livres: é a teoria mais aceita atualmente, devido à sua fidedignidade, e defende que o envelhecimento é causado pela ação de radicais livres. Segundo Kamizato e Brito (2014), os radicais livres são moléculas altamente instáveis, resultantes do metabolismo do oxigênio no organismo, e estão presentes, de maneira fisiológica, em pequenas concentrações nos tecidos. Em condições fisiológicas, o organismo possui algumas moléculas protetoras, que minimizam a ação dos radicais livres sobre os tecidos, chamadas de antioxidantes. Contudo, algumas situações podem contribuir para que a quantidade de radicais livres formada nos tecidos aumente, como em resposta à exposição solar, à má alimentação, à inflamação, à poluição, dentre outros fatores. Por serem altamente instáveis, essas moléculas — em especial quando em altas concentrações — ameaçam a integridade dos tecidos, induzindo mudanças celulares. Isso acontece quando a quantidade de radicais livres produzidos excede a quantidade de antioxidantes presentes nos tecidos, de modo que ocorra desequilíbrio, não sendo possível atenuar a reatividade dessas moléculas. Guirro e Guirro (2004) citam algumas consequências da ação dos radicais livres sobre os tecidos:

- modificações químicas nas mitocôndrias;
- inibição das funções das organelas;
- comprometimento da integridade da matriz extracelular, em especial das fibras de colágeno, elastina e ácido hialurônico;
- comprometimento da integridade da membrana celular;
- acúmulo de resíduos metabólicos e fibrose arteriocapilar.

A longo prazo, esses danos causam morte celular e degeneração dos tecidos.

Teoria da multiplicação: defende que todas as células do organismo (com exceção das células cerebrais) possuem a capacidade de se multiplicar. À medida que os anos passam, as taxas se reduzem gradativamente, até a multiplicação cessar completamente (GUIRRO; GUIRRO, 2004). Atualmente não é uma teoria tão aceita, uma vez que apenas explica uma consequência esperada do envelhecimento, e não a causa.

Teoria do relógio biológico: também chamada de teoria genética. Foi a primeira teoria que surgiu e se pauta na explicação de que o organismo possui um relógio biológico, que determinaria quando se inicia o envelhecimento e marcaria datas em que os sinais e sintomas ficariam mais evidentes. Acredita-se que esse relógio biológico seria controlado por níveis hormonais, cujo centro regulador seria o DNA e o RNA das células (GUIRRO; GUIRRO, 2004; KAMIZATO; BRITO, 2014).

Teoria do desgaste: defende que o organismo é semelhante a uma máquina e, como qualquer outra máquina, sofre desgaste com o tempo. Assim, pequenos desgastes dos vários componentes do organismo resultariam no envelhecimento tecidual (GUIRRO; GUIRRO, 2004).

Teoria autoimune: defende que mutações sucessivas levariam ao surgimento de células com DNA capaz de decodificar a síntese de produtos diferentes dos normais, de modo que o corpo pudesse reconhecê-los como estranhos e, com isso, desencadeasse uma resposta imune. Essa reação, mesmo discreta, seria capaz de acelerar o envelhecimento dos tecidos (GUIRRO; GUIRRO, 2004).

Na prática, nenhuma dessas teorias consegue explicar com exatidão o processo de envelhecimento do organismo. Além disso, as teorias se relacionam entre si — algumas citam aspectos intrínsecos relacionados ao envelhecimento, enquanto outras citam aspectos extrínsecos, relacionados a condições externas ao organismo. Quando juntas, essas teorias conseguem criar explicações possíveis para as alterações que surgem nos tecidos à medida que se envelhece.

Com base nas teorias citadas, alguns fatores de natureza interna ou externa ao organismo estão mais relacionados com o processo de envelhecimento. Considerando isso, Ribeiro (2010) comenta os mecanismos pelos quais alguns desses fatores atuam no organismo. Segundo o autor, fatores como radiação solar, genética, radicais livres, temperatura, tabagismo, perda súbita de peso, cor da pele, presença de certas patologias, nutrição hipercalórica, níveis hormonais e, ainda, alguns fatores comportamentais atuam induzindo e acelerando o envelhecimento dos tecidos, conforme descrito a seguir (RIBEIRO, 2010).

- **Radiação solar:** trata-se de um fator extrínseco que é atualmente um dos fatores externos mais aceitos e estudados em relação ao envelhecimento.
- **Genética:** as diferenças de longevidade entre as raças corroboram com a ideia de que há influência genética no processo de envelhecimento.
- **Radicais livres:** com o avançar da idade, a quantidade de moléculas antioxidantes no organismo decresce, ao mesmo tempo que a produção de radicais livres aumenta. Essa condição induz ao envelhecimento.
- **Temperatura:** há relatos de que extremos de temperatura, tanto de frio como de calor, poderiam influenciar a velocidade do processo de envelhecimento dos tecidos. Altas temperaturas estariam associadas a danos proteicos nas moléculas de DNA e RNA, enquanto baixas temperaturas dificultariam a circulação.
- **Tabagismo:** dentre diversos mecanismos patológicos, a nicotina presente no cigarro induz a produção de radicais livres, de modo que os tecidos envelhecem mais rapidamente em pessoas que fumam. Além disso, segundo Ribeiro (2010), o consumo de cigarro está relacionado a maiores taxas de elastose cutânea, que predispõem ao surgimento de rugas e aos aspectos de "face de fumante". Ainda, a contração

muscular das estruturas ao redor da boca para segurar o cigarro e a contração muscular ao redor dos olhos decorrente da irritação causada pela fumaça aumentam a formação de rugas na pele.
- **Perda súbita de peso:** a redução rápida no peso causa diminuição do volume de células graxas, que suportam a pele, gerando peles flácidas e debilitadas em diversas áreas corporais e faciais.
- **Cor da pele:** pessoas de pele negra apresentam sinais e sintomas relacionados ao envelhecimento mais tardiamente. Essa característica está relacionada com a presença de maior quantidade de melanina em peles de fototipos mais elevados, que absorve maiores quantidades de radiação solar, protegendo a pele.
- **Patologias:** a presença de certas doenças pode refletir na velocidade e na intensidade dos sinais do envelhecimento, sobretudo patologias sistêmicas, que afetam os sistemas imunológico, hormonal etc.
- **Nutrição hipercalórica:** a alimentação com níveis calóricos elevados está relacionada à maior intensidade nos sinais do envelhecimento, assim como ao surgimento deste precocemente.
- **Níveis hormonais:** o declínio de certos hormônios, como o estrogênio, interfere nos tecidos do organismo, como na pele, tornando-a mais seca, fina e com redução da barreira de proteção. Ainda, ocorre redução de colágeno e elastina, o que causa o aparecimento precoce de envelhecimento.
- **Comportamentos:** alimentação equilibrada, atividade física regular, consumo controlado de bebidas e não fumar estão relacionados a um ganho de aproximadamente 14 anos na idade, quando se consideram as características da pele (RIBEIRO, 2010). Em contrapartida, comportamentos baseados nesses hábitos aceleram o envelhecimento dos tecidos.

Além desses fatores, outros aspectos relacionados a condições internas ou externas do organismo podem ser pontuados como causadores do envelhecimento.

Alterações morfofisiológicas decorrentes do envelhecimento

Destaca-se que o processo de envelhecimento afeta o organismo como um todo, incluindo todos os sistemas, como os sistemas tegumentar, muscular, ósseo, nervoso, dentre outros, resultando no surgimento de sinais e sintomas esperados do envelhecimento. Quando afeta o sistema tegumentar, o envelhecimento é chamado de cutâneo. No **envelhecimento cutâneo**, de forma geral, a pele de todo o organismo é afetada; entretanto, as regiões mais expostas, como a face, apresentam características mais visíveis.

Atualmente, o envelhecimento cutâneo é visto como um fenômeno multifatorial, resultado da interação de fatores internos (relacionados à genética) e fatores externos (comportamentais), que interagem sobre o tecido tegumentar, de modo a desencadear alterações fisiológicas. Estas geram **distúrbios cinético-funcionais** e, ainda, predispõem ao surgimento de **afecções dermatológicas**.

Essa etiologia multifatorial do envelhecimento cutâneo nos faz entender por que há tantas diferenças no envelhecimento entre as pessoas — algumas envelhecem precocemente, enquanto outras apresentam sinais tardiamente. A ação de múltiplos fatores nesse processo faz com que cada organismo envelheça de forma particular, de acordo com as características genéticas e com os hábitos adquiridos ao longo da vida (BORGES; SCORZA, 2016). De acordo com a ação desses fatores sobre a pele, o envelhecimento cutâneo é classificado como intrínseco ou extrínseco.

Envelhecimento cutâneo intrínseco

O **envelhecimento cutâneo intrínseco** é também chamado de envelhecimento cutâneo cronológico, cronossenescência ou dermatocronossenescência (KEDE; SABOTOVICK, 2004). Essa classificação defende que a carga genética e hereditária e a idade cronológica (em anos) do paciente é a responsável pelas mudanças que causam o envelhecimento da pele (BORGES; SCORZA, 2016). Esses fatores causais não são passíveis de controle pelo paciente, uma vez que estão relacionados a condições inacessíveis.

Esse tipo de envelhecimento afeta todo a estrutura cutânea de maneira homogênea, pois toda a pele sofre a ação dos fatores internos do organismo. Ainda, afeta todas as pessoas de maneira geral, com sinais visíveis especialmente a partir da quarta década de vida (KEDE; SABOTIVICK, 2004). A ação desse tipo de envelhecimento sobre a pele provoca alterações morfofisiológicas que interferem no funcionamento das diferentes camadas teciduais, causando alterações específicas na epiderme e na derme, conforme descrito a seguir.

Epiderme

Na **epiderme**, observam-se redução do número de queratinócitos, afinamento e redução nas taxas de proliferação celular. Além de haver redução no número de queratinócitos na epiderme, essas células ainda aumentam de tamanho, tornando-se menos aderentes umas às outras. Isso resulta em prejuízos na função de barreira desempenhada pela pele, interferindo inclusive na resistência a agressões externas, representando maior fragilidade.

Além disso, os ácidos graxos, o colesterol e as ceramidas presentes na epiderme também têm seus níveis reduzidos, prejudicando a camada hidratante natural da pele, devido à redução da espessura do manto hidrolipídico (RIBEIRO, 2010). Essas alterações tornam a pele mais permeável e, com isso, mais suscetível à perda de água via transepidermal.

Os corpúsculos de Meissener e Pacini, localizados na epiderme, têm suas funções reduzidas à medida que a pele envelhece, e há redução no número de células de Langerhans, comprometendo a resposta imune desse tecido (RIBEIRO, 2010). Os melanócitos, células responsáveis pela produção de melanina, reduzem a sua concentração na epiderme (redução de aproximadamente 8 a 20% a cada década de vida após os 30 anos), ao mesmo tempo que os melanócitos remanescentes se tornam mais ativos. Quando a pele é exposta ao sol, eles são responsáveis por causar distúrbios de pigmentação.

A maior perda de água pela epiderme, aliada ao afinamento dessa camada, predispõem ao ressecamento da pele, o que é comum na pele envelhecida. A redução nas células receptivas interfere negativamente na capacidade de sensibilidade cutânea. Já as alterações nos melanócitos predispõem que a pele envelhecida seja mais facilmente acometida por manchas escuras.

Kede e Sabotovick (2004) comentam que, devido a essas alterações na epiderme, a pele resultante do envelhecimento intrínseco é fina, seca, lisa, com aparência de papel de cigarro. A cor observada nessa pele é pálida, podendo haver manchas acastanhadas no caso de disfunções dos melanócitos. Conforme apontam Guirro e Guirro (2004), essas características deixam a pele com aspecto hipotrófico.

Derme

Na **derme**, observam-se alterações no funcionamento dos fibroblastos (células responsáveis pela síntese de colágeno e elastina na pele). Com o envelhecimento, tem-se redução no número dessas células na derme, assim como é observada redução na síntese de fibras de colágeno e elastina. Outra característica importante do envelhecimento intrínseco sobre a derme é a redução de glucosaminoglucanas, como o ácido hialurônico e o sulfato de dermatano, o que resulta em menor quantidade de água na derme.

Acerca das fibras de colágeno, observam-se fibras mais compactas, com formação de ligações cruzadas entre essas macromoléculas, o que reduz a resistência desse tecido, ao mesmo tempo que o torna mais rígido (KAMIZATO; BRITO, 2014). As fibras de elastina também sofrem modificações, e, nesse caso, ocorre degradação dessas fibras de maneira progressiva, aliada a alterações na composição da elastina. Esta, na pele jovem, apresenta formação de fibras verticais; na pele envelhecida, essa disposição é perdida e substituída por fibras horizontais, o que compromete a elasticidade da pele (RIBEIRO, 2010). Observa-se ainda, na derme, elevação na ação de enzimas proteolíticas com o avançar da idade. Essas fibras degradam a matriz extracelular, incluindo as fibras de colágeno e elastina, aumentando o comprometimento tecidual.

Em síntese, a redução do número e da função dos fibroblastos culmina com prejuízos nas fibras proteicas da derme. As alterações nas fibras elásticas da derme culminam com a redução da elasticidade da pele, tornando-a menos elástica. As alterações nas fibras de colágeno, aliadas à redução da matriz extracelular, comprometem a capacidade de sustentação dos tecidos, predispondo ao surgimento de flacidez da pele. A redução na quantidade de glucosaminoglucanas predispõe à desidratação da derme e à piora do quadro de ressecamento, que já existe em virtude das alterações epidérmicas. A Figura 1 mostra algumas das alterações que acometem a derme e a epiderme com o envelhecimento cutâneo.

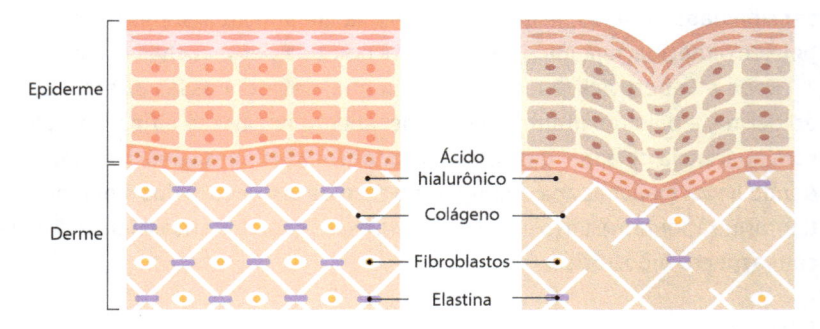

Figura 1. Alterações morfofisiológicas do envelhecimento.
Fonte: Adaptada de yomogi1/Shutterstock.com.

Observa-se na epiderme a redução do volume dos queratinócitos, a distribuição irregular destes e, ainda, a redução da espessura dessa camada. Na derme, observam-se redução de fibras de colágeno e elastina e quantidade reduzida de fibroblastos e de ácido hialurônico. Essas alterações causam déficits na sustentação dessas camadas e predispõem ao surgimento de irregularidades na superfície da pele.

Hipoderme

Além de ocorrerem alterações morfofisiológicas na pele (epiderme e derme), algumas alterações podem ser evidenciadas na **hipoderme**, camada tecidual que fica logo abaixo da derme. Pelo fato de a hipoderme dar suporte à derme e auxiliar na fixação da pele aos órgãos adjacentes, alterações nesse tecido influenciam também as camadas mais superficiais.

Nessa camada, observa-se redução da densidade dos adipócitos, resultando em atrofia (KAMIZATO; BRITO, 2014). Essa alteração na hipoderme, associada à redução do tecido muscular, culmina com o aspecto de acolchoamento da pele, com redução do tecido de fixação da pele às demais estruturas. A atrofia da hipoderme, associada à hipotrofia do tecido muscular, reduzem a capacidade de suporte da pele e predispõem à flacidez tissular e muscular, respectivamente.

A comunicação entre a derme e a epiderme é prejudicada à medida que acontece o envelhecimento da pele, especialmente pelas alterações que acontecem em cada uma dessas camadas, o que resulta em modificações estruturais e funcionais. Ribeiro (2010) comenta que, na pele jovem, a ligação entre epiderme e derme é feita por meio de microvilosidades, o que garante boa adesão; já na pele envelhecida, essas vilosidades desaparecem, causando um aplainamento da junção dermoepidérmica e reduzindo a capacidade de comunicação entre essas camadas.

Além dessas alterações morfofisiológicas que acontecem especificamente em cada camada da pele, há algumas modificações que ocorrem à medida que o envelhecimento intrínseco acontece e que interferem em todo o tecido cutâneo. Essas alterações envolvem:

- redução da microcirculação sanguínea;
- alterações na glândula sebácea e sudorípara; e
- declínio na produção de vitamina D.

Todas as camadas da pele sofrem com redução do suprimento sanguíneo, decorrente de alterações gerais na permeabilidade vascular e alterações na pressão arterial (KAMIZATO; BRITO, 2014). Esse déficit circulatório culmina com menor disponibilidade de nutrientes e oxigênio às células, o que gera redução das atividades desempenhadas por elas, e, visivelmente, a pele se torna mais pálida.

As glândulas sebáceas se tornam hiperplásicas (aumentam de volume) à medida que envelhecem e à medida que a quantidade de secreção produzida reduz, decorrente da falta de estímulo hormonal, tornando a pele mais predisposta ao ressecamento. Enquanto isso, há redução do número das glândulas sudoríparas e, ainda, redução na liberação de secreção.

A redução na síntese de vitamina D, função relevante da pele, resulta em menor proteção da pele contra radiação solar e, ainda, interfere no metabolismo de todo o organismo. Salienta-se que a vitamina D é uma substância empregada no funcionamento de diversos sistemas.

Envelhecimento cutâneo extrínseco

O **envelhecimento cutâneo extrínseco** é também chamado de fotoenvelhecimento ou actinossenescência (KEDE; SABOTOVICK, 2004). Essa classificação defende que o envelhecimento da pele é decorrente da exposição repetida e excessiva a condições ambientes prejudiciais, como radiação solar, radicais livres, hábitos alimentares inadequados, tabagismo, temperatura, inatividade física, dentre outros fatores. Tais fatores tornam o processo de envelhecimento mais rápido, causando um envelhecimento precoce da pele (BORGES; SCORZA, 2016).

Dentre esses fatores, a exposição à radiação solar tem um peso etiológico importante, assim como o tabagismo. A exposição à radiação solar tem impactos variados sobre a pele no que tange ao envelhecimento, uma vez que os efeitos dependem do tipo de pele, do tempo de exposição, da frequência e da intensidade da exposição ao sol. Borges e Scorza (2016) citam a exposição a raios ultravioletas A como indutora do envelhecimento cutâneo, pois induz a degradação de colágeno, aliada a mutações genéticas, que predispõem, além do envelhecimento precoce, ao câncer de pele. Já a exposição aos raios ultravioletas B reduz a atividade imune da pele, aumentando também o risco de câncer de pele. A Figura 2 mostra uma pele acometida por envelhecimento extrínseco.

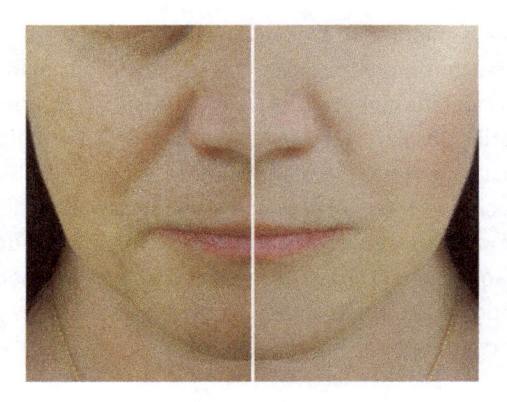

Figura 2. Pele fotoenvelhecida.
Fonte: TanyaLovus/Shutterstock.com.

Assim como a radiação solar, o tabagismo possui uma ação deletéria sobre a pele, induzindo ao envelhecimento extrínseco. Destaca-se que o hábito de fumar, além de aumentar a produção de radicais livres, causa vasoconstricção tecidual, reduzindo o aporte de sangue que chega aos tecidos, incluindo a pele. Essa condição compromete a função desempenhada pelas células (BORGES; SCORZA, 2016).

Destaca-se que, no caso do envelhecimento extrínseco, diferentemente do envelhecimento intrínseco, as alterações cutâneas não acontecem de forma homogênea em todo o corpo, pois a exposição a alguns fatores causais é maior nas áreas de pele mais expostas. Os sinais desse tipo de envelhecimento são mais perceptíveis em áreas de face, pescoço e dorso de mãos, resultantes da exposição crônica a sol, frio, calor extremo e poluição. Além disso, essas alterações não acometem todas as pessoas de maneira geral — apenas aquelas com comportamentos que desencadeiam esse tipo de envelhecimento (KEDE; SABOTOVICK, 2004).

Acerca das alterações morfofuncionais que acontecem na pele no envelhecimento extrínseco, observa-se aumento da espessura da epiderme, visualizado em especial em áreas com orifícios pilosos dilatados. Conforme apontam Guirro e Guirro (2004), essas características tornam a pele com aspecto hipertrófico. Além da pele espessa, o envelhecimento extrínseco causa mais aspereza da pele e cor amarelada. Assim como no envelhecimento intrínseco, a pele se torna seca e pouco elástica. Na derme, o envelhecimento extrínseco causa destruição das fibras de colágeno e elastina, tornando a pele flácida e desvitalizada (BORGES; SCORZA, 2016).

Em relação à pigmentação, no envelhecimento extrínseco, há maior predisposição a manchas hipercrômicas. Nesse caso, essas manchas costumam aparecer como máculas hiperpigmentadas, melânicas, de bordas irregulares, que podem variar do marrom claro ao escuro. É comum ainda a presença de telangiectasias, lentigos e melanoses solares (KEDE; SABOTOVICK, 2004).

No envelhecimento extrínseco, as condições ambientais prejudiciais à pele se somam às causas de envelhecimento intrínseco, de modo que há uma acentuação das alterações. Considerando-se o envelhecimento de maneira geral, pode-se sintetizar como alterações anatômicas e funcionais do envelhecimento cutâneo:

- diminuição da hidratação tecidual;
- palidez;
- aumento da fragilidade cutânea;
- redução da elasticidade;
- redução das taxas de renovação celular;
- redução da capacidade de sustentação da pele;
- rarefação e branqueamento dos pelos;
- redução da capacidade de barreira da pele, predispondo a lesões externas;
- redução da capacidade imune.

Observa-se que o envelhecimento cutâneo evolui com um declínio funcional, que acomete as diferentes estruturas anatômicas e funcionais da pele e dos tecidos próximos.

Manifestações do processo de envelhecimento cutâneo

As alterações morfológicas e funcionais da pele e dos tecidos adjacentes, tanto no envelhecimento intrínseco como no extrínseco, levam à formação dos sinais do envelhecimento cutâneo, que compreendem especialmente as rugas. As **rugas** são definidas como sulcos ou pregas que se formam na superfície da pele e correspondem a um dos sinais mais visíveis do envelhecimento cutâneo (BORGES; SCORZA, 206).

Em relação à fisiopatologia, Kamizato e Brito (2014) cita que as rugas são resultado de alterações morfofisiológicas relacionadas ao afinamento da epiderme, ao aumento da rigidez do colágeno e à redução da elastina, somados à desidratação cutânea e à hipotrofia muscular (KAMIZATO; BRITO,

2014). A Figura 3 mostra um quadro de pele facial acometida por sinais de envelhecimento, incluindo rugas.

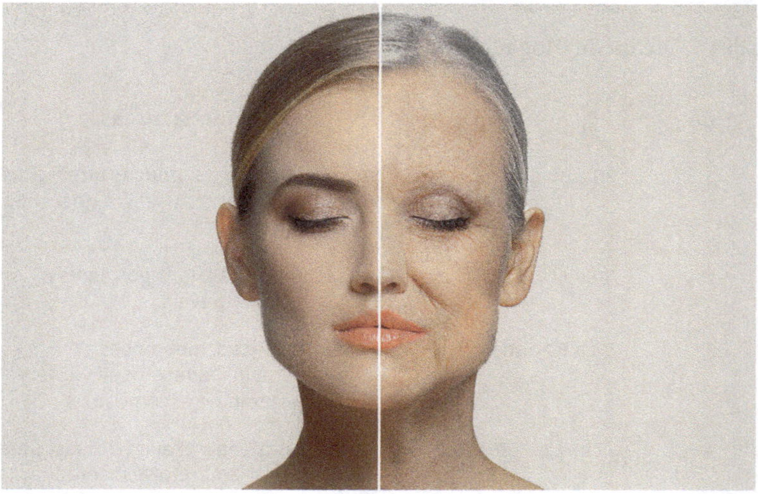

Figura 3. Rugas faciais.
Fonte: Master1305/Shutterstock.com.

As rugas são as principais queixas relacionadas ao envelhecimento, por comprometerem a aparência facial, em especial. Segundo Kamizato e Brito (2014), de acordo com a profundidade, podem ser classificadas em superficiais ou profundas. Enquanto as **rugas superficiais** desaparecem ao estiramento da pele e são resultado da perda de fibras elásticas na derme, as **rugas profundas** não desaparecem ao estiramento tecidual e normalmente estão relacionadas com a exposição à radiação solar.

Além da classificação de profundidade, as rugas podem ser classificadas em três categorias: estáticas, dinâmicas ou gravitacionais. Segundo Borges e Scorza (2016), as **rugas estáticas** se caracterizam pelo não desaparecimento dos sulcos e das dobras mesmo sem contração da musculatura e normalmente atingem a área dos olhos, a região frontal, o sulco nasogeniano e a região peribucal. As **rugas dinâmicas** são resultantes de expressões faciais e ocorrem pelo movimento repetitivo da musculatura, acometendo áreas semelhantes às das rugas estáticas. Por fim, existem as **rugas gravitacionais**, que são causadas pela ação da gravidade sobre a pele flácida, de modo que esse tipo de ruga causa a "queda" da pele.

Ao avaliar a presença de rugas, é importante que o fisioterapeuta possa graduar a presença desses sinais de envelhecimento. Para isso, sugere-se o uso da **escala de Glogau**. O Quadro 1 traz uma breve explicação dessa graduação.

Quadro 1. Escala de Glogau

Tipo	Idade	Características
1	20 a 30 anos	Ausência de rugas, poucas alterações de pigmentação e ausência de lesões queratósicas
2	30 a 40 anos	Rugas dinâmicas, lentigos senis e queratoses palpáveis
3	50 a 60 anos	Rugas estáticas, melanoses, telangiectasias, queratoses visíveis (lesão vermelha e escamosa)
4	Acima de 60 anos	Rugas estáticas e gravitacionais, pele de coloração amarelo-acinzentada, presença de discromias; pode haver lesões malignas e pele actínica

Fonte: Adaptado de Kamizato e Brito (2014).

De modo geral, considerando-se todas as alterações morfofisiológicas que acontecem no envelhecimento cutâneo, pode-se dizer que a pele envelhecida, além de ser acometida por rugas, é também acometida por flacidez tissular, flacidez muscular, hipercromias e ressecamento. Essas disfunções são consideradas distúrbios cinético-funcionais, presentes de maneira associada e em diferentes níveis de acometimento, causando alterações na funcionalidade desses tecidos e na aparência.

Em relação à **flacidez de pele**, a fisiopatologia desse sinal do envelhecimento está relacionada à redução dos componentes responsáveis pela sustentação cutânea, incluindo a redução do número de fibroblastos, a maior rigidez das fibras de colágeno e a redução de fibras de elastina, associadas a perdas de outros componentes da matriz extracelular (BORGES, 2010). A flacidez de pele é evidenciada por um aspecto de pele frouxa, e o principal sinal é o surgimento de **ptoses**. Estas são caracterizadas como "quedas teciduais", que podem aparecer em diversas regiões, em especial na face. A Figura 4 mostra um quadro de ptose na região do pescoço.

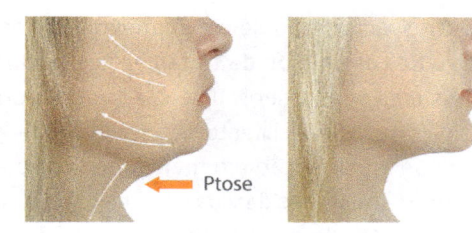

Figura 4. Sinal de ptose.
Fonte: TanyaLovus/Shutterstock.com.

As ptoses são resultado da atrofia de todos os componentes da pele (fibras elásticas e colágenas), aliada ao afinamento da epiderme e à hipotrofia do tecido muscular e subcutâneo. A pele não é capaz de suportar tantas mudanças estruturais e acaba sofrendo quedas, que alteram o contorno da face. Para analisar a gravidade da ptose tecidual, pode-se classificá-la em três graus. No grau I, há uma leve queda da pele das pálpebras e um leve abaulamento submandibular. No grau II, já pode ser evidenciado um quadro de queda lateral das pálpebras superiores, associado ao abaulamento considerável do sulco nasogeniano e à formação de bolsas na região inferior dos olhos. Já no grau III de ptose, é possível identificar sinais mais acentuados da queda da pele, em que há perda total do contorno facial, acentuação das ptoses já existentes e, ainda, intensificação das bolsas teciduais formadas (KEDE; SABOTOVICH, 2004).

A **flacidez muscular** é resultado do envelhecimento do sistema muscular, mas, mesmo não envolvendo a pele diretamente, acentua os sinais de envelhecimento, uma vez que causa o aspecto de músculos moles e flácidos (BORGES, 2010). Em relação à fisiopatologia, trata-se de um resultado da hipotrofia da fibra muscular, em que há perda de componentes celulares pelo envelhecimento que acomete todo o organismo.

As **hipercromias**, comumente presentes em peles envelhecidas, estão relacionadas a uma hiperativação dos melanócitos, causando aumento na produção de melanina, pigmento que dá cor à pele. Essa disfunção cinético-funcional causa alterações na uniformidade de cor da pele, com formação de manchas mais escuras em algumas regiões (RIBEIRO, 2010). Já a **pele seca**, também chamada de xerose cutânea, é um distúrbio encontrado na pele envelhecida, em diferentes níveis de gravidade. É resultado da redução do conteúdo hídrico na epiderme e na derme, associada à maior perda de água pela pele, o que a torna ressecada (RIBEIRO, 2010). A pele seca pode vir associada a sintomas de coceira, ardência, descamação e sensação de repuxamento.

Até alguns anos atrás, acreditava-se que o processo de envelhecimento somente seria motivo de controle ou de tratamento quando o paciente tivesse idade igual ou superior a 60 anos, uma vez que é o período de maior caracterização dos sinais de envelhecimento cutâneo (BORGES, 2010). Contudo, atualmente, sugerem-se a prevenção e o manejo de sinais e sintomas do envelhecimento nas diferentes fases da vida do paciente, de modo a garantir melhor funcionalidade do tecido cutâneo, melhor aparência e, com isso, a manutenção e a otimização da qualidade de vida. Para isso, os tratamentos, sejam eles voltados à prevenção dos sinais de envelhecimento ou ao manejo dos já existentes, devem se pautar nas alterações morfofuncionais responsáveis pelos distúrbios cinético-funcionais, incluindo o manejo das rugas, da flacidez muscular e de pele, do ressecamento e das hipercromias.

Intervenções fisioterapêuticas na pele envelhecida

Considerando os distúrbios cinético-funcionais presentes na pele envelhecida, Kamizato e Brito (2014) sugere que os tratamentos voltados ao envelhecimento atuem tendo como objetivo, entre outros:

- o aumento do tônus muscular e cutâneo;
- a melhoria da hidratação da pele;
- o aumento das taxas de renovação celular;
- a melhoria da circulação tecidual;
- o incremento da síntese de colágeno, elastina e outros componentes da matriz extracelular;
- a uniformização da cor da pele;
- o restabelecimento da vitalidade cutânea;
- a melhoria da função de barreira da pele.

Para isso, o **fisioterapeuta dermatofuncional** tem à sua disposição uma gama de recursos fisioterapêuticos, que podem ser aplicados de maneira isolada ou de maneira conjunta, visando a atuar sobre a pele envelhecida. Vale ressaltar que os objetivos de tratamento e as modalidades a serem empregadas devem se pautar na avaliação fisioterapêutica realizada previamente ao tratamento, de modo que a conduta a ser estabelecida pelo fisioterapeuta atenda às queixas do paciente, à fisiopatologia dos distúrbios cinético-funcionais mais prevalentes e aos objetivos de tratamento. Ainda, as modalidades fisioterapêuticas empregadas devem se pautar nas possíveis causas do envelhecimento.

Dentre os recursos fisioterapêuticos mais utilizados no tratamento e na prevenção do envelhecimento cutâneo, destacam-se os seguintes:

- eletroterapia — dermotonia, microcorrentes, ionização, eletrolifting e correntes excitomotoras;
- fototerapia — diodo emissor de luz (LED, do inglês *light-emitting diode*), luz intensa pulsada e *laser*;
- *peelings* mecânicos e químicos;
- terapia manual — massagem, cinesioterapia e drenagem linfática manual;
- radiofrequência;
- carboxiterapia;
- microagulhamento; e
- uso de ativos cosmetológicos.

Dermotonia

Trata-se do emprego de um equipamento eletromecânico que associa efeitos da sucção e da massagem profunda dos tecidos. Segundo Kamizzato (2014), o emprego desse recurso no envelhecimento visa a aumentar a circulação sanguínea, aumentando a oxigenação dos tecidos. Segundo Borges (2010), a dermotonia proporciona melhora da circulação tanto na epiderme como na derme e no tecido subcutâneo.

Microcorrentes

Trata-se do emprego de uma corrente elétrica terapêutica do tipo galvânica, de baixa intensidade, indicada especialmente para prevenção dos sinais do envelhecimento cutâneo. Segundo Borges (2010), a microcorrente é capaz de induzir o aumento na circulação tecidual e o transporte de aminoácidos e, com isso, incrementar a produção de proteínas, como colágeno e elastina, melhorando as condições da derme.

Ionização

Refere-se a uma modalidade de eletroterapia que tem como objetivo administrar o ativo cosmético através da pele. Nesse caso, os efeitos terapêuticos da técnica incluem tanto a ação da corrente elétrica sobre os tecidos em processo de envelhecimento como a ação específica do produto cosmético utilizado.

Borges (2010) afirma que, no tratamento de peles envelhecidas, costuma-se empregar fosfatase alcalina, que tem ação importante sobre o metabolismo celular e o envelhecimento. Ainda, podem ser administrados ativos voltados ao manejo de outros distúrbios cinético-funcionais decorrentes do envelhecimento, como a flacidez e a desidratação tecidual. Para tratamento de flacidez, a ionização pode ser feita com o uso de ácido hialurônico. Para tratamento da desidratação da pele, pode-se utilizar o cloreto de sódio. Ainda, pode-se empregar o poliéster sulfúrico de mucopolissacarídeo, que atua tanto na flacidez da pele como na desidratação (BORGES, 2010).

Eletrolifting

Trata-se de um tratamento de eletroterapia que visa a atenuar rugas pela ação da corrente galvânica, que mobiliza íons presentes nos líquidos intersticiais, melhorando o metabolismo e o funcionamento tecidual. Para aplicação da corrente galvânica, nesse caso, utilizam-se eletrodos na forma de agulha, as quais estimulam as regiões com rugas. Para isso, o fisioterapeuta realiza movimento de deslizamento da agulha sobre a ruga ou penetração da mesma (GUIRRO; GUIRRO, 2004). Desse modo, além dos efeitos terapêuticos promovidos pela corrente galvânica, têm-se os efeitos de indução de processo inflamatório local pela perfuração causada pela agulha. Essa indução de inflamação desencadeia o processo de reparo tecidual, que inclui a proliferação celular e a deposição de novas fibras de colágeno e elastina na pele, amenizando o aspecto das rugas.

Correntes excitomotoras

Trata-se de um recurso da eletroterapia que faz uso de correntes aplicadas ao tecido muscular. O objetivo é proporcionar uma contração muscular desencadeada pela corrente, de modo que possa induzir mudanças na estrutura da fibra muscular e, com isso, aumentar o tônus muscular e minimizar os quadros de hipotrofia muscular causados pelo processo de envelhecimento. Desse modo, pode-se tratar o distúrbio cinético-funcional relacionado à flacidez muscular (BORGES, 2010). Esse recurso pode ser aplicado a nível tanto corporal como facial, dependendo das necessidades do paciente.

Laser

O *laser* de baixa intensidade, utilizado pelos fisioterapeutas dermatofuncionais, faz uso de diferentes comprimentos de onda, que, quando aplicados aos tecidos, promovem uma série de efeitos. Segundo Kamizato e Brito (2014), no tratamento do envelhecimento, o *laser* tem a capacidade de estimular a síntese de colágeno e elastina na derme, além de promover aumento da hidratação tecidual. O *laser* vermelho e o âmbar são utilizados de modo a incrementar a síntese de colágeno e elastina na derme, enquanto o *laser* azul e o infravermelho podem ser utilizados para melhorar a circulação local.

Luz intensa pulsada (LIP)

Refere-se a um recurso de fototerapia que usa aplicações diretas de energia por meio de *flashlamps*, que atuam especificamente em um tecido-alvo, de acordo com o comprimento de onda empregado. Conforme Borges (2010), quando aplicado ao envelhecimento cutâneo, utilizam-se comprimentos de onda capazes de atuar sobre a hemoglobina, sobre os melanócitos e sobre os fibroblastos, tratando alterações de vasculares como as telangiectasias, alterações de pigmentação e quadros de hipotrofia da derme. Nessas situações, a LIP é capaz de amenizar quadros de telangiectasias, pela redução da cor das lesões, e atua clareando as manchas hipercrômicas da pele e incentivando a produção de colágeno e elastina na derme, melhorando a sustentação da pele.

LED

Trata-se de um recurso de fototerapia que faz uso de diferentes comprimentos de onda. Vem sendo amplamente utilizado em tratamentos estéticos para manejo da pele envelhecida e para prevenção dos sinais do envelhecimento, sendo um recurso de fácil aplicação e acessível. Segundo Kede e Sabotovick (2015), dentre as modalidades de LED disponíveis, o comprimento de onda que produz a luz de cor amarela é capaz de estimular a síntese de colágeno e elastina na pele, restaurando os elementos perdidos da matriz extracelular. O LED de cor vermelha atua também sobre a derme, um pouco mais profundamente do que o LED amarelo. Nesse caso, além de induzir a síntese de colágeno e elastina, tem ação antioxidante e estimuladora da renovação celular. O LED infravermelho possui atuação ainda mais profunda, atuando no tecido muscular, melhorando as condições por causar aumento considerável da circulação e do metabolismo local.

Considerando esses efeitos, Kede e Sabotovick (2015) sugerem a associação de diferentes comprimentos de onda para o rejuvenescimento tecidual. Pode-se iniciar a sessão com aplicação de LED vermelho (apenas para ativar superficialmente a circulação), seguido de LED infravermelho, e finalizar o protocolo com aplicação do LED amarelo. A associação desses comprimentos de onda proporciona melhora global do quadro de envelhecimento cutâneo, uma vez que atenua as rugas e melhora a espessura da pele.

Peelings mecânicos

Trata-se do emprego de equipamentos (*peeling* de cristal ou *peeling* de diamante) que, quando aplicados à pele envelhecida, realizam uma esfoliação mecânica, promovendo um afinamento da epiderme e removendo restos celulares, restos de sujidade, cosméticos, dentre outros compostos. Desse modo, são induzidos o processo de divisão celular e o aumento nas taxas de regeneração celular, melhorando o metabolismo (KAMIZATO; BRITO, 2014). Quando aplicados à pele espessa, decorrente do envelhecimento extrínseco, melhoram a textura e reduzem o aspecto grosseiro da pele.

O *peeling* mecânico pode ser empregado também como modalidade preventiva do envelhecimento, uma vez que seu uso melhora as condições gerais da pele, melhorando o metabolismo local. Na prática, em tratamentos dermatofuncionais, os *peelings* mecânicos podem ser realizados previamente à aplicação de alguns ativos cosméticos. A esfoliação física promovida por essa técnica reduz a resistência imposta pela camada mais externa da epiderme e aumenta as taxas de permeação do ativo utilizado em seguida.

Além disso, esse recurso pode ser utilizado quando a pele envelhecida apresentar alterações de pigmentação com formação de manchas mais escuras, decorrentes da exposição crônica ao sol. Nesses casos, a técnica aplicada sobre as manchas promove a remoção dos melanócitos carregados com melanina, promovendo um clareamento das manchas (BORGES; SCORZA, 2016).

Peelings químicos

São aplicados mediante o uso de substâncias ácidas, que removem as camadas mais superficiais da pele, proporcionando a remoção das células mortas e induzindo o processo de regeneração tecidual nas camadas mais profundas. Os *peelings* químicos atuam por meio de uma reação química, reduzem a adesão entre as células e causam a erosão destas, resultando na morte celular.

Nos quadros de envelhecimento facial, pode-se empregar uma série de ácidos, incluindo os alfa-hidroxiácidos, como o ácido glicólico, ou os beta--hidroxiácidos, como o ácido salicílico. Além disso, quando houver sinais de hipercromias, pode-se utilizar o ácido kójico ou fítico, visando, além da renovação celular, ao clareamento das manchas. No caso de pacientes com hipercromias na região periorbitária, o uso do ácido tioglicólico também é efetivo, melhorando o aspecto da pele (SMALL; HOANG; LINDER, 2014).

Massagem

A massagem aplicada à pele envelhecida aumenta a circulação linfática e sanguínea. Nessa situação, o ato de massagear a pele causa hiperemia tecidual e elevação da temperatura local, permitindo o incremento na circulação. Este, além de aumentar o fornecimento de nutrientes para as células, permite a maior remoção de metabolitos (GUIRRO; GUIRRO, 2004).

O aumento da circulação local com o uso de técnicas de massagem acontece superficialmente e pode ser utilizado como tratamento coadjuvante ao uso de cosméticos. Isso porque a massagem tecidual aplicada previamente ao ativo cosmético permite a elevação da temperatura local e a dilatação dos poros e, com isso, facilita a permeação dos ativos na pele, potencializando os efeitos terapêuticos desse recurso.

> ### Saiba mais
> A drenagem linfática manual (DLM) é um recurso fisioterapêutico manual que pode ser inserido nos protocolos de tratamento e de prevenção dos sinais de envelhecimento (VASCONCELOS, 2015). Apesar de o efeito terapêutico principal desse recurso ser o tratamento do edema, a DLM melhora a oxigenação tecidual e a remoção de metabolitos, promovendo melhor nutrição tecidual e compensando, desse modo, o declínio da microcirculação da pele que ocorre com o envelhecimento.

Cinesioterapia

A realização de exercícios físicos é tida como uma estratégia para atenuar os efeitos do envelhecimento. Isso porque a realização de exercícios físicos regulares reduz a intensidade da perda de massa muscular (responsável pela flacidez muscular), além de melhorar de forma significativa a oxigenação tecidual e o tônus muscular (GUIRRO; GUIRRO, 2004). Portanto, a realização de exercícios físicos deve fazer parte da abordagem fisioterapêutica no envelhecimento, no manejo dos sinais a nível tanto facial como corporal.

Para a realização de exercícios físicos destinados à região facial, o fisioterapeuta pode empregar exercícios ativos ou, ainda, resistidos, com o uso de resistência manual. Para potencializar os efeitos terapêuticos dos exercícios físicos, o fisioterapeuta pode utilizar de maneira associada as correntes excitomotoras, tanto em tratamentos faciais como corporais.

Radiofrequência

Refere-se ao emprego de ondas eletromagnéticas que, ao atingirem os tecidos, promovem agitação das moléculas de água locais, gerando atrito e, com isso, aquecimento profundo dos tecidos (KAMIZATO; BRITO, 2014). Esse aquecimento é intenso e forte o suficiente para estimular os fibroblastos localizados na derme e, com isso, intensificar a produção de colágeno e elastina, melhorando a capacidade de sustentação da pele, que é gradativamente perdida à medida que se envelhece. Trata-se de um recurso que pode ser aplicado para tratamento do envelhecimento facial e corporal.

Carboxiterapia

Trata-se de uma técnica que permite a infusão percutânea de gás carbônico com fins de tratamento. Nessa técnica, o gás carbônico é injetado na pele por meio do uso de uma agulha, que perfura a pele e faz a aplicação percutânea (BORGES, 2010). A aplicação da carboxiterapia na pele envelhecida visa a promover efeitos especialmente na derme, por meio da estimulação dos fibroblastos, de modo a produzirem maior quantidade de colágeno. Ainda, essa técnica permite a reorganização das fibras de colágeno já existentes, atuando nos quadros de flacidez de pele, por promover melhoras estruturais na derme. Quando aplicada à região das pálpebras, é efetiva no tratamento de ptoses palpebrais.

Além de ser empregada no tratamento dos sinais do envelhecimento, a carboxiterapia pode ser utilizada como recurso preventivo, uma vez que melhora as condições estruturais da pele como um todo, melhorando a circulação, inclusive. Nessas situações, Borges (2010) sugere aplicações profiláticas em regiões como: região esternal, pescoço, ângulo da mandíbula, sulco nasogeniano, região maxilar, região do arco zigomático, região glabelar e frontal e região orbicular dos olhos.

> **Saiba mais**
>
> Outra aplicação da carboxiterapia aplicada ao envelhecimento cutâneo vem sendo utilizada para promover o rejuvenescimento das mãos. A região das mãos é comumente afetada por sinais de envelhecimento extrínseco, por estar mais exposta às condições ambientais. Nesses casos, a aplicação visa à melhora da sustentação da pele da região e, sobretudo, à melhora da circulação local, intensificando a nutrição tecidual (BORGES, 2010).

Microagulhamento

Também conhecida como indução percutânea de colágeno, trata-se de uma técnica que gera inúmeras micropunturas na pele, resultando em um quadro inflamatório e no desencadeamento do processo de cicatrização tecidual fisiológico, que aumenta a produção de colágeno na pele. Essas micropunturas são feitas por agulhas, que podem estar acopladas em um equipamento chamado de *roller*, que é deslizado sobre a pele do paciente, causando as lesões, ou, ainda, por meio de uma caneta (dermapen), que possui as agulhas acopladas em sua ponteira (GARCIA et al., 2017).

Além de criar um tecido relativamente novo na região de tratamento, o microagulhamento aumenta a circulação local, cria vasos sanguíneos na região e, ainda, facilita a permeação de ativos cosméticos na pele, uma vez que as micropunturas podem servir como canais para permeação. A Figura 5 mostra a aplicação do microagulhamento com uso da dermapen em uma pele acometida por rugas. É possível identificar a melhora do aspecto tecidual pós-tratamento, com atenuação dos sulcos e vincos na pele.

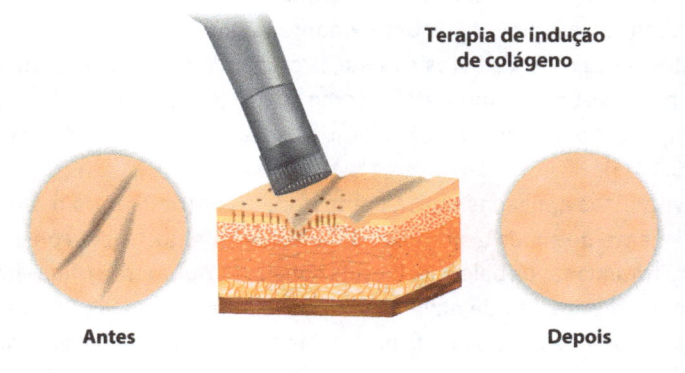

Figura 5. Aplicação do microagulhamento em rugas.
Fonte: Adaptada de Sakurra/Shutterstock.com.

A aplicação do microagulhamento com a dermapen permite o tratamento de áreas menores, com aplicações específicas, como em determinadas rugas faciais.

Ativos cosméticos

Os ativos cosméticos empregados para tratamento dos sinais de envelhecimento também são conhecidos como ativos antienvelhecimento, ativos *anti-aging* ou, ainda, ativos para peles maduras. Abrangem uma série de classes de cosméticos, que inclui: hidratantes, antioxidantes, vitaminas, clareadores, ativos que melhoram o metabolismo dérmico e epidérmico e, ainda, repositores do manto hidrolipídico.

Os produtos hidratantes atuam retendo ou aumentando o conteúdo hídrico das camadas da pele, evitando o ressecamento. Podem atuar de diferentes formas, como por emoliência, umectação ou hidratação ativa. Os ativos como silicones e óleos vegetais atuam por emoliência e evitam o ressecamento da pele, mediante a formação de um filme hidrolipídico sobre a epiderme. Ácido hialurônico, aloe vera, alantoína, aminoácidos e hialuronato de sódio atuam por umectação, pois absorvem a água e mantêm a pele úmida. Além desses meios, alguns ativos como ácido hialurônico, hialuronato de sódio, ureia, aloe vera e alantoína atuam repondo a água de maneira ativa nas camadas da pele, mediante hidratação ativa (MATOS, 2015).

Deve-se considerar que as alterações morfofuncionais que acontecem na pele a tornam ressecada. Logo, o uso de hidrantes deve ser enfatizado. Em relação às formulações de hidratantes para peles envelhecidas, o emprego de hidratantes com alto teor de oleosidade é importante, considerando a tendência natural ao ressecamento (BORGES; SCORZA, 2016).

Os cosméticos com ativos antioxidantes atuam minimizando os danos causados pelos radicais livres na pele, protegendo as células do envelhecimento precoce. Destacam-se ativos como ácido elárgico, chá verde, castanha da índia, flavonoides, licopeno, resveratrol, soja, coenzima Q10, dentre outros (MATOS, 2015).

As vitaminas aplicadas topicamente podem contribuir para o retardo no aparecimento de sinais e sintomas do envelhecimento, assim como podem atuar no tratamento da pele envelhecida. Ribeiro (2010) aponta como vitaminas aplicadas no processo de envelhecimento as vitaminas A, C, B5, F, E e K. O Quadro 2 mostra a ação de cada uma delas no processo de envelhecimento.

Quadro 2. Vitaminas utilizadas topicamente no envelhecimento cutâneo

Vitamina	Função em relação ao envelhecimento cutâneo
A	Regula a proliferação celular, ativando a renovação celular em peles envelhecidas e causando espessamento da pele fina no envelhecimento intrínseco; na epiderme, aumenta a produção de colágeno e glucosaminoglucanas
C	Ações antioxidante, clareadora e estimulante da produção de colágeno e elastina na derme
B5	Evita a formação de alterações pigmentares na pele e a descamação
F	Mantém a integridade da epiderme, evita a perda de água e aumenta as taxas de renovação celular
E	Ação antioxidante; atua reduzindo o aspecto enrugado da pele
K	Previne a ocorrência de manifestações vasculares decorrentes do envelhecimento, como as telangiectasias que surgem com o envelhecimento extrínseco

Fonte: Adaptado de Ribeiro (2010).

Os clareadores são ativos empregados em casos de envelhecimento cutâneo que curse com aparecimento de hipercromias, principalmente no envelhecimento extrínseco, em que o surgimento de hipercromias é mais intenso. Os ativos despigmentantes atuam reduzindo a coloração de manchas escuras na pele e garantindo melhor uniformidade de cor. Citam-se como ativos despigmentantes: arbutin, ácido ascórbico, ácido fítico, hidroquinona, Belides, dentre outros (MATOS, 2015).

Exemplo

O uso de ativos clareadores pode ser associado a outras modalidades de tratamento fisioterapêuticas, como o uso de ácido ascórbico (vitamina C) associado ao microagulhamento. Nesse caso, potencializam-se os efeitos clareadores e antioxidantes da vitamina C, ao mesmo tempo em que se induz a proliferação de fibroblastos e a maior síntese de proteínas dérmicas (GARCIA et al., 2017).

Os ativadores de metabolismo epidérmicos e dérmicos visam a amenizar os efeitos da redução da função da pele, prevenindo e amenizando a formação das rugas, a profundidade e a largura destas. Destaca-se a ação de algumas vitaminas com essa função associada, como as vitaminas A, B e C. Além disso, alguns açúcares, como fucose, galactose e ramnose, também são utilizados para incrementar as funções da pele, especificamente da epiderme. Ao se utilizarem polissacarídeos (açúcares), estimula-se a proliferação de fibroblastos, colágeno e elastina, aumentando-se a espessura da derme. Alguns alfas hidroxiácidos, utilizados em *peelings* químicos, podem ser utilizados em menores concentrações em uso domiciliar, pois, a longo prazo, aumentam a espessura da derme e da epiderme, melhorando a aparência da pele envelhecida.

Por fim, alguns cosméticos podem possuir em sua formulação ativos que auxiliam na reposição do manto hidrolipídico da pele, que é reduzido à medida que se envelhece, devido à menor produção de lipídeos e à menor adesão entre as células. Óleos vegetais, como óleo de buriti, castanha, andiroba e maracujá, são exemplos. Segundo Ribeiro (2010), o uso desses ativos proporciona a reposição de substâncias que a pele perde à medida que envelhece.

Além desses ativos, salienta-se a importância do uso do filtro solar, um ativo cosmético essencial para a prevenção dos sinais do envelhecimento extrínseco causados pela exposição ao sol. Para potencializar o efeito cosmético, um mesmo produto cosmético pode conter mais de um ativo associado, sendo que esses produtos podem ser formulados de diferentes formas, incluindo espumas, cremes, séruns, leites, barras ou *sprays*, de acordo com as necessidades do paciente.

Em síntese, para a aplicação de recursos fisioterapêuticos nos tratamentos para manejo da pele envelhecida ou para a prevenção de sinais do envelhecimento, deve-se considerar primeiramente os principais distúrbios cinético-funcionais presentes na pele (flacidez muscular, flacidez de pele, rugas, manchas, ressecamento etc.). Em seguida, deve-se compreender as alterações morfofisiológicas que desencadearam esses distúrbios. O conhecimento desses fatores permite que o fisioterapeuta dermatofuncional elabore um plano de tratamento adequado, optando pelos recursos fisioterapêuticos que mais efetivamente podem atuar nas condições morfofisiológicas. Desse modo, garante-se um tratamento individualizado e que respeite as particularidades de cada paciente.

Referências

BORGES, F. S. *Dermato-funcional*: modalidades terapêuticas nas disfunções estéticas. 2. ed. São Paulo: Phorte, 2010.

BORGES, F. S.; SCORZA, F. A. *Terapêutica em estética*: conceitos e técnicas. São Paulo: Phorte, 2016.

GARCIA, F. S. *et al.* Uso da técnica de microagulhamento associada a vitamina C no tratamento de rejuvenescimento facial. *Revista Científica Uniararas*, Araras, v. 1, n. 1, p. 71-80, 2017. Disponível em: http://uniararas.br/revistacientifica/_documentos/art.019-2017.pdf. Acesso em: 10 dez. 2020.

GUIRRO, E.; GUIRRO, R. *Fisioterapia dermato-funcional*: fundamentos, recursos, patologias. 3. ed. São Paulo: Manole, 2004

KAMIZATO, K. K.; BRITO, S. G. *Técnicas estéticas faciais*. São Paulo: Érica, 2014

KEDE, M. P. V.; SABATOVICH, O. *Dermatologia estética*. São Paulo: Atheneu, 2004.

KEDE, M. P. V.; SABATOVICH, O. *Dermatologia estética*. 3. ed. São Paulo: Atheneu, 2015.

MATOS, S. P. *Noções básicas em dermatocosmética*. São Paulo: Érica, 2015.

RIBEIRO, C. J. *Cosmetologia aplicada a dermoestética*. 2. ed. São Paulo: Pharmabooks, 2010.

SMALL, R.; HOANG, D.; LINDER, J. *Guia prático de peelings químicos microdermoabrasão e produtos tópicos*. São Paulo: Di Livros, 2014.

VASCONCELOS, M. G. *Princípios de drenagem linfática*. São Paulo: Érica, 2015.

Fique atento

Os *links* para *sites* da *web* fornecidos neste capítulo foram todos testados, e seu funcionamento foi comprovado no momento da publicação do material. No entanto, a rede é extremamente dinâmica; suas páginas estão constantemente mudando de local e conteúdo. Assim, os editores declaram não ter qualquer responsabilidade sobre qualidade, precisão ou integralidade das informações referidas em tais *links*.

Fisioterapia dermatofuncional nas disfunções linfáticas

Aline Andressa Matiello

OBJETIVOS DE APRENDIZAGEM

> Descrever a estrutura e as funções do sistema linfático.
> Identificar alterações cinético-funcionais que acometem o sistema linfático.
> Aplicar intervenções fisioterapêuticas nas disfunções linfáticas.

Introdução

As disfunções linfáticas são afecções que cursam com o surgimento de quadros de edema, associados a outros sinais e sintomas como alterações de pele e limitações de amplitude de movimento, impactando na funcionalidade e de modo direto na qualidade de vida do paciente.

Considerando isso, neste capítulo, você vai conhecer a estrutura, o funcionamento e as principais funções do sistema linfático, vendo como identificar as principais alterações cinético-funcionais que acometem esse sistema. Além disso, conhecerá os recursos fisioterapêuticos indicados para tratamento das disfunções linfáticas e a sua associação no manejo das disfunções linfáticas na área dermatofuncional.

Anatomia e fisiologia do sistema linfático

O sistema linfático humano é constituído por duas principais estruturas anatômicas e funcionais: os vasos linfáticos e os órgãos linfáticos. Os vasos linfáticos, que incluem vasos de diferentes tamanhos, incluindo pequenos vasos chamados de capilares, percorrem todo o corpo, enquanto aos órgãos linfáticos são representados por linfonodos, tonsilas, baço, timo e medula óssea (MARIEB; HOEHN, 2009). Essas estruturas atuam de maneira conjunta para proporcionar drenagem fisiológica dos tecidos humanos mediante a remoção dos líquidos extravasados dos vasos sanguíneos (venosos e arteriais) e que se depositam no espaço intersticial, devolvendo-os novamente à circulação sanguínea.

Desse modo, percebe-se que o sistema linfático está intimamente ligado ao sistema circulatório, especialmente por meio de pequenos vasos (vênulas e arteríolas), possuindo ação de equilíbrio junto a ele, de modo a garantir que os líquidos não se acumulem no espaço intersticial. Isso é exemplificado, por exemplo, pela proximidade com que essas estruturas anatômicas se encontram, o que você vê ilustrado na Figura 1, a seguir.

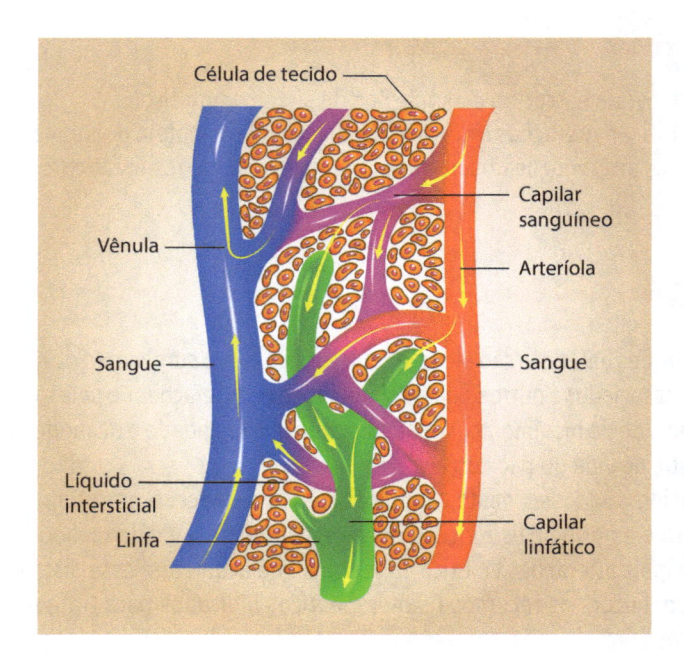

Figura 1. Relação do sistema linfático com o sistema circulatório.
Fonte: Adaptada de CLUSTERX/Shutterstock.com.

O líquido extravasado e proveniente dos vasos sanguíneos que se encontra no espaço intersticial recebe o nome de **linfa**, que é constituída por água (pelo extravasamento de plasma sanguíneo), pedaços de proteínas, lipídeos, restos celulares, hormônios, restos de bactérias e outras substâncias estranhas ao organismo.

Saiba mais

Dos líquidos que extravasam dos vasos sanguíneos, 90% retorna à circulação através do sistema venoso, e os 10% restantes retornam pelo sistema linfático, o que corresponde à drenagem de aproximadamente 2,5 litros de linfa a cada 24 horas (VASCONCELOS, 2015).

Os vasos e capilares linfáticos se encontram distribuídos em todo o corpo, tanto superficialmente quanto em regiões mais profundas, mas a maioria deles se localiza na superfície da pele, no tecido conjuntivo subcutâneo. A função dessas estruturas é transportar a linfa da periferia para o interior dos vasos sanguíneos. Segundo Vasconcelos (2015), os vasos mais superficiais removem a linfa da pele, enquanto os mais profundos removem a linfa de músculos, órgãos, vasos sanguíneos e articulações.

Os capilares são vasos linfáticos muito pequenos, também chamados de vasos linfáticos iniciais. Esses vasos são formados por uma única camada de células, dispostas de maneira superposta, semelhante a escamas, de modo que se abrem para permitir a entrada do líquido intersticial. Essa composição torna as paredes dos capilares linfáticos extremamente finas e frágeis. Eles nascem do tecido conjuntivo e se espalham por toda a superfície desse tecido, como se fosse uma teia de aranha. Estão presentes entre as células do corpo e se encontram fixados aos tecidos adjacentes através de filamentos de ancoragem, que permitem que se mantenham fixos e suportem a pressão exercida pelos líquidos sobre eles.

Graças a essa estrutura, os capilares possuem a capacidade de absorver e retirar do meio intersticial vários componentes da linfa que não puderam ser reabsorvidos pelos vasos venosos, como é o caso, por exemplo, de macromoléculas que não conseguiriam ser absorvidas pelos vasos venosos por possuírem tamanhos muito grandes e são facilmente removidas pelo sistema linfático. A Figura 2, a seguir, mostra a estrutura desses capilares linfáticos, cuja parede se abre para remover o líquido entre as células.

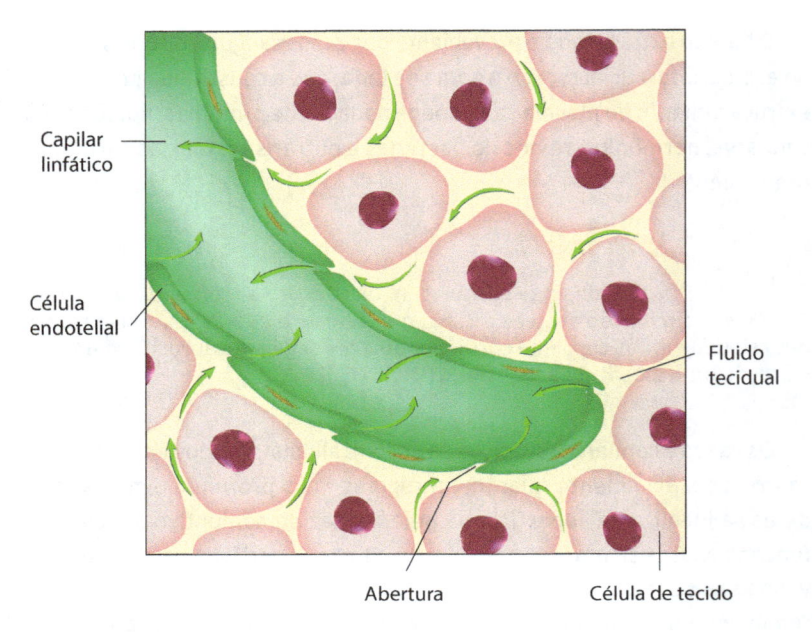

Figura 2. Capilar linfático.
Fonte: Adaptada de Alila Medical Media/Shutterstock.com.

A anatomia dos capilares linfáticos permite que a linfa absorvida flua em todas as direções dentre deles, uma vez que não possuem mecanismos que direcionam esse líquido. Após absorverem a linfa, os capilares linfáticos a direcionam para os vasos linfáticos que possuem uma estrutura um pouco maior, chamados de vasos pré-coletores. Os vasos pré-coletores, por sua vez, direcionam a linfa para vasos coletores, que são maiores, de modo que a linfa é carreada de vasos muito pequenos para vasos cada vez maiores (GODOY; GODOY; GODOY, 2016).

Sobre a estrutura, a parede dos vasos coletores linfáticos é formada por três camadas de células, que possuem em sua camada interna válvulas que possibilitam o direcionamento da linfa em apenas uma direção, impedindo o refluxo (VASCONCELOS, 2015). Desse modo, à medida que a linfa passa pelo vaso, a válvula se fecha, impedindo o seu retorno, como apresentado na Figura 3.

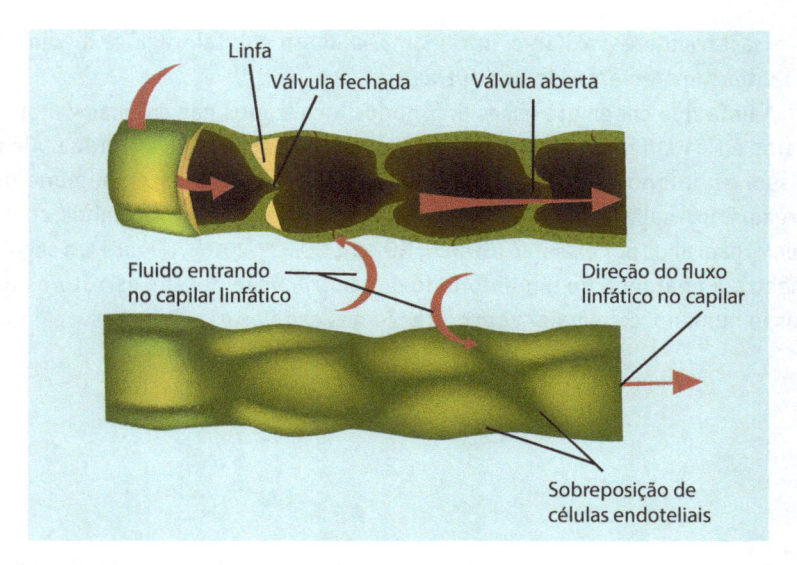

Figura 3. Vaso linfático coletor.
Fonte: Adaptada de Sakurra/Shutterstock.com.

A camada intermediária dos coletores linfáticos é formada por músculo liso, que permite a contração desses vasos. Outra característica importante dos coletores linfáticos é a presença de linfângions, estruturas localizadas entre as válvulas e tidas como "pequenos corações linfáticos". Possuem pulsação própria, feita de 6 a 8 vezes por minuto, e funcionam como bombas auxiliares no direcionamento da linfa.

Vasconcelos (2015) cita, ainda, que o direcionamento da linfa, além de ser impulsionado pelas válvulas e pelos linfângions, é feito pela contração de músculos esqueléticos, pela pulsação das artérias, pelos movimentos respiratórios, pelos batimentos cardíacos e, ainda, pelo movimento das vísceras. Os coletores linfáticos estão localizados em áreas estratégicas do corpo e direcionam a linfa para outras estruturas do sistema linfático, chamadas de linfonodos.

Os linfonodos são estruturas constituídas por nódulos fibrosos, semelhantes a um feijão, e responsáveis por filtrar a linfa que chega até eles. Estão distribuídos pelo corpo, mas de maneira localizada em alguns pontos, chamados de cadeias ganglionares, que concentram maiores quantidades dessas estruturas. Para Vasconcelos (2015), as principais cadeias ganglionares se encontram localizadas nas regiões: temporais, reatroauriculares, pré-auriculares, occipitais, cervicais posteriores, cervicais laterais, supra e infraclaviculares, axilares, inframamária, fossa cubital, regiões inguinais, poplíteas, maleolares, dentre outras.

A linfa que chega até esses linfonodos localizados nas cadeias ganglionares é rica em resíduos metabólicos e, nessas estruturas, é filtrada. Além disso, os linfonodos produzem células T, envolvidas no sistema imune do organismo, realizando a fagocitose de partículas e agentes estranhos, como microrganismos por exemplo (GODOY; GODOY; GODOY, 2016). A Figura 4, a seguir, mostra a anatomia de um linfonodo e a distribuição dessas estruturas no corpo humano, com maior concentração nas cadeias ganglionares.

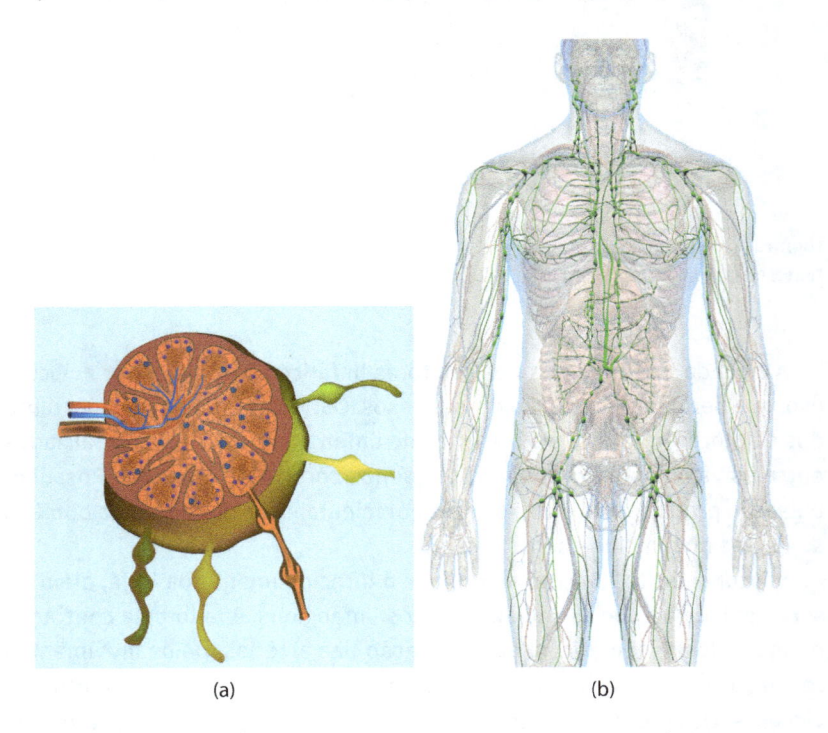

(a)   (b)

Figura 4. (a) Linfonodo e (b) distribuição dos linfonodos em cadeias ganglionares.
Fonte: Adaptada de (a) Sakurra/Shutterstock.com; (b) Hank Grebe/Shutterstock.com.

Além dessas estruturas, a linfa ainda passa por vasos coletores finais, também chamados de troncos linfáticos. Segundo Vasconcelos (2015), as estruturas linfáticas se comunicam através de 11 troncos principais, que são:

- tronco intestinal — transporta a linfa das vísceras intestinais;
- troncos lombares direito e esquerdo — drenam região de membros inferiores, sistema urinário e genital;
- troncos subclávios direito e esquerdo — recebem a linfa proveniente dos quadrantes torácicos superiores, glândulas mamarias, membros superiores e drenam os linfonodos axilares;
- troncos bronco mediastinais direito e esquerdo — drenam a região de mediastino, brônquios e pulmões;
- troncos descendentes intercostais direito e esquerdo — drenam a região profunda do tórax parte posterior;
- tronco jugular direito e esquerdo — drenam os linfonodos da cabeça e do pescoço.

Esses troncos terminam de carrear a linfa em dois ductos chamados de ducto torácico e ducto linfático direito. Os ductos constituem o trajeto final pelo qual a linfa percorre, pois, posterior à passagem por eles, ela é devolvida aos vasos sanguíneos venosos (BORGES; SCORZA, 2016). O ducto linfático direito é menor, formado pela junção dos troncos subclávio, jugular e bronco mediastinal direito, e desemboca a linfa na altura da clavícula direita, mais especificamente nas veias jugulares e subclávias direitas. Toda a linfa proveniente da metade direita do tórax, da metade e direita da cabeça e do membro superior direito, é direcionada para esse ducto e, posteriormente, para a circulação sanguínea venosa.

Já o ducto torácico é maior, medindo cerca de 38 a 40 cm. Inicia-se na altura da cisterna do quilo, atravessa a região do tórax e desemboca na região das veias jugulares e subclávias esquerdas. A linfa carreada pelos troncos intestinal, lombares e intercostais termina nesse ducto, que permite a drenagem dos membros inferiores, da metade esquerda do tórax, do membro superior esquerdo e da metade esquerda da cabeça (VASCONCELOS, 2015).

Além dessas estruturas linfáticas, o sistema linfático ainda possui órgãos como o timo, o baço, as tonsilas e a medula óssea, que possuem funções atreladas aos capilares, vasos e linfonodos. Segundo Marieb e Hoehn (2009), o timo se localiza posteriormente ao osso esterno e tem funções relativas ao sistema linfático principalmente nos primeiros anos de vida até a adolescência. Depois disso, vai descrendo e perdendo suas funções e, na velhice, é praticamente todo substituído por tecido fibroso. No primeiro ano de vida, o timo libera certos hormônios responsáveis por ativar linfócitos T na proteção do organismo.

O baço é o maior órgão linfático, localiza-se no lado esquerdo da cavidade abdominal, abaixo do diafragma, e é responsável por estocar plaquetas, armazenar alguns produtos metabólicos para posterior reutilização e, na fase embrionária, é o responsável pela produção de eritrócitos para o feto. As tonsilas são órgãos linfáticos mais simples, localizadas na garganta e responsáveis pela proteção do organismo por meio da remoção de agentes que passam pela laringe e possam se tornar prejudiciais ao organismo.

Além desses, a medula óssea, que se localiza na cavidade dos ossos esponjosos e no canal medular de ossos, é um órgão responsável formar as células do sistema sanguíneo, como eritrócitos, leucócitos, plaquetas e, ainda, os linfócitos T, que são células envolvidas na proteção do organismo e localizadas em algumas áreas do sistema linfático, como no interior do linfonodos (MARIEB; HOEHN, 2009).

Funções do sistema linfático

Conhecendo as principais estruturas que compõem o sistema linfático, pode-se dizer que elas atuam por meio de quatro funções básicas, de modo a garantir o perfeito funcionamento do organismo, como você confere a seguir.

- **Redução na concentração de líquido no espaço intersticial:** o sistema linfático é responsável por capturar a linfa acumulada no interstício e devolvê-la à circulação sanguínea. Nesse caso, os líquidos dos espaços intersticiais estão constantemente em circulação e, em situações em que o plasma e proteínas plasmáticas escapam dos vasos e se acumulam no interstício, são capturadas pelo sistema linfático (PRENTICE, 2014).
- **Prevenção de edema:** essa função é desempenhada pelo sistema linfático porque ele age como uma válvula de segurança e evita que o edema se forme em condições em que há sobrecarga de líquidos (PRENTICE, 2014). À medida que o volume de líquido no espaço intersticial aumenta, eleva-se a pressão e, com isso, aumenta-se o fluxo linfático, evitando ao máximo a formação do edema.
- **Homeostase:** a homeostase do ambiente extracelular é garantida pelo sistema linfático por meio da remoção de linfa, moléculas de proteínas em excesso e resíduos do líquido intersticial (PRENTICE, 2014).
- **Proteção:** o sistema linfático limpa o líquido recolhido do espaço intersticial e, quando necessário, bloqueia a disseminação de agentes infecciosos ou de células malignas por meio da ação dos linfonodos.

Douketis (2019) comenta que a linfa, ao passar pelos linfonodos, é limpa e todas as substâncias estranhas são destruídas antes de esse líquido retornar à circulação sanguínea. Isso acontece porque os linfonodos, órgãos onde a linfa é filtrada, possuem grande concentração de células de defesa, como glóbulos brancos, células T e macrófagos, que identificam e destroem substâncias e moléculas que possam ser lesivas ao organismo.

Alterações cinético-funcionais que acometem o sistema linfático

Na prática, diversas condições podem afetar a estrutura e/ou o funcionamento do sistema linfático, levando a desequilíbrios desse sistema e, consequentemente, a acúmulo de líquido no espaço intersticial e formação de edema. Segundo Prentice (2014), o edema é definido como o acúmulo anormal de líquido nos espaços intersticiais dos tecidos e é a principal manifestação relacionada a comprometimentos do sistema linfático, manifestando-se através de tumefação tecidual, com aumento do volume da região (PRENTICE, 2014). A Figura 5, a seguir, mostra um quadro de edema.

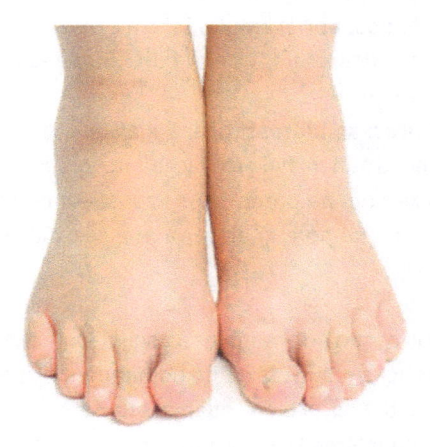

Figura 5. Edema.
Fonte: Prado (2017, documento *on-line*).

O edema pode ser desencadeado por diferentes mecanismos fisiopatológicos que interferem no sistema linfático de maneira direta ou indireta (quando interferem na circulação venosa ou arterial). A seguir, confira alguns dos mecanismos que resultam em edema segundo Vasconcelos (2015).

- **Permeabilidade vascular aumentada:** o aumento da permeabilidade vascular faz com que os poros dos vasos sanguíneos sofram dilatação, facilitando a saída de plasma e de proteínas plasmáticas, que extravasam e se acumulam no espaço intersticial. Condições como calor excessivo e processo inflamatório (que pode surgir na fase pós-operatória) são exemplos.
- **Redução do fluxo linfático:** condições que afetam a anatomia ou o funcionamento das estruturas linfáticas podem causar edema. Retirada cirúrgica de componentes do sistema linfático, incisões cirúrgicas que lesionem as vias linfáticas, obstruções causadas por tumores, compressões geradas pelo uso de roupas apertadas ou estase venosa são exemplos.
- **Redução da pressão osmótica nos capilares:** esta pressão, em níveis normais, faz com que as proteínas presentes no plasma atraiam a água do espaço extracelular para dentro do vaso, reabsorvendo os líquidos e evitando a formação do edema. Contudo, reduções nessa pressão, comum em pacientes com déficits proteicos, como nos casos de pacientes queimados, por exemplo, fazem com que o líquido extravase para o espaço extracelular e tenha dificuldades em retornar para o interior dos vasos.
- **Aumento da pressão hidrostática:** a elevação dessa pressão induz a perda de líquidos para o meio extracelular, pois aumenta a pressão que os líquidos exercem na parede dos vasos. Condições que aumentem o volume de sangue podem elevar a pressão hidrostática e causar o edema.

O processo de formação do edema pode ser classificado em quatro estágios, com características distintas e que demandam diferentes abordagens terapêuticas. Esses estágios incluem: edema latente, estágio I, II e III. Segundo Vasconcelos (2015), no edema latente, não é observado aumento de volume dos tecidos, entretanto, o sistema linfático já não se encontra saudável. No estágio I, há presença de edema visível e macio, e é totalmente reversível com a elevação do membro. No estágio II, começam a surgir alteração na pele, com formação de fibrose — e mesmo elevando membro não há redução do volume. No edema grau III, já acontece fibrose, com redução da imunidade, podendo surgir lesões cutâneas.

O acúmulo de líquido excessivo no espaço intersticial é prejudicial ao organismo. Isso porque o tecido sofre graus variados de hipóxia tecidual, reduz a nutrição tecidual — pois aumenta a distância para a chegada dos nutrientes as células —, gera acúmulo de metabolitos, além de dor, desconforto e outros prejuízos teciduais (PRENTICE, 2014). Vasconcelos (2015) cita que o edema, quando não tratado, pode evoluir para complicações como fibroses teciduais (decorrentes do processo de reparo tecidual crônico), infecções, formação de cistos, fissuras, por isso deve ser tratado.

Disfunções cinético-funcionais no contexto dermatofuncional que causam edema

Dentre as alterações que acometem o sistema linfático e geram a formação de edema, citam-se os quadros de edema venoso, linfedema, algumas disfunções faciais, corporais e cirurgias plásticas.

Linfedema

Também chamado de edema linfático, pode ocorrer em um ou mais segmentos corporais devido a ausência, obstrução, destruição ou remoção cirúrgica de estruturas linfáticas (GUIRRO; GUIRRO, 2003). Nesses casos, há acúmulo de líquido nos espaços intersticiais, acúmulo de proteínas plasmáticas, células sanguíneas e produtos resultantes do metabolismo tecidual.

> **Saiba mais**
>
> O líquido que se acumula no espaço extracelular nos casos de linfedema possui concentração de proteínas bastante elevada, o que caracteriza o edema como inflamatório, e o líquido recebe o nome de exsudato. Em contrapartida, outros tipos de edema, como os causados pela elevação da pressão hidrostática, recebem o nome de edema não inflamatório por não possuírem inflamação associada e, nesse caso, o líquido possui menos proteínas e recebe o nome de transudato (MARIEB; HOHEN, 2009).

No linfedema, o edema vem associado a dor, alterações cutâneas como ressecamento e tensionamento da pele, alterações de pigmentação e sensação de membro pesado (GUIRRO; GUIRRO, 2003). Além disso, pode haver alterações de sensibilidade, redução da força muscular, redução da amplitude de movimento e rigidez dos dedos, resultando em déficit funcional no membro acometido.

Após a instalação de linfedema, o quadro é irreversível e se torna uma afecção crônica, demandando tratamento e cuidados definitivos (VASCONCELOS, 2015). Isso acontece porque, na maioria dos casos, há uma deterioração das estruturas linfáticas importante que pode ser restabelecida após alguns meses ou anos ou, ainda, em alguns casos, o restabelecimento não é possível. A ocorrência de linfedema é mais prevalente após a remoção cirúrgica de linfonodos, que altera a circulação da linfa e causa edema.

O linfedema é a principal complicação relacionada ao tratamento de câncer de mama. Em geral, estima-se que 12 a 30% das mulheres submetidas a tratamento cirúrgico de linfadenectomia axilar (retirada de linfonodos exilares) desenvolvam essa complicação após a cirurgia (FABRO et al., 2016).

A ocorrência de linfedema ainda é maior quando o paciente realiza radioterapia, pois a radiação gera a formação de tecido cicatricial, ou quimioterapia, por causar esclerose dos vasos linfáticos. Outras causas além do tratamento do câncer de mama são a filariose (doença que causa paralisia das estruturas linfáticas) e condições pós-traumáticas, que causam lesão direta de estruturas linfáticas (AZOUBEL et al., 2010).

Pacientes com linfedema possuem maiores riscos de desenvolvimento de complicações, que podem evoluir, agravando o edema ou desencadeando outras condições clínicas. Dentre as complicações mais comuns nos quadros de linfedema, a maioria delas está relacionada a infecções, como erisipela, linfangite e celulite.

Algumas razões contribuem para que os pacientes com linfedema apresentem maiores chances de desenvolvimento de infecções. Uma delas se refere a alterações na hidratação da pele, ocasionada perda da lubrificação natural da estrutura cutânea, de modo que a pele fique seca, reduzindo a capacidade de barreira imposta por essa estrutura (FABRO et al., 2016).

Outra condição está relacionada ao aumento do volume tecidual e, consequentemente, do segmento. Nesse caso, há maior contato com outras estruturas, com aumento da fricção tecidual e predispondo a irritação cutânea. Essa condição, associada à pele excessivamente seca, pode causar o surgimento de pequenas lesões na pele, em forma de escoriações, fissuras ou abrasão, que servem de porta de entrada para microrganismos, como bactérias por exemplo.

Além disso, a formação de dobras cutâneas em alguns locais e o maior contato entre as estruturas anatômicas pode ocasionar aumento da umidade em alguns locais pelo acúmulo de sudorese. Os tecidos nessa situação ficam mais expostos a infecções fúngicas em virtude de o local ser propício para a proliferação de microrganismos, especialmente de fungos. Nessas situações, com maiores chances de microrganismos adentrarem na pele, aumentam consideravelmente também as chances de desenvolvimento de processo infeccioso. A Figura 6, a seguir, mostra um quadro de linfedema de membro inferior em que é possível verificar, além do aumento de volume do segmento, a formação de dobras cutâneas.

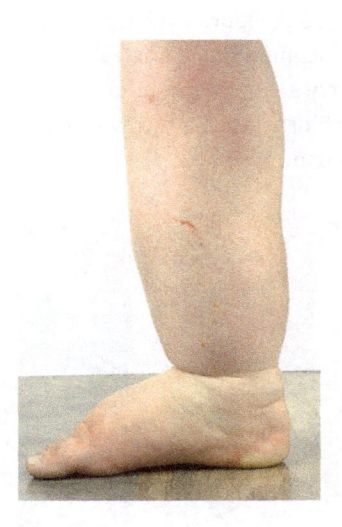

Figura 6. Linfedema em membro inferior.
Fonte: Lost Mountain Studio/Shutterstock.com.

Além de terem maior predisposição a infecção, os pacientes com linfedema tendem a apresentar quadros infecciosos mais graves, especialmente porque as células de defesa do organismo estão com funções reduzidas em pacientes com linfedema (FABRO *et al.*, 2016). Além disso, as infecções desencadeiam um processo de reparo tecidual que se torna crônico e que culmina com a deposição de colágeno de maneira irregular, gerando fibroses e aderências teciduais, o que agrava ainda mais o quadro de limitação do paciente.

Disfunções venosas

Algumas patologias que acometem o sistema venoso podem levar a quadros de edema. Em geral, essas patologias atuam causando obstruções dos vasos venosos (veias ou vênulas) ou insuficiência no retorno do sangue, de modo que haja estase venosa, que é a redução da velocidade de circulação do sangue, fazendo com que o sangue permaneça mais tempo dentro dos vasos (SANTOS; MENOITA; SANTOS, 2014).

Secundariamente ao quadro de estase venosa causado por essas doenças, há aumento da pressão hidrostática, facilitando a saída de líquidos dos vasos e acumulando-se no espaço extracelular. Condições que causam limitações ao retorno venoso, como varizes, e outros quadros de insuficiência vascular venosa são causas comum de estase venosa e, com isso, aumento de extravasamento de líquidos. A Figura 7 mostra um quadro de varizes em que é possível observar a incompetência das válvulas venosas em encaminhar o sangue de volta ao coração, de modo que se acumula no vaso venoso, aumentando a pressão hidrostática e extravasando para o meio extracelular, causando o edema venoso.

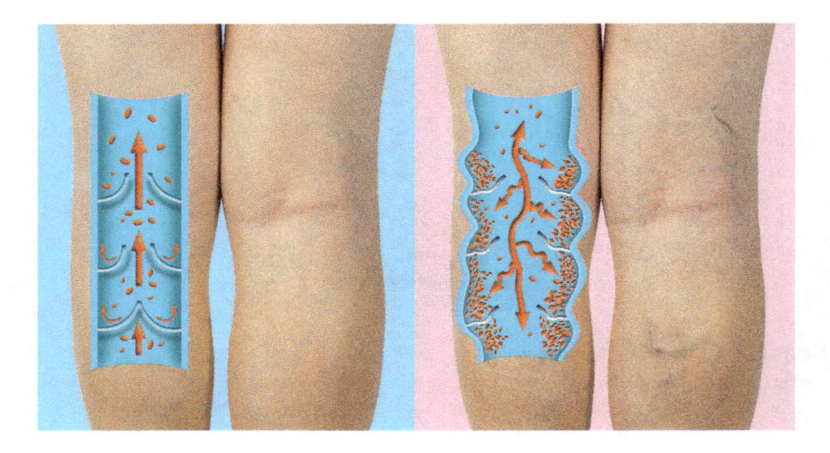

Figura 7. Edema de origem venosa.
Fonte: Solarisys/Shutterstock.com.

Em condições fisiológicas, quando o extravasamento acontece, o sistema linfático atua normalizando a drenagem dos líquidos e evitando a formação do edema. Entretanto, em situações em que esse equilíbrio é perdido e o extravasamento de líquidos dos vasos venosos é maior que a capacidade de drenagem, há a formação de edema, que recebe o nome de edema venoso (LEDUC; LEDUC, 2007).

Esse tipo de edema atinge membros inferiores pelo fato de as insuficiências venosas, como as varizes, causarem estase venosa nessas regiões. O edema, nesse caso, é visualizado mais distalmente, próximo ao tornozelo e ao terço inferior do membro e geralmente associado a cianose, pele fria e sintomas como sensação de peso no membro e dor. Quando crônico, o edema venoso pode causar alterações cutâneas, como úlceras venosas, e alterações funcionais, como rigidez articular, alterações na marcha, decorrentes da limitação de amplitude de movimento de tornozelo e do quadro álgico (SANTOS; MENOITA; SANTOS, 2014).

Segundo Borges e Scorza (2016), o edema venoso piora à medida que o paciente permanece em pé por longos períodos e costuma melhorar com posturas antigravidade, como a elevação do membro, uma vez que facilita o retorno do sangue e reduz a estase venosa.

Disfunções faciais e corporais

Dentre as disfunções cinético-funcionais que acometem a face e que estão relacionadas a alterações linfáticas, citam-se as olheiras, a acne e o envelhecimento facial. As olheiras, dentre outras alterações, cursam com o acúmulo de líquido na parte inferior do olho, gerando as famosas "bolsas", enquanto a acne normalmente está relacionada a edema local, resultante da inflamação, o que eleva a permeabilidade celular e causa edema. Sobre o envelhecimento, tecidos que se encontram congestionados possuem menor suporte de nutrientes e maior acúmulo de metabolitos, induzindo processo de envelhecimento precoce.

Dentre as disfunções corporais que cursam com edema, cita-se o fibro edema geloide (FEG), lipodistrofia localizada (LDL) e o período de gestação. O FEG é uma disfunção em que há compressão das vias linfáticas em decorrência do aumento do volume dos adipócitos, causando compressão linfática de vasos linfáticos, que leva ao comprometimento da microcirculação linfática, arterial e venosa, provocando estase venosa. Mecanismo semelhante acontece nos quadros de lipodistrofia localizada (LDL). Na gestação, o aumento do volume abdominal gera compressão de vasos venosos e linfáticos importantes, reduzindo o retorno linfático e gerando a formação de edema, sobretudo em membros inferiores — o edema em gestantes pode ser agravado por condições hormonais.

Outra condição clínica que repercute no sistema linfático e pode causar quadros de edema de diferentes gravidades são as queimaduras. Essas lesões causam quadros de edema decorrentes do aumento da permeabilidade vascular pelo processo inflamatório, pela perda de proteínas plásticas e, ainda, pela destruição das vias linfáticas, em função de lesão cutânea (BORGES; SCORZA, 2016). Em pacientes queimados, a redução do edema é importante para manter a homeostasia do organismo, aliviar o desconforto e prevenir a formação de fibroses. Nesses casos, podem ser utilizados recursos como a drenagem postural e a DLM por exemplo.

Pré e pós-operatório de cirurgias

Lange (2012) comenta que as cirurgias, de modo geral, causam lesões de diferentes intensidades no sistema linfático. A incisão cirúrgica causa a secção de vasos linfáticos, assim como a manipulação tecidual durante o procedimento causa traumas a essas vias em associação com o processo inflamatório local decorrente do procedimento cirúrgico; além disso, predispõem a formação de edema por aumento da permeabilidade vascular e, ainda, pela incompetência das vias linfáticas em drenar os líquidos. As vias lesadas passam por um processo de regeneração, reconstituindo-se. Contudo, esse processo é lento e, em muitos casos, há necessidade de tratamento para controle do edema pós-operatório até que parte dessas vias seja recuperada.

Conhecer o mecanismo de formação de edema é importante para o fisioterapeuta, de modo que possa compreender como cada disfunção cinético-funcional acomete o sistema linfático e como atuar de forma terapêutica nestas situações.

Recursos fisioterapêuticos aplicados às disfunções linfáticas

Para tratamento e prevenção de edema proveniente de alterações cinético-funcionais que acometem o sistema linfático direta ou indiretamente, pode-se empregar uma série de recursos terapêuticos. Dentre os mais utilizados, citam-se: drenagem linfática manual, pressoterapia, drenagem postural, bandagem compressiva, bandagens elásticas funcionais, cinesioterapia, hidroterapia e automassagem linfática.

Drenagem linfática manual (DLM)

Trata-se de um recurso que consiste na aplicação de manobras sobre os tecidos realizadas manualmente pelo fisioterapeuta para estimular o sistema linfático e, com isso, prevenir e tratar quadros de edemas.

Seu mecanismo de ação se pauta na mobilização dos líquidos presentes no espaço intersticial. As manobras específicas de DLM estimulam a motricidade dos linfângions, facilitando a remoção do líquido e de proteínas do espaço extracelular; com isso, permitem a eliminação de metabólicos e melhorias no transporte, na nutrição e no metabolismo tecidual (VASCONCELOS, 2015).

Para o tratamento, as manobras utilizadas devem possuir pressão, ritmo e sentido específicos, o que caracteriza esse recurso. Acerca da pressão, a

DLM utiliza manobras com pressão muito leve e superficial, considerando que a maioria das estruturas linfáticas se encontram dispostas superficialmente, mas necessita ser firme para promover o alongamento do vaso, ao mesmo tempo que não pode ser forte a ponto de causar lesão no sistema de ancoragem que fixa os vasos ao tecido conjuntivo. Além disso, não podem causar hiperemia, dor ou desconforto. Alguns autores sugerem uma pressão aproximada de 40 mmHg, o que seria equivalente a uma pressão semelhante a 50 gramas sobre o tecido.

Acerca da pressão, sugere-se que a aplicação da técnica utilize pressões diferentes de acordo com a região do corpo, com aplicação de pressões menores em pescoço e em tecidos macios e maiores pressões em região corporal, em tecidos de maior resistência, e, ainda, em edema intenso, desde que não cause dor e lesão à estrutura linfática. Sobre o ritmo, a técnica deve ser realizada lentamente, uma vez que a linfa percorre lentamente os vasos linfáticos. Além disso, as manobras lentas possibilitam respirar a ação dos linfângions, que pulsam de 6 a 8 vezes por minutos. Portanto, fisiologicamente, o funcionamento linfático é lento e não teria sentido a utilização de manobras rápidas.

Em relação ao número de vezes que cada manobra é repetida, orienta-se a repetição de 5 a 7 vezes sobre a mesma área e, em casos de edemas mais intensos, aconselha-se a repetição de até 10 vezes.

Por fim, em relação ao sentido, as manobras de DLM aplicadas devem direcionar a linfa para cadeias de linfonodos correspondentes, sempre direcionando a linfa de distal para proximal, onde será filtrada para, posteriormente, ser devolvida ao sistema circulatório (VASCONCELOS, 2015). Desse modo, a sequência das manobras deve seguir o trajeto das vias linfáticas e, preferencialmente, considerando que o sistema linfático atua no corpo de maneira sistêmica, é indicado que todo o corpo seja drenado, mesmo em condições de edema localizado.

Atualmente, existem muitas técnicas diferentes para a realização da DLM, contudo, todas devem atuar respeitando os princípios básicos da técnica (pressão, ritmo e direção) e, ainda, a fisiologia do sistema linfático. Além disso, devem respeitar três tipos de manobras básicas, independentemente da técnica empregada, como você confere a seguir (VASCONCELOS, 2015).

- **Bombeamento dos linfonodos:** realizado no início da terapia, é feito sobre as cadeias de linfonodos principais e tem o objetivo de esvaziar essas estruturas, deixando-as livres para receber uma nova carga linfática.

- **Captação da linfa (reabsorção):** é feita por manobras em forma de círculos, aplicada a todos os tecidos a fim de que o líquido presente no espaço intersticial entre no capilar linfático.
- **Encaminhamento da linfa:** é feita por meio de manobras que promovem um bombeamento da linfa em direção aos linfonodos mais próximos.

Considerando isso, a DLM está indicada para as situações que cursem com acúmulo de líquido no meio extracelular e/ou estase venosa, sendo que, para edemas latentes e de estágio I, a DLM é utilizada como terapia única (VASCONCELOS, 2015). Na área dermatofuncional, a DLM é indicada para edemas em geral, pré e pós-operatório de cirurgias plásticas estéticas e reparadoras, tratamentos de FEG, redução de medidas, tratamento de olheiras, prevenção de envelhecimento e, ainda, para manejo do edema em gestantes, entre outros. Por utilizar manobras lentas, suaves e rítmicas, a DLM promove relaxamento e pode ser utilizada em casos de estresse e ansiedade (VASCONCELOS, 2015).

No entanto, algumas condições clínicas contraindicam a realização dessa técnica. Essas condições podem representar contra indicação absoluta ou relativa, quando, mediante avaliação criteriosa e prescrição médica, mostra-se que os benefícios da aplicação da técnica são considerados maiores em relação aos possíveis prejuízos. O Quadro 1, a seguir, mostra a relação das principais contraindicações absolutas e as contraindicações relativas ao tratamento de DLM.

Quadro 1. Contraindicações da DLM

Contraindicações absolutas	Contraindicações relativas
■ Neoplasia em tratamento: apenas com acompanhamento e solicitação médica. ■ Insuficiência cardíaca descompensada: pode causar edema cardíaco. ■ Insuficiência renal crônica: o aumento na eliminação de líquidos pode sobrecarregar os rins. ■ Infecções: os agentes infecciosos (vírus, bactérias, fungos, etc.) podem se difundir pelo corpo e causar septicemia. ■ Hipertireoidismo descompensado: pela concentração aumentada de hormônios tireoidianos no sangue. ■ Trombose venosa aguda: a técnica pode deslocar trombos e causar embolia pulmonar. ■ Tromboflebites, flebites e linfangites agudas: por serem condições teciduais agudas que acometem vasos sanguíneos e linfáticos não. ■ Febre: pelo aumento do metabolismo e pelo risco de presença de processo infeccioso.	■ Neoplasias tratadas: desde que com autorização médica. ■ Cardiopatias. ■ Diabetes. ■ Hipertensão arterial sistêmica: não drenar em picos de pressão. ■ Hiper ou hipotireoidismos: apenas com prescrição médica. ■ Período menstrual: mulheres com fluxos intensos podem relatar aumento. ■ Asma e bronquite. ■ Inflamação crônica. ■ Hipotensão arterial: cuidados relacionados a quedas de pressão.

Fonte: Adaptado de Vasconcelos (2015).

Pressoterapia

Trata-se de um recurso fisioterapêutico que se caracteriza pela utilização de uma massagem pneumática realizada na direção do fluxo circulatório por meio da aplicação de pressão positiva sobre o segmento corporal, ativando, desse modo, o retorno venoso e linfático. Nesse caso, a pressoterapia tem ação semelhante a uma drenagem linfática manual, mas é mecânica (GODOY; GODOY; GODOY, 2016).

Segundo Borges e Scorza (2016), o uso da pressoterapia no manejo de disfunções do sistema linfático se justifica porque a compressão realizada gera uma diferença de pressão, suficiente para deslocar a linfa da extremidade, ao mesmo tempo em que facilita a entrada de sangue no tecido.

Para a aplicação da técnica, utiliza-se de artefatos pneumáticos, como botas, luvas ou cintas, as quais inflam e desinflam. São geralmente confeccionados em plástico resistente e com cavidades de enchimento que podem ser separadas, no caso de equipamentos multicompartimentais, em que cada cavidade enche e esvazia de forma independente; ou uma única cavidade, nos equipamentos unicompartimentais, quando a pressão aplicada é uniforme, mas a pressão exercida sobre o segmento se diferencia de um local para outro em virtude do diâmetro da área tratada.

Os artefatos pneumáticos são conectados a um equipamento compressor, que possibilita o insuflar e desinsuflar do artefato através de mangueiras de borracha ou plásticas. No equipamento de compressão, ainda, o fisioterapeuta pode modular parâmetros como pressão, tempo de aplicação da compressão e tempo total de tratamento. A Figura 8 mostra um equipamento de pressoterapia.

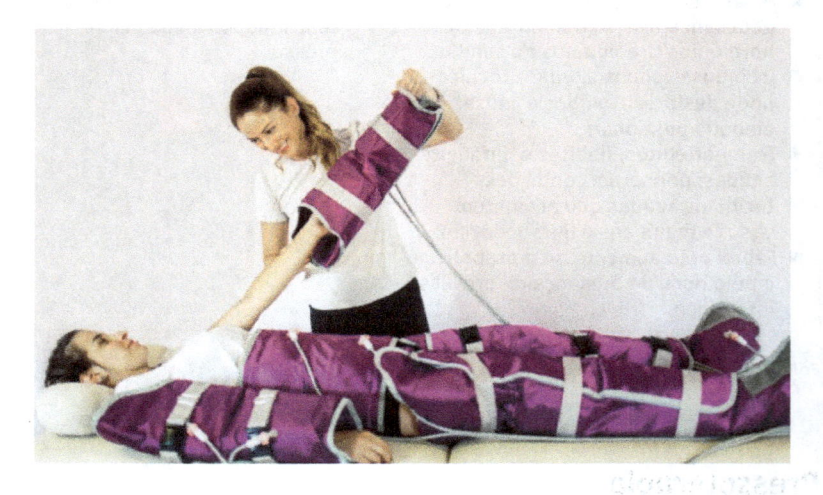

Figura 8. Pressoterapia.
Fonte: Santos (2020, documento *on-line*).

Prentice (2014) cita que os equipamentos de pressoterapia atualmente utilizam compressão pneumática intermitente. Nesse caso, os artefatos utilizados são multicompartimentais, de modo que o ciclo de pressão se inicia no compartimento mais distal, seguindo para o medial até chegar ao compartimento medial, aproximando a terapia do funcionamento fisiológico dos sistemas.

Destaca-se que alguns equipamentos faziam uso de pressão estática ao invés de intermitente, mas, atualmente, esses equipamentos não são mais utilizados, visto que as altas e constantes pressões externas sobre o segmento corporal aumentavam o risco de colapso dos vasos linfáticos (BORGES; SCORZA, 2016).

Quando devidamente aplicado, esse recurso favorece a circulação e o retorno venoso e linfático, estimula a reabsorção de líquidos e toxinas, auxilia na reabsorção de edemas, além de promover efeito analgésico. A pressoterapia está indicada na área dermatofuncional para manejo de quadros de linfedema, pós-operatório de cirurgias plásticas de lipossucção e lipoescultura, edemas crônicos, prevenção de varizes, edema traumático e venoso, podendo também ser empregado como recurso coadjuvante no tratamento de FEG.

Pacientes com insuficiência cardíaca congestiva, TVP, neoplasias, infecções cutâneas, fraturas não consolidadas e varizes graves são contraindicados ao tratamento (PRENTICE, 2014).

Drenagem postural

Este recurso terapêutico se pauta no conceito de que a força de gravidade pode ser utilizada para aumentar o fluxo linfático local. Nesse caso, segundo Prentice (2014), o segmento edemaciado deve ser elevado de modo que a gravidade não cause resistência ao sistema linfático, mas estimule o movimento da linfa. Para isso, o segmento deve ser elevado acima do nível do coração, sendo que, quanto maior a elevação, maior o efeito sobre o fluxo linfático. Desse modo, esse recurso pode ser utilizado de maneira associada a outras modalidades fisioterapêuticas, a fim de incentivar o fluxo linfático.

Bandagem compressiva

Gera compressão no segmento com edema mediante uma pressão externa constante, a fim de favorecer o retorno venoso e linfático. Esse recurso pode gerar a compressão com a aplicação de enfaixamento compressivo, com o uso de ataduras elásticas, meias elásticas ou braçadeiras, que são aplicadas sobre o segmento acometido pelo edema ou no segmento em que se visa a sua prevenção.

No enfaixamento, pode-se empregar o uso de ataduras elásticas ou inelásticas. Nesses casos, a pressão de compressão aplicada sobre o segmento não é igual em todo o membro e deve ser maior nas regiões distais do segmento e menor nas regiões proximais, de modo a induzir que o sangue e linfa retornem aos vasos.

Por isso, a pressão é maior de distal para proximal, sendo aplicada a maior pressão na região distal (pé). À medida que se aproxima do semento proximal, a pressão vem reduzindo gradativamente, até ser nula. Nesse caso, a bandagem é enrolada em forma de espiral no segmento acometido (AZOUBEL et al., 2010). É um recurso de compressão que auxilia também na prevenção e no tratamento de edema; contudo, para que seja efetiva, é necessária uma correta aplicação, respeitando a pressão sobre as estruturas linfáticas.

Além do enfaixamento, pode-se empregar o uso das meias de compressão elásticas, que, assim como o enfaixamento, utilizam-se de pressões sobre o segmento, com maiores níveis pressóricos distais. A Figura 9 mostra um exemplo de enfaixamento compressivo e de meia de compressão elástica.

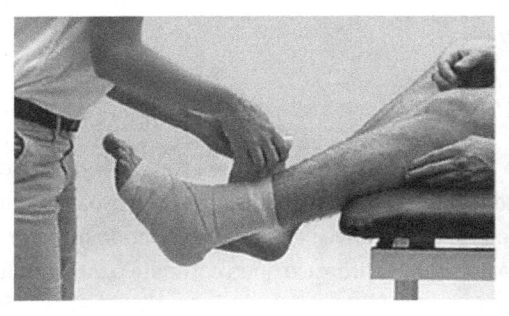

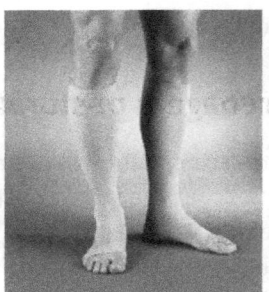

Figura 9. Enfaixamento compressivo e meias de compressão.
Fonte: Prentice (2014, p. 527).

Segundo Azoubel et al. (2010), a compressão gerada por esses recursos permite incremento na microcirculação, com aumento do fluxo sanguíneo linfático e venoso. Além disso, a compressão promove um esvaziando de veias profundas, simulando ação semelhante à desempenhada pelo sistema muscular.

A terapia de compressão é empregada em várias condições de edema, incluindo o tratamento de doenças circulatórias, como úlceras venosas e varizes. Nessa situação, auxilia na redução do volume do sistema venoso superficial, reduzindo o diâmetro das veias dilatadas e restaurando temporariamente a competência das válvulas venosas, reduzindo estase venosa e o edema de extremidades. Em relação ao estágio do edema empregado, as bandagens de compressão normalmente passam a ser indicadas em edemas grau II, em associação com DLM, e em grau III, associado a DLM e outros recursos terapêuticos.

A bandagem compressiva está contraindicada em casos de pacientes que apresentem insuficiências vasculares arteriais (MARTINHO; GASPAR, 2012). Por isso, uma avaliação precisa do paciente permite que os recursos sejam corretamente indicados, garantindo resultados terapêuticos efetivos.

Bandagens elásticas funcionais

Também conhecido como *Kinesio taping* ou bandagem elástica cinesiológica, esse recurso se baseia na utilização de fitas elásticas adesivas, confeccionadas em fio elástico (que permite até 140% de elasticidade); envoltas por fibras de algodão (livres de látex). São aplicadas na pele de diferentes maneiras de modo a atuar sobre a estrutura muscular, cutânea, vascular e, ainda, linfática (ARTIOLI; BERTOLINI, 2014).

Quando o objetivo é atuar sobre o sistema linfático, reduzem a congestão linfática e, nesses casos, a bandagem é aplicada na direção dos coletores linfáticos, em especial, em áreas de cadeias ganglionares, como pescoço, axilas, cotovelos, virilhas, joelhos e tornozelos (PERRIN, 2015). A Figura 10, a seguir, mostra um exemplo de bandagem elástica funcional aplicada a quadro de edema.

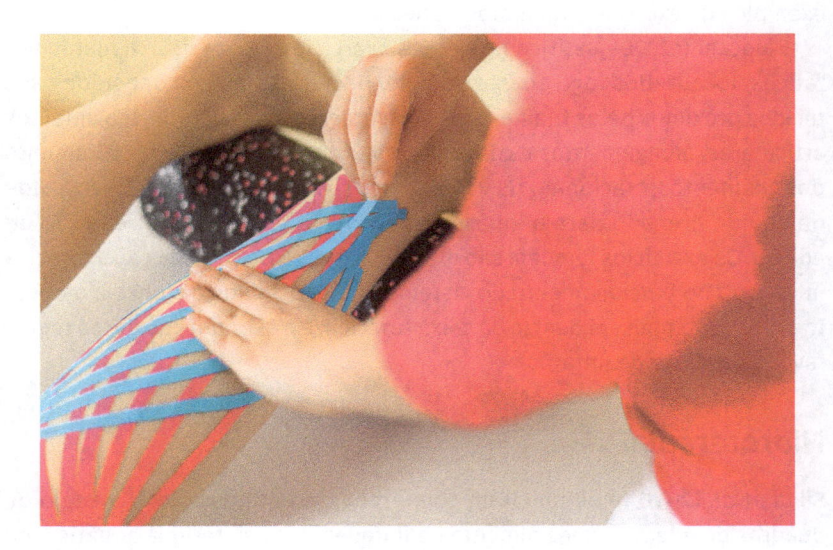

Figura 10. Bandagem elástica cinesiológica.
Fonte: ABO PHOTOGRAPHY/Shutterstock.com.

Para garantir resultados efetivos no tratamento do edema, não devem ser aplicadas em locais com a pele com lesões, com alterações de sensibilidade, sobre áreas com processo infeccioso, na presença de trombose venosa profunda em peles que estejam excessivamente frágeis (ARTIOLI; BERTOLINI, 2014).

Cinesioterapia

A cinesioterapia é capaz de auxiliar na prevenção e no tratamento do edema, pois atua melhorando o retorno venoso e linfático, reduzindo a estase venosa. Dentre as modalidades de cinesioterapia, destaca-se o uso de exercícios miolinfocinéticos para manejo do edema, em especial, para tratamento dos quadros de linfedemas. Os exercícios miolinfocinéticos têm ação descongestionante sobre os tecidos e atuam de modo a maximizar a ação do sistema linfático na remoção de edema. Para isso, esse recurso fisioterapêutico utiliza exercícios que ativam as bombas musculares, articulares e respiratórias, assim como o sistema linfático.

A ação benéfica desses exercícios acontece porque o fluxo de linfa pelos vasos sofre a ação mecânica dos músculos; quando esses se contraem, geram certa compressão sobre os vasos linfáticos, estimulando o movimento das vias linfáticas e, com isso, a movimentação da linfa. Exercícios de contração de tríceps sural e movimentos circulares de punhos, ombros e tornozelos são exemplos de exercícios miolinfocinéticos.

Baiocchi (c2020) justifica que esses exercícios atuam nos capilares linfáticos, localizados logo abaixo da pele, pois esses estão conectados aos tecidos próximos pelos filamentos de ancoragem. Desse modo, movimentos articulares, alongamentos e contrações musculares produzem estiramento dos filamentos, tracionam os vasos linfáticos, aumentando a quantidade de líquido drenado para o interior do vaso, o que favorece a remoção do edema. Os exercícios também são utilizados, pois a pressão da caixa torácica influencia no funcionamento do sistema linfático, já que o tronco e o ducto torácico desembocam dentro da caixa torácica, e a estimulação dessa região favorece o fluxo de linfa.

Hidroterapia

Silva *et al.* (2011) também citam como recurso terapêutico no manejo de quadros de edema, especialmente de linfedema, a fisioterapia aquática (ou hidroterapia). Esse recurso auxilia no manejo do edema pelos efeitos proporcionados pela pressão hidrostática que a água exerce sobre os tecidos quando o corpo se encontra imerso, de modo que seja possível aumentar a circulação sanguínea e linfática.

Automassagem linfática

Refere-se à realização de manobras de massagem pelo paciente, mais especificamente, de manobras de evacuação, comumente utilizadas na DLM (LUZ; LIMA, 2011).

Associações fisioterapêuticas nas disfunções linfáticas

Na prática do fisioterapeuta dermatofuncional, comumente as disfunções cinético-funcionais que acometem o sistema linfático não são tratadas apenas com um recurso fisioterapêutico, mas demandam associações terapêuticas, de modo a potencializar os resultados. Com base nisso, a seguir, são apresentadas algumas possíveis associações terapêuticas voltadas especificamente a cada tipo de disfunção linfática.

Tratamento do linfedema

O tratamento fisioterapêutico do linfedema visa amenizar o quadro de edema, reduzir sintomas, melhorar a funcionalidade do membro acometido pela disfunção e, quando possível, prevenir o surgimento da disfunção, garantindo melhor qualidade de vida aos pacientes (ZAMBORSKY et al., 2019).

Pode-se empregar recursos terapêuticos como DLM, enfaixamento compressivo, cinesioterapia, automassagem, hidroterapia, além de orientações ao paciente e, quando associados, esses recursos proporcionam resultados mais duradouros no manejo do edema.

Acerca da DLM, é o recurso mais utilizado no tratamento do linfedema. Destaca-se que a técnica é aplicada de maneira específica em episódios de remoção cirúrgica/traumática de vias linfáticas, como nos casos de pós-operatórios de linfadenectomias, por exemplo, ou outras cirurgias, considerando que a incisão cirúrgica promove a secção das vias linfáticas e interrompe a passagem da linfa. Nessas situações, é feito um redirecionamento do fluxo linfático para áreas anatômicas que se encontram íntegras, não seguindo exatamente o fluxo linfático fisiológico. Essa possibilidade de direcionar a linfa por outras regiões que não a utilizada comumente na drenagem fisiológica é permitida devido à presença de anastomoses. Conforme explica Vasconcelos

(2015), as anastomoses se referem a vasos linfáticos inativos, considerados vasos linfáticos de reserva, que podem ser acionados em caso de necessidade. Segundo Lange (2012), esse tipo de drenagem recebe o nome de DLM reversa.

O enfaixamento pode ser feito com uso de ataduras ou, ainda, de malha compressiva ou braçadeira e, em geral, está indicado após a realização da DLM para manter os resultados da intervenção por período maior de tempo (ZAMBORSKY *et al.*, 2019).

A cinesioterapia, que pode ser feita com exercícios terapêuticos convencionais ou exercícios miolinfocinéticos, é essencial para a manutenção e para a recuperação de força, mobilidade e funcionalidade do membro. Para isso, pode-se empregar exercícios passivos, ativos, ativos assistidos e resistidos, desde que o esforço seja leve e de acordo com as necessidades do paciente.

A automassagem é um recurso que também pode ser realizado pelo paciente, no ambiente domiciliar, em média, duas vezes ao dia, a fim de potencializar a ação linfática. Todavia, para que seja executada da maneira mais correta possível, sua execução deve ser devidamente orientada pelo fisioterapeuta.

Saiba mais

Luz e Lima (2011) citam o passo a passo da automassagem linfática nos casos de linfadenectomia axilar:
- Passo 1: realizar vinte movimentos circulares com a face palmar dos dedos na axila oposta.
- Passo 2: repetir os mesmos movimentos na região inguinal ipsolateral.
- Passo 3: dividir a linha interaxilar em três partes e aplicar movimentos semicirculares em cada parte, direcionando a linfa para a axila não operada, repetindo três vezes o trajeto.
- Passo 4: repetir o passo 3, mas direcionando o fluxo para a região inguinal.

A hidroterapia, quando associada aos exercícios miolinfocinéticos, possui efeitos que favorecem a redução do linfedema (SILVA *et al.*, 2011). Contudo, deve-se considerar, nesse caso, as possíveis contraindicações. Fabro *et al.* (2016) citam cuidados com uso de água aquecida, que, nesse caso, pode piorar o quadro de edema. Entretanto, quando a água é utilizada em uma temperatura média de 32 graus, considera-se um recurso seguro (ZAMBORSKY *et al.*, 2019). Outro cuidado em relação à hidroterapia é que a imersão em piscina, caso haja alguma lesão prévia na pele do paciente, pode servir de "porta de entrada" para bactérias, fungos ou outros agentes infecciosos; por isso, a pele deve estar íntegra.

Destaca-se que o emprego de cada um dos recursos no tratamento do linfedema dependerá de avaliação prévia, do grau de linfedema apresentado e, ainda, das características particulares do paciente.

A intervenção fisioterapêutica em pacientes com linfedema objetiva não apenas o manejo do edema, da dor e da limitação funcional, mas também a prevenção de complicações. As orientações acerca de cuidados com a pele são essenciais para evitar que o quadro de edema se agrave e, ainda, o surgimento de complicações, como infecções. Por isso, as orientações para cuidados com a pele devem fazer parte da intervenção fisioterapêutica. Segundo Silva *et al.* (2011), são cuidados essenciais com a pele a serem tomados pelos pacientes no membro acometido pelo linfedema:

- não retirar a cutícula;
- evitar aplicar soro, retirar sangue ou verificar a pressão arterial no membro acometido;
- evitar o uso de cremes depilatórios ou lâminas de barbear;
- evitar lesões no membro acometido, como queimaduras e traumas diversos, pois o déficit circulatório e linfático causa retardo na cicatrização;
- evitar o uso de acessórios apertados, como relógios, pulseiras, anéis, etc.;
- evitar exposição ao calor e ao sol;
- evitar contato com substâncias tóxicas;
- fazer uso diário de hidratantes, evitando o ressecamento, pois a pele ressecada pode gerar formação de fissuras teciduais, que podem servir de porta de entrada para infecções cutâneas;
- utilizar produtos cosméticos suaves, destinados a peles sensíveis, livres de álcool e perfumes;
- fazer uso regular de repelente, evitando ao máximo picadas de insetos.

Tratamento do edema veno-linfático

Para o manejo desse edema, comumente o fisioterapeuta pode fazer uso da DLM associada ao uso de terapias de compressão, como as bandagens compressivas, com aplicação de ataduras ou orientação ao uso de meias de compressão, pressoterapia e cinesioterapia. Nesses casos, também, é bastante válida a aplicação da drenagem postural e orientações acerca de cuidados com a pele, assim como no linfedema, de modo a prevenir complicações decorrentes da estase circulatória.

Tratamento disfunções faciais e corporais

Quadros de olheiras, acne e envelhecimento facial, por cursarem com alterações linfáticas, podem ser tratados com o uso de recursos como DLM e automassagem, de modo associado a outros tratamentos, como a prevenção do envelhecimento, a partir de tratamento de rejuvenescimento, uma vez que a aplicação desses recursos proporciona condições de funcionamento teciduais melhores, com melhor suporte de nutrientes e menos acúmulo de metabólitos, melhorando o metabolismo local.

As principais intervenções corporais são destinadas a tratamentos de FEG e LDP, melhorando o fluxo linfático e auxiliando na recuperação dessas disfunções. Destaca-se que, nos casos de FEG e de LDL, os tratamentos reduzem medidas pela melhoria da circulação linfática local e redução do edema. Dentre os recursos empregados nesses casos, a DLM, a hidroterapia, a cinesioterapia e a pressoterapia são bastante utilizados. Para prevenção e manejo de edema em gestantes, pode-se indicar o uso da DLM associada ao uso de meias de compressão e drenagem postural.

Tratamento pré e pós-operatório de cirurgias plásticas estéticas ou reparadoras

Nesta situação, podem ser empregados recursos como pressoterapia, DLM, drenagem postural, cinesioterapia e bandagem elástica cinesiológica, respeitando as indicações e contraindicações de cada recurso e as particularidades de cada procedimento cirúrgico realizado.

Desse modo, percebe-se que a abordagem da fisioterapia dermatofuncional nas disfunções do sistema linfático é bastante válida e busca, além da redução de quadros de edema, a melhoria da aparência dos tecidos, da funcionalidade e, com isso, da qualidade de vida dos pacientes.

Contudo, para que a aplicação dos recursos fisioterapêuticos seja efetiva e, sobretudo, segura, é imprescindível que, quando aplicados, respeitem a anatomia e a fisiologia do sistema linfático, além das indicações e contraindicações de cada recurso.

Referências

ARTIOLI, D. P.; BERTOLINI, G. R. F. Kinesio taping: aplicação e seus resultados sobre a dor: revisão sistemática. *Fisioterapia e Pesquisa*, v.21, n. 1, p. 94–99, 2014. Disponível em: https://www.scielo.br/pdf/fp/v21n1/pt_1809-2950-fp-21-01-00094.pdf. Acesso em: 14 dez. 2020.

AZOUBEL, R. et al. Efeitos da terapia física descongestiva na cicatrização de úlceras venosas. *Revista da Escola de Enfermagem da USP*, v. 44, n. 4, p. 1085-1092, 2010. Disponível em: https://www.revistas.usp.br/reeusp/article/view/40650/43862. Acesso em: 14 dez. 2020.

BAIOCCHI, J. M. T. *Exercícios miolinfocinéticos (descongestivos)*. c2020. Disponível em: https://www.oncofisio.com.br/exercicios-miolinfocineticos-descongestivos. Acesso em: 14 dez. 2020.

BORGES, F. S.; SCORZA, F. A. *Terapêutica em estética*: conceitos e técnicas. São Paulo: Phorte, 2016.

DOUKETIS, J. D. *Considerações gerais sobre o sistema linfático*. 2019. Disponível em: https://www.msdmanuals.com/pt/casa/dist%C3%BArbios-do-cora%C3%A7%C3%A3o--e-dos-vasos-sangu%C3%ADneos/dist%C3%BArbios-do-sistema-linf%C3%A1tico/considera%C3%A7%C3%B5es-gerais-sobre-o-sistema-linf%C3%A1tico. Acesso em: 14 dez. 2020.

FABRO, E. A. N. et al. Atenção fisioterapêutica no controle do linfedema secundário ao tratamento do câncer de mama: rotina do Hospital do Câncer III/Instituto Nacional de Câncer. *Revista Brasileira de Mastologia*, v. 26, n. 1, p. 4-8, 2016. Disponível em: https://www.mastology.org/wp-content/uploads/2016/03/MAS-v26n1_4-8.pdf. Acesso em: 14 dez. 2020.

GODOY, M. F. G.; GODOY, L. M. P.; GODOY, J. M. P. *Drenagem linfática facial*: estética. São Paulo: Andreoli, 2016.

GUIRRO, E. C. O; GUIRRO, R. R. *Fisioterapia dermato-funcional*: fundamentos, recursos, patologias. 3. ed. Barueri: Manole, 2003.

LANGE, A. *Drenagem linfática manual no pós operatório das cirurgias estéticas*. [S. l.: s. n.], 2012.

LEDUC, A.; LEDUC, O. *Drenagem linfática*: teoria e prática. 3. ed. Barueri: Manole, 2007.

LUZ, N. D.; LIMA, A. C. G. Recursos fisioterapêuticos em linfedema pós-mastectomia: uma revisão de literatura. *Fisioterapia em Movimento*, v. 24, n. 1, p. 191-200, 2011. Disponível em: https://periodicos.pucpr.br/index.php/fisio/article/view/21023/20175. Acesso em: 14 dez. 2020.

MARIEB, E. N.; HOEHN, K. *Anatomia e fisiologia*. 3. ed. Porto Alegre: Artmed, 2009.

MARTINHO, P. J. J.; GASPAR, P. J. S. Conhecimentos e práticas de terapia compressiva de enfermeiros de cuidados de saúde primários. *Revista de Enfermagem Referência*, v. 3, n. 6, p 69-79, 2012. Disponível em: http://www.scielo.mec.pt/scielo.php?script=sci_arttext&pid=s0874-02832012000100007. Acesso em: 14 dez. 2020.

PERRIN, D. H. *Bandagens funcionais e órteses esportivas*. 3. ed. Porto Alegre: Artmed, 2015.

PRADO, F. *Desafio*: faça o diagnóstico!: caso clínico interativo #01. 2017. Disponível em: https://raciocinioclinico.com.br/desafio-caso-clinico-interativo-01. Acesso em: 14 dez. 2020.

PRENTICE, W. E. *Modalidades terapêuticas para fisioterapeutas*. 4. ed. Porto Alegre: AMGH, 2014.

SANTOS, T. *Benefícios da pressoterapia e alguns mitos que lhe são associados*. 2020. Disponível em: https://www.vidaativa.pt/beneficios-da-pressoterapia/. Acesso em: 14 dez. 2020.

SANTOS, V.; MENOITA, E.; SANTOS, A. S. Fisiologia do edema no membro inferior: uma abordagem prática. *Journal of Aging & Inovation*, v. 3, n. 2, p 25–35, 2014.

SILVA, B. C. *et al*. Linfedema hoje: uma revisão do tratamento fisioterapêutico. *EFDeportes.com*, ano 16, n. 161, 2011. Disponível em: https://www.efdeportes.com/efd161/linfedema-tratamento-fisioterapeutico.htm. Acesso em: 29 nov. 2020.

VASCONCELOS, M. G. *Princípios de drenagem linfática*. 1. ed. São Paulo: Érica, 2015.

ZAMBORSKY, B. T. *et al*. Métodos fisioterapêuticos para linfedema em mulheres mastectomizadas: revisão de literatura. 2019. *Revista Saúde Viva Multidisciplinar da AJES*, v. 2, n. 2, p. 56–70, 2019. Disponível em: http://revista.ajes.edu.br/revistas-noroeste/index.php/revisajes/article/view/18/25. Acesso em: 14 dez. 2020.

Fique atento

Os *links* para *sites* da *web* fornecidos neste capítulo foram todos testados, e seu funcionamento foi comprovado no momento da publicação do material. No entanto, a rede é extremamente dinâmica; suas páginas estão constantemente mudando de local e conteúdo. Assim, os editores declaram não ter qualquer responsabilidade sobre qualidade, precisão ou integralidade das informações referidas em tais *links*.

Fisioterapia dermatofuncional nas disfunções do tecido adiposo

Patrícia Caroline Santana

OBJETIVOS DE APRENDIZAGEM

> Descrever a estrutura e as funções do tecido adiposo.
> Identificar as alterações cinético-funcionais que acometem o tecido adiposo.
> Aplicar intervenções fisioterapêuticas nas disfunções do tecido adiposo.

Introdução

A fisioterapia dermatofuncional, em seu vasto campo de atuação, tem ganhado cada vez mais espaço nas disfunções estético-funcionais, destacando-se as alterações e/ou modificações do tecido adiposo, como lipodistrofia localizada, flacidez muscular abdominal e fibroedema geloide.

Entender sobre o mecanismo fisiopatológico, etiologias, fatores de risco e manifestações clínicas é essencial para o estabelecimento de condutas. As intervenções fisioterapêuticas buscam reduzir ou eliminar as sequelas cinético-funcionais. Os recursos que permitem essa ação vão desde aparelhos eletroterapêuticos até recursos terapêuticos manuais.

Neste capítulo, você vai conhecer os mecanismos fisiopatológicos da lipodistrofia localizada, da flacidez muscular e do fibroedema geloide, além de conferir os principais distúrbios cinético-funcionais e, posteriormente, os recursos fisioterapêuticos mais conceituados para tratamento.

Estrutura e função do tecido adiposo

A origem do tecido adiposo ocorre na diferenciação a partir das células mesenquimáticas. O tecido adiposo é formado por um tipo específico de tecido conjuntivo, que, por sua vez, é responsável por reter lipídio em suas células adipócitas. O tecido adiposo concentra a maior reserva de energia do corpo humano, que se faz presente na forma de triglicerídeos.

Os triglicerídeos presentes nas células adipócitas são requisitados quando o corpo humano passa por períodos prolongados de jejum. Então, como esse tecido fornece energia corporal, em situações de jejum prolongado, os triglicerídeos terão as suas moléculas de quebra, a fim de liberar ácidos graxos e glicerol. Os ácidos graxos são convertidos em fonte de energia, e o glicerol será absorvido pelo fígado e, posteriormente, reutilizado.

O tecido adiposo corresponde a cerca de 20 a 25% do peso corporal feminino e cerca de 15 a 20% do peso corporal masculino, em indivíduos com peso normal. Anatomicamente, está localizado na extensão da hipoderme (extensão mais profunda da derme). As células adipócitas que formam o tecido adiposo estão arranjadas no corpo humano por meio de uma camada de espessura variável de acordo com a sua localização corporal (GUIRRO; GUIRRO, 2010; FASSHEBER et al., 2018). Veja, na Figura 1, a formação estrutural do tecido adiposo.

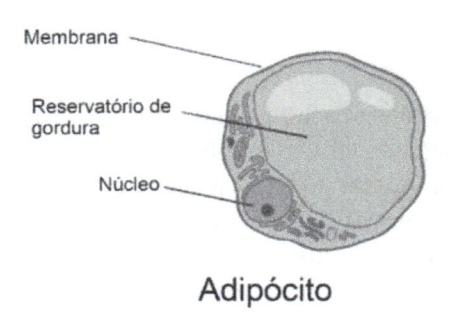

Figura 1. Estrutura do adipócito.
Fonte: Andrade e Cechinel (2017, p. 82).

As células adipócitas com células semelhantes aos fibroblastos, multiplicando-se durante infância e adolescência e permanecendo em número constante durante a vida adulta, quando a quantidade de lipídio depositado em seu interior pode variar (COSTA; MEJIA, c2020). As células adipócitas estão relacionadas à gordura localizada, ou lipodistrofia localizada, ocasionada por um mecanismo denominado **lipogênese**. A lipogênese é caracterizada por um distúrbio no metabolismo dos lipídeos, que afeta principalmente quadris, abdômen e coxas (SOUZA; LEITE; SILVA, 2019).

Segundo Andrade e Cechinel (2017), há dois tipos de tecidos adiposos distribuídos pelo corpo: o tecido adiposo unilocular, ou amarelo, cujas células apresentam uma única gota de lipídio em quase todo o citoplasma; e o tecido adiposo multilocular, ou marrom/pardo, que apresenta em seu interior várias gotículas de lipídeos e um número maior de mitocôndrias.

O tecido adiposo é um órgão com funções variadas, funcionando como isolante térmico, barreira física em casos de traumas, reserva de energia e secreção de proteínas e peptídeos bioativos. Em relação aos outros nutrientes, a quantia de gordura disponível para produção de energia é quase ilimitada. Diversos compostos químicos são classificados como lipídios, como os triglicerídeos, fosfolipídios e colesterol, sendo a principal função o armazenamento de energia em forma de triglicerídeos (ANDRADE; CECHINEL, 2017).

O corpo humano possui capacidade limitada para reservar carboidratos e proteínas. A gordura contida no interior dos adipócitos representa o armazenamento de calorias nutricionais que excedem a utilização. Dessa forma, o tecido adiposo concebe um reservatório de energia, especialmente em momentos de jejum demorado, proteção contra frio ou quando o organismo está sujeito à atividade intensa (COSTA; MEJIA, c2020).

Disfunções cinético-funcionais do tecido adiposo

A lipodistrofia localizada é uma disfunção do tecido adiposo. Normalmente, a hipoderme apresenta um excesso de adipócitos, que tendem a ficar carregados de lipídeos sob a forma de triglicérides. Os lipídeos, posteriormente, são liberados de acordo com as necessidades metabólicas do organismo ou eliminados por um processo dinâmico em que a gordura se hidrolisa em ácidos graxos e glicerol. Quando esse processo apresenta alguma disfunção, o acúmulo de triglicérides pode provocar um aumento anormal da massa adipocitária (FIGUEIREDO; MEJIA, c2020).

A lipodistrofia localizada acontece em locais (Figura 2). Geralmente, os homens tendem a acumular menos gordura que as mulheres, sendo mais comum na região abdominal (obesidade androide). O público feminino acumula gordura em regiões das pernas e do quadril (obesidade ginoide). Ambos, quando acometidos pela gordura localizada, têm o formato corporal alterado (CARNEVALLI et al., 2018).

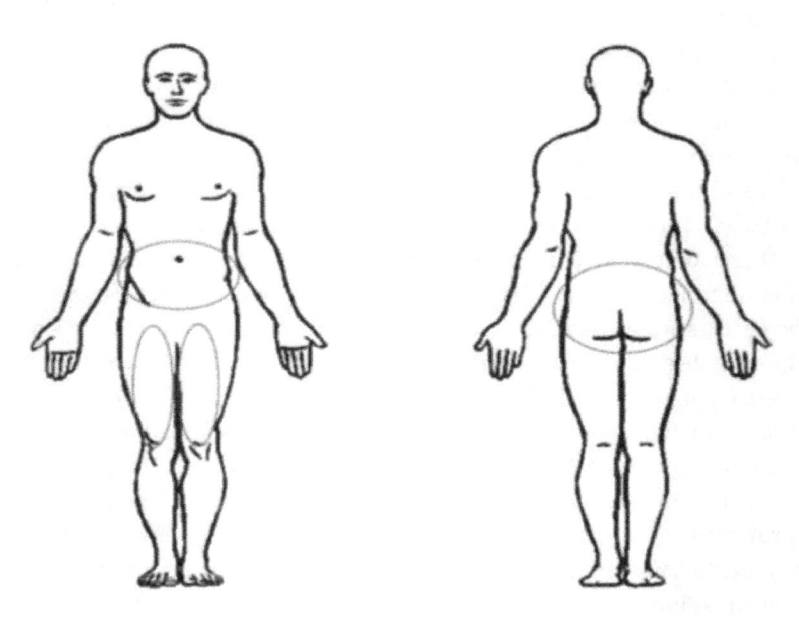

Figura 2. Áreas de maior concentração de gordura.
Fonte: Andrade e Cechinel (2017, p. 92).

O distúrbio da gordura localizada relaciona-se à tela subcutânea em dois extratos distintos: o lamelar e o areolar. No primeiro, encontram-se lóbulos de gordura achatados compostos por adipócitos fusiformes e pequenos, que armazenam maior volume de lipídeos. Já o segundo extrato é formado por células globulares e superpostas, sendo seu maior eixo perpendicular à superfície da pele (GUIRRO; GUIRRO, 2003).

A gordura corporal pode ser manifestada na forma subcutânea e visceral. A forma subcutânea se localiza na parte mais superficial da pele, cobrindo os músculos abdominais, costas, culotes. Quando a quantidade é excessiva, os músculos ficam ocultos. Já gordura visceral fica localizada atrás da parede abdominal, causando uma inflamação decorrente da liberação de substâncias como as **adipocinas**.

As alterações apresentadas são consideradas problemas de saúde graves, pois a expectativa de vida é reduzida. Esses distúrbios não causam apenas queixas estéticas, mas também risco para o desenvolvimento de doenças cardíacas coronarianas, hipertensão, osteoartrites, diabetes (BORGES; SCORZA, 2014). A lipodistrofia localizada, por exemplo, causa uma série de alterações cinético-funcionais. Por isso, é importante que o fisioterapeuta disponha de um tratamento holístico ao paciente.

A **obesidade** também se relaciona à gordura corporal e ocorre em consequência de um desequilíbrio entre armazenamento e mobilização de gordura. Carboidratos ingeridos em excesso influenciam tal desequilíbrio, pois estimulam a lipogênese (do grego *lipós* = gordura, e *gênesis* = origem, formação). A obesidade é, portanto, o saldo do depósito de lipídio no tecido adiposo como decorrência de um balanço positivo de energia e gordura. Os lipídeos armazenados em adipócitos podem se originar da gordura direta ou das sínteses de lipídio a partir do carboidrato (GUIRRO; GUIRRO, 2003).

O carboidrato ingerido em excesso ocasiona uma inibição da taxa de oxidação de gordura, inclusive durante o exercício, principal motivo do possível aumento do percentual de gordura corporal a longo prazo. Portanto, uma pessoa obesa geralmente apresenta o metabolismo modificado, sendo comum, por exemplo, resistência à insulina, uma condição que influencia a lipogênese (SOUZA; LEITE; SILVA, 2019).

Saiba mais

O biotipo (metabolismo, constituição de massa muscular e óssea) também é um fator importante para predizer a suscetibilidade dos indivíduos à obesidade.

Outra alteração do tecido adiposo é a celulite, ou **fibroedema geloide**, uma alteração histopatológica presente na hipoderme. Trata-se de uma desordem localizada no tecido dérmico e subcutâneo, manifestando alterações vasculares e lipodistróficas. Segundo Figueiredo e Mejia (c2020), a fisiopatologia ocorre quando há uma alteração na microcirculação sanguínea e acúmulo de adipócitos na hipoderme, principalmente nas partes inferiores, como glúteos, coxas, quadris e culotes. Sua maior incidência é no público feminino, por questões hormonais, sendo o estrogênio o precursor para tais alterações.

A disfunção do fibroedema geloide está relacionada a um distúrbio do metabolismo lipídico, especialmente da lipólise, que pode ser provocada por diversos fatores, como genéticos, nutricionais, psíquicos, circulatórios e sedentarismo. As manifestações clínicas podem incluir zonas álgicas, diminuição das atividades funcionais, alterações emocionais, sensação de peso e cansaço nas pernas, podendo causar quadro de imobilidade (GUIRRO; GUIRRO, 2003).

Outra queixa frequente relacionada às disfunções corporais é a **flacidez**, caracterizada pela falta de tonicidade do músculo ou da pele, referindo-se ao estado frouxo do tecido. A causa pode ser multifatorial, entre eles os fatores mais comuns estão genéticos, ambientais, falta de exercícios físicos, maus hábitos alimentares, gestação, efeito sanfona (engordar e emagrecer) e excesso de gordura abdominal.

A flacidez pode ser classificada em dois tipos: tissular e muscular. Na **flacidez tissular**, observa-se ausência ou redução de compostos imprescindíveis para estabilidade e rigidez. Na **flacidez muscular**, ocorre flacidez e atrofiamento das fibras decorrente de uma redução do tônus e afastamento dos músculos (COSTA et al., 2019).

Intervenções fisioterapêuticas nas disfunções do tecido adiposo

A insatisfação com o corpo e a consequente busca por padrões corporais perfeitos são muito comuns, manifestando-se tanto em mulheres quanto em homens. Nesse contexto, a fisioterapia dermatofuncional tem ganhado espaço por seus recursos eletroterapêuticos e manuais. A massoterapia, por exemplo, quando associada a cosméticos, tem seus efeitos potencializados. Recursos manuais como a massoterapia podem ser indicados no tratamento de lipodistrofia e fibroedema geloide.

Saiba mais

Os mecanismos de tratamento fisioterapêutico buscam proporcionar ao corpo a lipólise, que consiste em um processo de degradação de lipídeos (gorduras) em ácidos graxos e glicerol (SOUZA; LEITE; SILVA, 2019).

Como citado na seção anterior, o sedentarismo é um fator que contribui para a formação da celulite. Por isso, o paciente que procura tratamento para essa queixa deve estar ciente que, além dos protocolos terapêuticos, deverá praticar exercício físicos, bem como ter uma alimentação balanceada.

Cosmetologia associada à massoterapia

Para o tratamento do fibroedema geloide, os cosméticos podem atuar como coadjuvantes por três mecanismos distintos:

1. metabolismo da lipólise;
2. reestruturação do tecido lesionado por meio dos renovadores de colágeno;
3. melhoria da drenagem por meio da ativação da circulação sanguínea.

Os princípios ativos geram um aumento da circulação sanguínea e linfática, potencializado a hidrólise de gordura na forma de ácido graxos e glicerol.

Um dos princípios ativos naturais que propiciam uma vasodilatação e a hidrólise dos adipócitos é **centella asiática**. A centella asiática tem ações anti-inflamatória e antibacteriana. Por isso, no fibroedema geloide localizado vai agir na redução do edema por meio da ativação da vasodilatação. Geralmente, esse princípio ativo apresenta-se na concentração de 3 a 5% e é diluído em creme, gel ou loção corporais. A centella asiática pode ser associada à massagem modeladora, utilizando também produtos hiperemiantes, como os nicotinatos e os criotérapicos à base de cânfora e mentol (FIGUEIREDO; MEJIA, c2020).

A cosmetologia ainda contribui para o tratamento da lipodistrofia localizada com princípios ativos lipolíticos, como cafeína, aminofilina, teofilina e teobromina. Os cremes com esses princípios possuem um mecanismo de ação inibindo a fosfodiesterase, reduzindo os adipócitos e proporcionando um aumento da adenosina monofosfato. O efeito terapêutico esperado é um aumento na circulação sanguínea, ativando a permeabilidade da pele, facilitando a queima da gordura (SOUZA; LEITE; SILVA, 2019).

A massoterapia associada à cosmetologia deve ser aplicada com movimentos intensos e vigorosos, de oito a dez vezes, na área a ser tratada. Podem ser utilizados movimentos com o punho cerrado (forma de carrinho), mão espalmada e mão em forma de amassamento. Depois da massagem, o paciente não pode apresentar hematomas, porque isso indicaria que foi exercida muita pressão.

Criolipólise

A criolipólise é um recuso terapêutico não invasivo utilizado para o tratamento da redução do tecido adiposo localizado. Esse recurso causa um resfriamento da pele e do tecido adiposo a uma temperatura ideal entre 5 e 15°C. Essa temperatura baixa gera uma paniculite fria (inflamação tecidual do local tratado) e, posteriormente, a morte das células adipócitas mediante um mecanismo de apoptose. A apoptose causada não gera prejuízos para a pele ou estruturas adjacentes internas (BORGES; SCORZA, 2014).

O mecanismo de apoptose inicia-se entre 24 e 72 horas depois da aplicação. Inicialmente, há uma reação inflamatória instalada e, em sete dias, a paniculite intensa. Logo após esse período, é possível identificar, mediante análise histológica, uma alta concentração de neutrófilos e células mononucleares. Em seguida, os macrófagos iniciam a fagocitose dos corpos apoptóticos (Figura 3), e as células de gordura começam a ser eliminadas (RODRIGUES; PETRI, 2018).

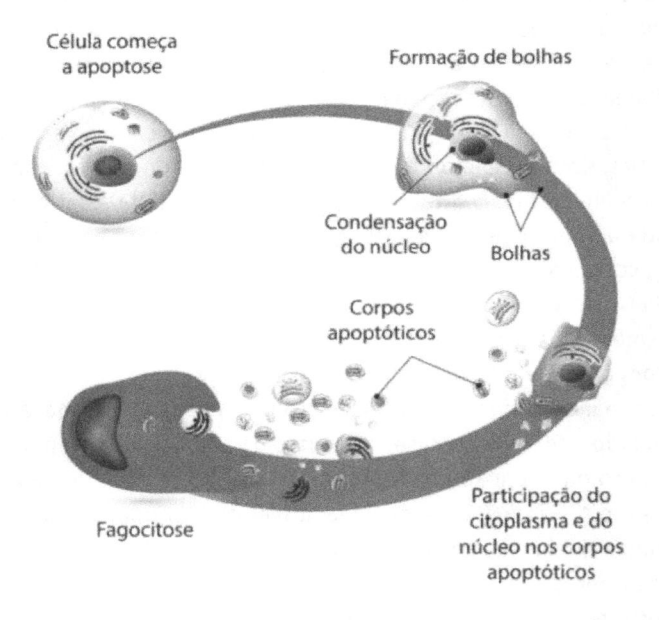

Figura 3. Mecanismo de apoptose.
Fonte: Rodrigues e Petri (2018, p. 40).

A aplicação da criolipólise requer os seguintes critérios, conforme o manual elaborado pelo Conselho Regional de Fisioterapia e Terapia Ocupacional (CREFITO, 2015):

- utilizar equipamentos registrado na Anvisa;
- atender um cliente por vez e nunca o deixar sozinho;

- garantir a manutenção do aparelho;
- informar sobre a técnica e seus riscos;
- coletar assinatura no termo de consentimento livre e esclarecido;
- higienizar o local;
- usar os equipamentos de segurança (manta térmica protetora);
- realizar registro nos prontuários.

Saiba mais

Para saber mais sobre os critérios que devem ser observados na criolipólise, acesse o parecer sobre criolipólise publicado pelo Cofito em 24 de março de 2015 e o parecer ABRAFIDEF nº. 01/2020, pela Associação Brasileira de Fisioterapia Dermatofuncional.

O aparelho é constituído por duas ponteiras que se encaixam em diversas áreas do corpo, mas essas áreas necessitam ter uma quantidade expressiva de gordura. A ponteira, quando acoplada ao corpo, gera um vácuo que propiciará uma sucção da pele e, em seguida, um resfriamento intenso. Nos primeiros minutos, o paciente pode sentir um pouco de desconforto. Ao término da sessão, pode ser observado hematoma tecidual, conferindo à pele uma cor arroxeada, que tende a desaparecer nos primeiros dias. Há relatos de que apenas uma ou duas sessões podem ser suficientes. A partir da décima aplicação, os resultados tendem a ser mais perceptíveis. Após esse período, caso seja necessária outra aplicação, recomenda-se esperar um intervalo de dois meses (CARNEVALLI et al., 2018).

Como qualquer outro recurso, a criolipólise também apresenta contraindicações, como presença de lesões inflamatórias ou infecciosas, útero gravídico, hérnia umbilical, lúpus eritematoso, diabetes, doenças hepáticas, alterações sensoriais graves, feridas abertas, doenças vasculares, trombofilia e doenças neurológicas degenerativas (RODRIGUES; PETRI, 2018).

Corrente russa

A corrente russa é um recurso eletroterapêutico com frequência média de 2.500 Hz e de efeito terapêutico de contração muscular voluntária, proporcionando fortalecimento dos músculos, melhoria local no tônus muscular e na flacidez da pele, além de estimular as circulações sanguínea e linfática e a oxigenação celular. O aparelho é aplicado com um gel de condução em placas de silicone distribuídas pelas áreas a serem tratadas. O tempo estipulado é de 5 a 20 minutos, já que acima desse tempo pode ocorrer fadiga muscular (COSTA *et al.*, 2019).

Entre os cuidados e contraindicações, a corrente russa não deve ser aplicada sobre marcapassos, paciente cardiopatas, áreas de pescoço e boca, modulações com intensidades altas, pacientes com fraturas recentes, processos infecciosos e lesões neurológicas graves (BORGES, 2010).

Ultracavitação

A ultracavitação é um recurso eletroterapêutico com os mesmos princípios do ultrassom terapêutico convencional; a diferença consiste na emissão das ondas: suas ondas ultrassônicas e frequência podem variar entre 27 kHz e 3 MHz. A Figura 4 também evidencia a diferença entre o transdutor convencional e o focalizado. Este segundo apresenta uma concentração maior da onda e, consequentemente, os efeitos são mais potencializados. A ultracavitação fornece uma penetração maior de onda, sendo indicada para regiões com pregas cutâneas acima de 2,5 cm, afim de não correr o risco de atingir tecidos mais profundos (RODRIGUES; PETRI, 2018).

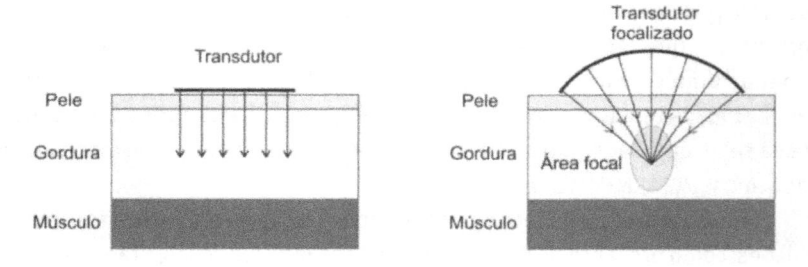

Figura 4. Transdutor convencional e focalizado.
Fonte: Rodrigues e Petri (2018, p. 18).

As microbolhas geradas pelo aparelho se rompem, e esse rompimento no tecido adipócito se fragmenta, ocasionando o extravasamento de gordura. O rompimento pode ocorrer pelos meios a seguir.

a) Efeito mecânico: gerado pela cavitação.
b) Efeito térmico: conversão de energia mecânica em energia térmica.
c) Efeito químico: divisão das macromoléculas e formação de radicais livres.

d) Estimulação da apoptose: fragmentação do DNA e aumento da enzima caspase.

A ultracavitação é uma técnica segura, desde que se obedeçam às contraindicações e aos cuidados durante a aplicação. A mais importante contraindicação é para doenças hepáticas, visto que o fígado está relacionado ao metabolismo dos lipídios. Além disso, outras contraindicações relevantes são as doenças neoplásicas, de pele, insuficiência renal, dislipidemia e gestantes (RODRIGUES; PETRI, 2018).

> **Saiba mais**
>
> Saiba mais sobre a diferença entre ultrassom convencional e ultracavitação, pesquise em seu navegador pelo vídeo "Ultrassom convencional X ultracavitação", do canal do YouTube Estética Experts.

Endermologia

A endermoterapia, também conhecida como vacuoterapia, é um recurso utilizado pela fisioterapia dermatofuncional, que proporciona uma sucção à pele por meio de ventosas. Nesse método, um aparelho massageia o corpo, promovendo a drenagem linfática, auxiliando o retorno venoso, a eliminação de toxinas e o combate à celulite e à gordura localizada A sucção entre 0 e 600 mmHg é gerada e regulada pelo potenciômetro (botão presente nos aparelhos) (COSTA; MEJIA, c2020).

Geralmente, o aparelho possui uma manopla com dois roletes móveis (Figura 5), que, quando deslizados sobre a pele, realizam uma tração do tecido, aumentando em até três vezes a drenagem linfática e a produção de colágeno. A ação desse recurso pode permanecer por até seis horas após o término da sessão (RODRIGUES; PETRI, 2018).

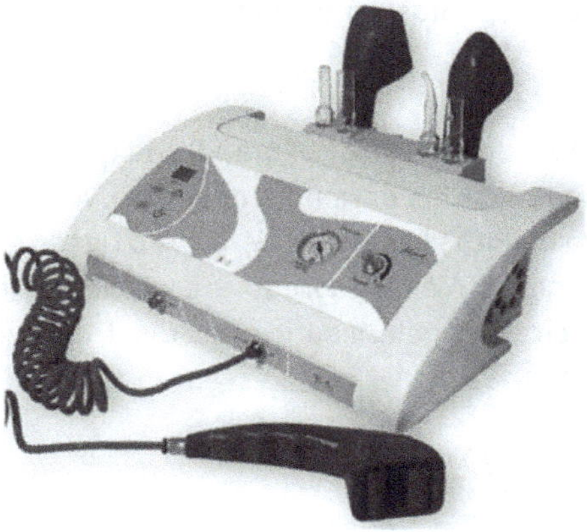

Figura 5. Aparelho de endermologia.
Fonte: Rosa e Lopes (2018, p. 87).

O recurso da endermologia pode ser associado a massagens modeladoras, óleos corporais com princípios ativos específicos para redução de medidas e/ou tratamento para celulite. Os movimentos provocados pelo aparelho propiciam a quebra de fibras que ficam entre as aglomerações de gordura e, consequentemente, melhoram a oxigenação e reduzem os nódulos de gordura que causam a celulite (GUIRRO; GUIRRO, 2003).

As contraindicações incluem processos infecciosos, inflamatórios, diabetes, hipertensão e hipotensão descompensadas, regiões com estrias e varizes, pós-operatório imediato, lesões cutâneas locais e gestantes (BORGES; SCORZA, 2014).

Referências

ANDRADE, G.; CECHINEL, L. R. *Anatomofisiologia aplicada à estética*. Porto Alegre: SAGAH, 2017.

BORGES, F. S. *Dermato-funcional*: modalidades terapêuticas nas disfunções estéticas. 2. ed. São Paulo: Phorte, 2010.

BORGES, F. S.; SCORZA, F. A. Fundamentos de criolipólise. *Fisioterapia Ser*, v. 9, n. 4, p. 219-224, 2014.

CARNEVALLI, N. R. *et al*. Criolipólise: tratamento para o congelamento da gordura localizada: revisão de literatura. *Revista Saúde em Foco*, n. 10, 2018. Disponível em: https://cutt.ly/zhRwDes. Acesso em: 8 dez. 2020.

COSTA, A. C. R. *et al*. O uso da corrente russa na recuperação da flacidez do músculo reto abdominal no puerpério. *Revista Saúde dos Vales*, 2019. Disponível em: https://

revistas.unipacto.com.br/storage/publicacoes/2019/uso_da_corrente_russa_na_recuperacao_da_flacidez_do_musculo_reto_abdom_326.pdf. Acesso em: 8 dez. 2020.

COSTA, P. S.; MEJIA, D. P. M. *Efeitos fisiológicos da endermoterapia combinados a massagem modeladora no tratamento de gordura localizada na região do abdômen*. Manaus: Bio Cursos, c2020. Disponível em: https://cutt.ly/JhReqV6. Acesso em: 8 dez. 2020.

CREFITO. *Criolipólise*: cuidados para aplicação da técnica. Porto Alegre: Crefito, 2015. Disponível em: http://crefito5.org.br/noticia/criolipolise-metodo-deve-ser-realizado-por-fisioterapeuta-especialista. Acesso em: 8 dez. 2020.

FASSHEBER, D. et al. *Disfunções dermatológicas aplicadas à estética*. Porto Alegre: SAGAH, 2018.

FIGUEIREDO, S. G. de; MEJIA, D. P. M. *O uso da cosmetologia associada à massagem modeladora no tratamento da celulite*. Manaus: Bio Cursos, c2020. Disponível em: https://cutt.ly/dhReSli. Acesso em: 8 dez. 2020.

GUIRRO, E.; GUIRRO, R. *Fisioterapia dermato-funcional*: fundamentos, recursos, patologias. 3. ed. Barueri: Manole, 2003.

RODRIGUES, P. A.; PETRI, T. C. *Eletroterapia facial e corporal avançada*. Porto Alegre: SAGAH, 2018.

ROSA, P. V. da.; LOPES, F. M. *Eletroterapia facial e corporal básica*. Porto Alegre: SAGAH, 2018.

SOUZA, A. C. P.; LEITE, M. G. C.; SILVA, D. P. da. A ação dos cremes lipolíticos na lipodistrofia localizada. *Revista Saúde em Foco*, n. 11, 2019. Disponível em: http://portal.unisepe.com.br/unifia/wp-content/uploads/sites/10001/2019/11/acao-dos-cremes-lipoliticos-na-lipodistrofia-lcoalizada.pdf. Acesso em: 8 dez. 2020.

Leituras recomendadas

AYRES, N. *Corrente russa*: serve para emagrecer? [S. l.]: Minha Vida, 2020. Disponível em: https://www.minhavida.com.br/beleza/tudo-sobre/17745-corrente-russa. Acesso em: 8 dez. 2020.

FILIPPO, A. A.; SALOMÃO JÚNIOR, A. Tratamento de gordura localizada e lipodistrofia ginóide com terapia combinada: radiofrequência multipolar, LED vermelho, endermologia pneumática e ultrassom cavitacional. *Surg Cosmet Dermatol*, v. 4, n. 3, p. 241-246, 2012.

Fique atento

Os *links* para *sites* da *web* fornecidos neste capítulo foram todos testados, e seu funcionamento foi comprovado no momento da publicação do material. No entanto, a rede é extremamente dinâmica; suas páginas estão constantemente mudando de local e conteúdo. Assim, os editores declaram não ter qualquer responsabilidade sobre qualidade, precisão ou integralidade das informações referidas em tais *links*.

Fisioterapia dermatofuncional nas disfunções faciais

Patricia Caroline Santana

OBJETIVOS DE APRENDIZAGEM

> Reconhecer as disfunções cinético-funcionais faciais.
> Identificar os recursos fisioterapêuticos utilizados no tratamento das disfunções faciais.
> Relacionar recursos de tratamento e aplicações nas disfunções faciais.

Introdução

O campo de atuação do fisioterapeuta dermatofuncional vem avançando bastante nos últimos anos, de forma que novos recursos e técnicas de tratamento têm surgido. Dessa maneira, o profissional da área dermatofuncional deve estar em constante aprendizado, buscando se atualizar periodicamente em relação aos novos tratamentos, sobretudo porque as queixas relativas a problemas e/ ou alterações faciais não cessam, mas, pelo contrário, ganham destaque, especialmente pela acentuada preocupação com a ação dos raios solares na pele e o envelhecimento precoce.

Com relação às disfunções faciais, o tratamento fisioterapêutico busca reduzir ou eliminar as sequelas cinético-funcionais, e os recursos que permitem essa ação vão desde a aplicação de dermocosméticos, passando pelo uso de aparelhos eletroterapêuticos, até recursos terapêuticos manuais, como a massagem modeladora.

Neste capítulo, vamos apresentar as disfunções cinético-funcionais faciais mais incidentes, destacando os principais tratamentos indicados em cada caso. Especificamente, você vai conhecer os mecanismos fisiopatológicos da acne, da rosácea e de alterações pigmentares, entre outros distúrbios tegumentares como a psoríase e flacidez tissular. Também serão discutidos os recursos fisioterapêuticos disponíveis e contraindicações.

Disfunções cinético-funcionais faciais

A face é uma região do corpo que está em constante exposição. Como alguns dizem, o rosto é o nosso "cartão de visita". Embora possa parecer uma afirmação fútil aos ouvidos de alguns, é inegável a crescente preocupação com a estética facial, sobretudo em decorrência das novas possibilidades de tratamento. De fato, mais do que permitir a correção ou a melhora de imperfeições estéticas, as terapias dermatofuncionais possibilitam tratar alterações/disfunções que abalam seriamente a autoestima dos indivíduos, tendo impacto nos mais diversos aspectos da vida, inclusive no exercício da profissão. A seguir, veremos algumas dessas alterações/disfunções.

Acne

A acne é uma patologia crônica que atinge a pele, afetando, principalmente, adolescentes, de ambos os sexos, embora alguns casos possam se estender até (ou surgir durante) a vida adulta.

O mecanismo fisiopatológico da acne está relacionado à disfunção da unidade pilossebácea. Além do elemento genético, também há o fator hormonal, que colabora para uma hipersecreção sebácea, levando ao bloqueio do folículo piloso e à consecutiva propagação de microrganismos. Esse processo inicia quando o poro da pele, constituído por um pelo e uma glândula sebácea, é bloqueado pelo excedente de óleo e de células mortas. Esses poros bloqueados inflamam, ocorrendo a formação da acne (PINTO; JALIL, 2018).

A acne é classificada em inflamatória e não inflamatória, em graus, conforme a intensidade e as especificidades das lesões (PINTO; JALIL, 2018). Vejamos.

- **Grau I (comedônica):** comedões abertos e fechados sem sinais inflamatórios (Figura 1a).

- **Grau II (papulopustulosa):** comedões, pápulas vermelhas e inflamadas, e pústulas (espinhas) com pus (Figura 1b).
- **Grau III (nódulo-cística):** cistos, ou seja, lesões mais profundas, inflamadas e dolorosas (Figura 1c).
- **Grau IV (conglobata):** nódulos, abcessos e cistos purulentos, muito inflamados e intercomunicantes. Pode conferir aspecto desfigurante (Figura 1d).
- **Grau V (fulminante):** forma rara, que provoca queda do estado geral do paciente e exige internação hospitalar.

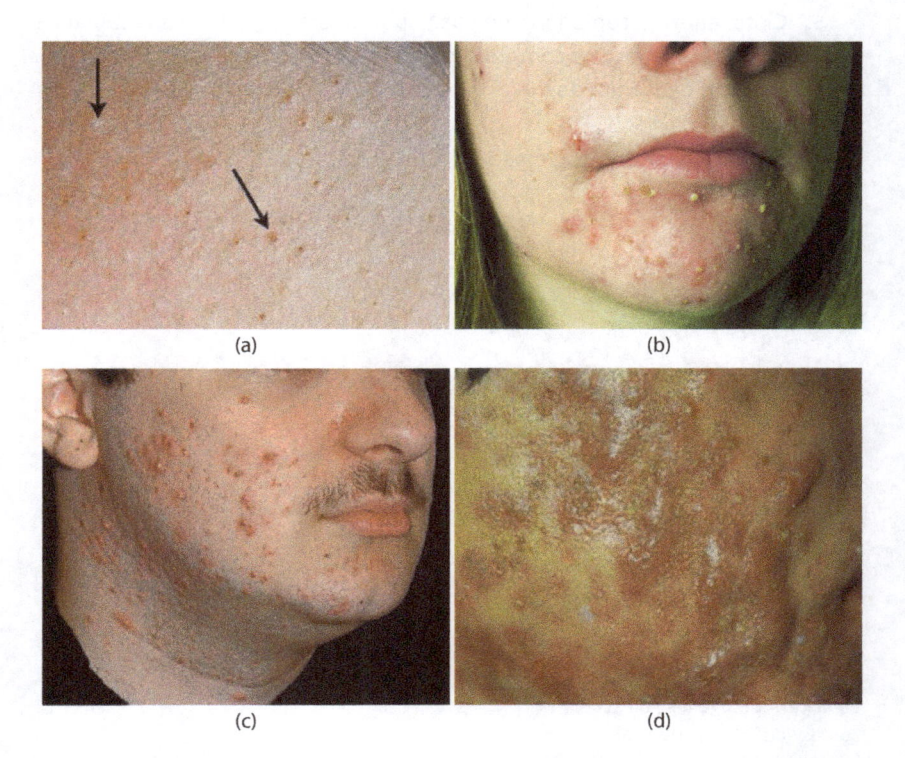

Figura 1. (a) Seta superior: comedão branco; seta inferior: comedão preto. (b) Paciente com pápulas e pústulas (pus) na face. (c) Paciente com acne papulopustular. (d) Face tomada por acne conglobata.
Fonte: (a), (c) e (d) Wolff *et al.* (2019, p. 3-6); (b) Keri (2018, documento *on-line*).

Clinicamente, a acne apresenta algumas especificidades quanto ao tipo de lesão. Vejamos (FIGUEIREDO *et al.*, 2011).

1. **Comedão:** inicialmente fechado, manifesta-se como um miúdo grão miliar superficialmente protuberante; quando aberto, toma a forma de um ponto preto, pela oxidação.
2. **Pápula:** contém uma esfera avermelhada e uma tumefação em volta do comedão, com proporções por volta de 3 mm.
3. **Pústula:** se sobrepõe à pápula por inflamação e apresenta pus.
4. **Nódulo:** possui forma semelhante à da pápula, mas grandes proporções.
5. **Cisto:** enorme comedão que passa por diversas quebras e recapsulações, apresentando conteúdo pastoso.
6. **Cicatriz:** causa um desnível deixando a pele com atrófica.

A Figura 2 ilustra a patogênese da acne.

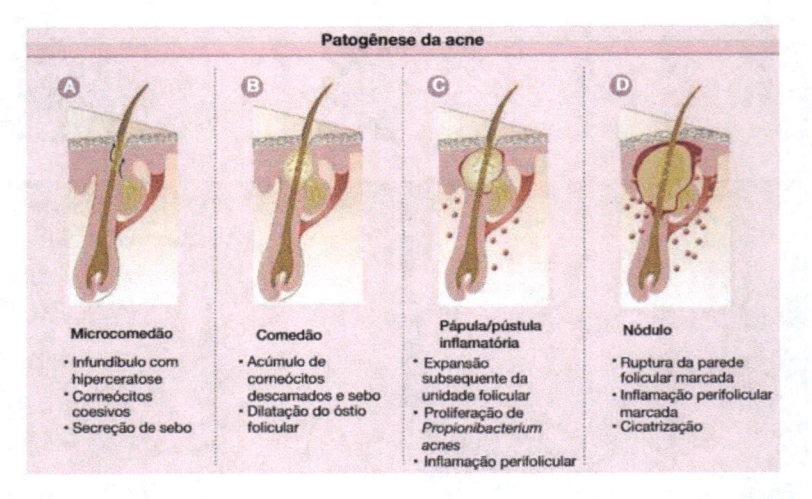

Figura 2. A patogênese da acne.
Fonte: Wolff *et al.* (2019, p. 5).

A pele acneica, quando não tratada corretamente, tende apresentar cicatrizes. A **cicatriz acneica** é uma depressão irregular da pele, resultante de um comprometimento do folículo pilossebáceo por reação inflamatória. A profundidade da cicatriz e a gravidade da sequela acneica dependem da gravidade da reação inflamatória (FIGUEIREDO *et al.*, 2011; CARDOSO, BAYER, JUCHEM, 2018).

As cicatrizes podem ser hipertróficas, queloides ou atróficas. As mais comuns são as atróficas, que provocam uma perda de gordura e de colágeno na derme depois de uma infecção modera ou grave, podendo ser superficiais ou profundas. Já as cicatrizes hipertróficas e queloides são definidas por terem a produção excessiva do colágeno e a redução da atividade da colagenase (FIGUEIREDO et al., 2011).

Saiba mais

Os termos **queloide** e **cicatriz hipertrófica** costumam ser usados como sinônimos, mas não são. A cicatriz hipertrófica surge no local da lesão e fica limitada às bordas da lesão original. Pode ser sintomática e apresentar aumento da consistência com o tempo, mas não vai ultrapassar os limites originais da lesão. O queloide, por sua vez, não se limita às bordas da lesão original, mas estende-se além da ferida para formar uma massa fibrosa que excede muito a região da lesão inicial (SOUTOR; HORDINSKY, 2015).

Rosácea

Outra alteração facial que merece destaque é a rosácea, um distúrbio crônico comum das unidades pilossebáceas da face. O processo infamatório ocorre associado ao aumento da atividade dos capilares, levando à presença de telangiectasia e rubor. A manifestação clínica pode evidenciar um espessamento elástico do nariz, das regiões malares e da fronte em decorrência de hiperplasia sebácea, edema e fibrose (WOLFF et al., 2019).

O público mais afetado por essa disfunção é o feminino: estima-se que 10% dos indivíduos com pele clara sejam afetados, e o pico de incidência ocorre entre os 40 e 50 anos. As lesões podem durar dias, semanas ou meses, e apresentam características específicas quanto aos estágios de manifestação, fase inicial (estágios I e II) e fase tardia (estágio III) (WOLFF et al., 2019).

De acordo com Wolff et al. (2019), na **fase inicial** (Figura 3a) temos o seguinte.

- Estágio I: presença de rubor patognomônico.
- Estágio II: presença de minúsculas pápulas e papulopustulas de aproximadamente 2 a 3 mm, sem comedões.

Já na **fase tardia**, temos o seguinte (WOLFF et al., 2019).

- Estágio III: a região da face fica vermelha, com pápulas e nódulos vermelho-escuro. Lesões isoladas como telangiectasias, hiperplasias sebácea podem aparecer, e em casos, mas avançados o linfedema crônico é notado conferindo deformidades em nariz, fronte, orelhas e pálpebras (Figura 3b).

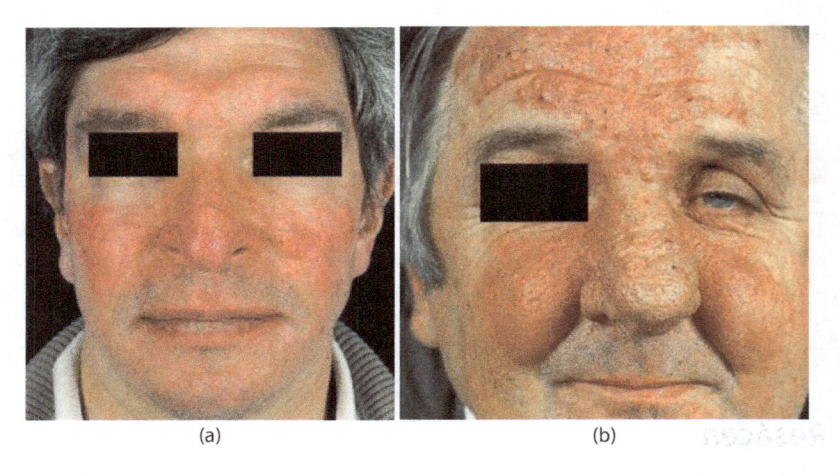

Figura 3. (a) Indivíduo com rosácea em fase inicial e (b) indivíduo com rosácea em fase tardia.
Fonte: Adaptada de Wolff *et al.* (2019).

O diagnóstico diferencial da rosácea é fundamental, visto que se assemelha à acne. No caso da rosácea, a presença de pápulas e pústulas faciais não está associada com a presença de comedões. Além disso, a rosácea apresenta recorrências e, após alguns anos, tende a desaparecer espontaneamente (WOLFF *et al.*, 2019).

Alterações pigmentares

As alterações pigmentares, ou discromias, são disfunções faciais que comumente causam incômodo e queixas nos indivíduos acometidos. Entre as alterações pigmentares mais incidentes, tem-se o famoso **melasma** (Figura 4).

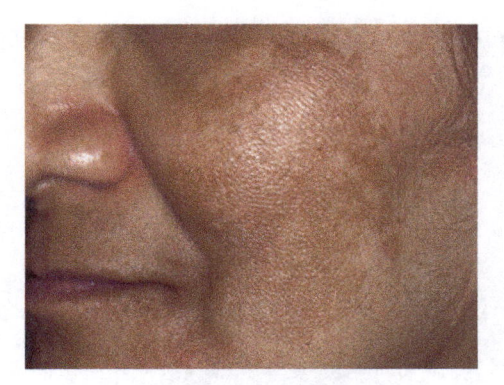

Figura 4. Melasma na bochecha.
Fonte: Plensdorf, Livieratos e Dada (2017, documento *on-line*).

Os melanócitos são células dendríticas responsáveis pela produção de melanina e estão localizados na camada basal da epiderme. A estimulação do melanócitos se dá por diversos fatores, internos ou externos, que favorecem uma produção excessiva de melanina epidérmica ou dérmica, dando origem a manchas hiperpigmentadas (LIMA; SOUZA; GRIGNOLI, 2015).

Dessa forma, o melasma é uma alteração hipercrômica comum que afeta, sobretudo, a face de mulheres que se expõem aos raios solares sem fotoproteção ou que apresentam alguma alteração hormonal. O público masculino também pode ser afetado, mas o melasma é prevalente em mulheres, principalmente pela questão hormonal.

Fique atento

Segundo Kraus e Lemos (2018), a radiação ultravioleta leva ao desenvolvimento e ao agravamento do melasma, uma vez que a radiação pode causar a peroxidação de lipídios nas membranas celulares, levando à formação de radicais livres que podem, por sua vez, estimular os melanócitos a produzirem melanina em excesso.

Psoríase

A psoríase é uma afecção tegumentar que pode se manifestar em diversas áreas do corpo, como a face, as mãos, os pés, os joelhos, os cotovelos e o couro cabeludo (Figura 5). Em casos graves, pode se espalhar por todo o corpo. O tipo predominante facial é a psoríase vulgar, também conhecida como **psoríase em placas**.

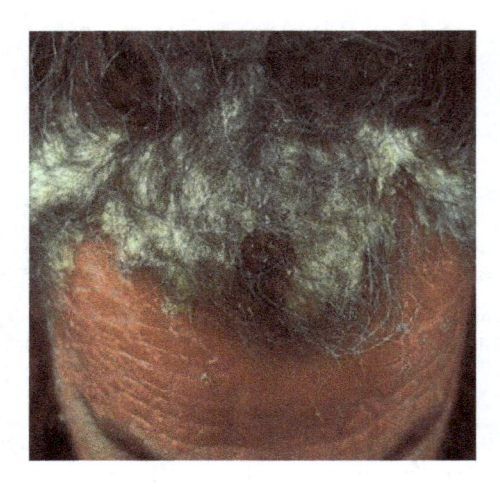

Figura 5. Psoríase no couro cabeludo.
Fonte: Wolff *et al.* (2019, p. 5).

A manifestação fisiopatológica da psoríase é controversa. Inicialmente, ocorre um distúrbio primário dos queratinócitos por consequência de uma resposta imunológica. De fato, vários autores a consideram uma patologia imunomediada resultante da associação entre fatores genéticos, fatores ambientais e fatores imunológicos, estes relacionados com a presença de linfócitos T, que depositam anticorpos na placa córnea da pele (MESQUITA, 2013).

Segundo Mesquita (2013), clinicamente quanto ao grau de comprometido, a psoríase se dá em suave, moderada ou severa, levando em consideração a extensão inflamatória. A psoríase em placa, ou vulgar, é a mais evidente, seguida da psoríase gutata, que surge em, aproximadamente, 10% dos casos, e pustular, que aparece em uma taxa inferior a 3% (Quadro 1).

Quadro 1. Psoríase: tipos e características

Tipo	Característica
Vulgar (placas)	Presença de placas arredondadas ou ovais em tamanhos variados, com escamas e de cor avermelhada.
Gutata	Geralmente surge após períodos infecciosos e virais. Apresenta pequenos pontos avermelhados.
Inversa	Pode estar associada a outros tipos de psoríase. Costuma surgir em áreas úmidas e em dobras cutâneas.
Eritrodérmica	Presença de lesões generalizadas, inclusive podendo afetar a região de couro cabeludo. Há a presença de prurido, dor e edema, e a pele apresenta uma escamação fina e vermelhidão.
Pustular	Apresenta pústulas estéreis sobre a pele. Acomete, com frequência, mãos, pés e, até mesmo, a face.
Ungueal	Cerca de 90% dos casos podem envolver o comprometimento das unhas. As unhas afetadas apresentam depressões, descoloração e fissuras longitudinais.
Artropática	Causa deformidades articulares e se caracteriza por ser uma doença inflamatória.

Flacidez tissular

A palavra "flacidez" faz alusão ao estado flácido, ou seja, mole, frouxo, lânguido, decorrente de uma atrofia do tecido muscular ou cutâneo. No caso da pele, trata-se da flacidez tissular. A flacidez ocorre quando as fibras de sustentação da pele, os fibroblastos, e a elastina são afetadas pela insuficiência de nutrientes e de oxigenação, e por outros fatores endógenos e exógenos. Quando comprometidos, esses elementos afetam a firmeza das células.

A flacidez facial faz a pele perder sua firmeza pela frouxidão tecidual, ocasionando o aparecimento das rugas superficiais e profundas, sendo as bochechas e as pálpebras as primeiras a cair. Posteriormente, surgem as marcas de expressão, as rugas e os sulcos na pele, mais evidentes em região como olhos, boca, pálpebras, pescoço e queixo (FASSHERBER, 2018).

Câncer de pele

O câncer de pele, ou carcinoma, é uma doença decorrente do desenvolvimento anormal das células da pele, que se multiplicam rapidamente até formar uma neoplasia, que pode ser benigna ou maligna. A neoplasia benigna tem o crescimento lento e se adapta ao corpo hospedeiro, de forma que suas células são idênticas ao tecido. Já a neoplasia maligna apresenta crescimento exponencial, com células diferentes do tecido de origem. Apresenta, ainda, consistência firme e bordas irregulares, que sagram com facilidade, além de se espalhar rapidamente e, em alguns casos, levar ao óbito. Portanto, o diagnóstico precoce é imprescindível.

O câncer de pele, ainda, é classificado em melanoma e não melanoma. O tipo não melanoma é o mais comum e afeta mais a região da cabeça e do pescoço. Já o melanoma é o tipo mais raro, mas o que mais causa letalidade devido às chances de metástase.

O tipo **não melanoma**, também conhecido como carcinoma, pode ser basocelular, quando se localiza na última camada da epiderme, ou espinocelular, que pode ocorrer em qualquer camada da epiderme. Os carcinomas têm o desenvolvimento lento e tendem a surgir entre os 30 a 50 anos, a depender do tipo de pele. Ambos apresentam alteração na coloração e podem causar dor.

O **melanoma**, por sua vez, é o tipo mais grave (Figura 6). Origina-se da transformação maligna dos melanócitos na junção dermoepidérmica e aparece em forma de manchas, pintas ou sinais. Em pessoas de pele negra, comumente aparecem em áreas claras, como mãos e pés (FASSHERBER, 2018).

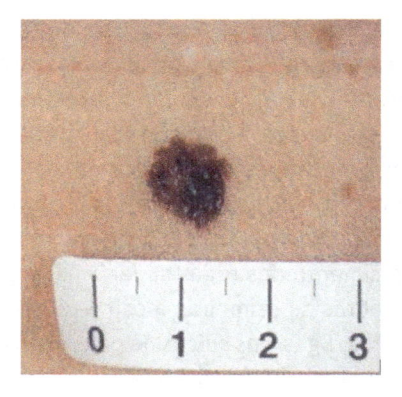

Figura 6. Melanoma.
Fonte: Wolff *et al.* (2019, p. 252).

No que concerne a lesões cancerosas, a abordagem do profissional fisioterapeuta é de viés preventivo, orientando quanto ao uso do filtro solar, aos horários de exposição mais perigosos e a como se autoexaminar, bem estimulando o uso de bonés, óculos, protetores de pescoço e de nuca. Caso o fisioterapeuta verifique machas e/ou casos suspeitos, deve, imediatamente, encaminhar o paciente para um médico dermatologista.

Recursos fisioterapêuticos utilizados no tratamento de disfunções cinético-funcionais faciais

Atualmente, há uma série de opções de tratamento à disposição do fisioterapeuta dermatofuncional. De fato, seu campo de atuação avançou bastante na última década, de forma que técnicas e recursos inovadores têm surgido, apresentando resultados muito satisfatórios. Dessa maneira, o profissional da área deve estar em constante aprendizado, buscando se atualizar periodicamente em relação aos novos tratamentos.

Com relação às disfunções faciais, o tratamento fisioterapêutico busca reduzir ou eliminar as sequelas cinético-funcionais, e os recursos que permitem essa ação vão desde a aplicação de dermocosméticos, passando pelo uso de aparelhos eletroterapêuticos, até recursos terapêuticos manuais, como a massagem modeladora. A seguir, veremos alguns desses recursos e suas vantagens para mitigar ou, até mesmo, eliminar disfunções faciais.

Microagulhamento

Também conhecido como terapia de indução de colágeno, o microagulhamento consiste em um procedimento que gera uma microperfuração da pele em diferentes profundidades, de acordo com o instrumento utilizado. Esse instrumento geralmente é composto por um cabo com cilindro revestido de microagulhas na extremidade (Figura 7). Seu principal objetivo é causar uma inflamação, visando a uma melhora da atividade fibroblástica, bem como auxiliar na absorção de substâncias ativas (ASSOCIAÇÃO BRASILEIRA DE FISIOTERAPIA DERMATOFUNCIONAL, 2016).

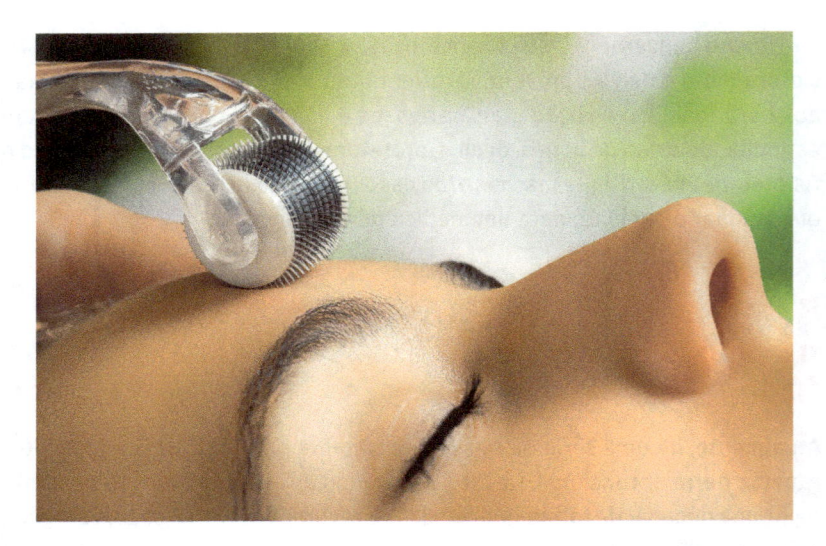

Figura 7. Aparelho de microagulhamento.
Fonte: karelnoppe/Shutterstock.com.

A aplicação do procedimento consiste no rolamento do aparelho (que pode ter agulhas de diferentes comprimentos, de 0,25 a 2,5 mm) em diferentes direções. Os efeitos terapêuticos apontados são (ASSOCIAÇÃO BRASILEIRA DE FISIOTERAPIA DERMATOFUNCIONAL, 2016).

- aumento da espessura da epiderme;
- alterações estruturais do tecido conjuntivo;
- produção de elastina e de colágeno.

Segundo Lima, Souza e Grignoli (2015), quando aplicado em **cicatrizes atróficas de acne** vulgar, os resultados são surpreendentes. O estudo realizado pelos autores comprovou que, após cincos sessões de microagulhamento (com intervalo de 15 dias entre uma sessão e outra), houve uma melhora significativa das cicatrizes, reduzindo sua profundidade a atenuando os poros dilatados. Esse resultado se deve à injúria tecidual e, consequentemente, ao estímulo na síntese de colágeno e no remodelamento do tecido.

Outro estudo realizado, LIMA (2015) relevou que o microagulhamento é uma opção terapêutica na condução do **melasma**. Especificamente, verificou-se que o microagulhamento com agulhas no comprimento de 1,5 mm utilizado isoladamente, sem adição de qualquer princípio ativo, é capaz de gerar um clareamento. Após 24h da realização do procedimento e nos dias que se seguiram, os pacientes foram orientados quanto à utilização noturna de fórmula despigmentante industrializada (ácido retinoico 0,05% + hidroquinona 4% + fluocinolona acetonida 1%) e filtro solar tonalizado industrializado com FPS 60. A mesma intervenção foi realizada 30 dias após o primeiro tratamento. Veja um antes e depois de um paciente do estudo na Figura 8.

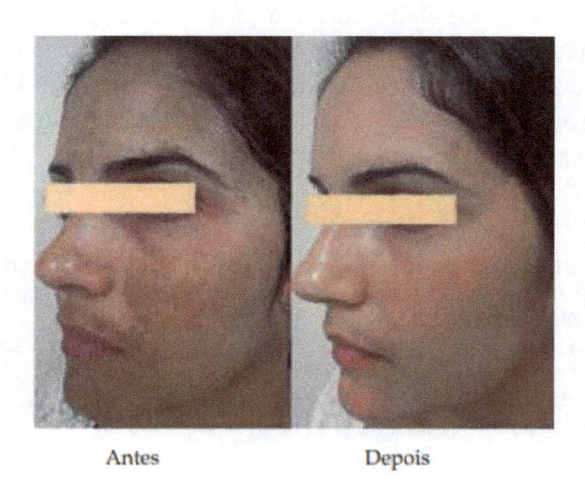

Figura 8. Rosto de paciente com melasma antes e após tratamento com microagulhamento.
Fonte: Lima (2015, p. 918).

Contrapondo o estudo acima, Lima, Souza e Grignoli (2015) relatam resultados satisfatórios do uso do microagulhamento associado à aplicação de soro despigmentante (rucinol e sophora-alfa) para o tratamento do melasma.

É importante destacar que o tratamento com microagulhamento é composto por três **fases cicatriciais**. Vejamos (FAÉ; LUNARDELLI, 2020):

1. A primeira fase (inflamatória) consiste na injúria causada pelo trauma com as agulhas. Inicialmente, ocorre a perda de integridade da barreira cutânea e, posteriormente, ocorre a liberação de plaquetas e de neutrófilos, bem como a invasão de células inflamatórias.
2. Na segunda fase (proliferação), os neutrófilos são substituídos por monócitos e inicia-se a angiogênese, a epitelização e a proliferação de fibroblastos, e, em seguida, ocorre a formação de colágeno do tipo III e de elastina.

3. A terceira (remodelação) fase é marcada pela maturação do colágeno do tipo III, que lentamente vai sendo substituído pelo colágeno do tipo I.

Após a aplicação da técnica, alguns efeitos colaterais inerentes à técnica podem ser observados, como sangramento superficial fino durante o procedimento, dor local, descamação, hiperemia e edema. Porém, um acentuamento desses efeitos e outros efeitos adversos, mais graves, podem decorrer da execução inadequada da técnica, do uso de um aparelho de baixa qualidade ou da aplicação de substâncias inadequadas (FAÉ; LUNARDELLI, 2020). Daí a importância de que o profissional tenha o conhecimento e a *expertise* necessários para a realização do microagulhamento.

Fique atento

Segundo Faé e Lunardelli (2020), o microagulhamento está contraindicado para indivíduos com câncer de pele, verrugas, psoríase, queratoses solares ou qualquer infecção da pele, bem como para pacientes submetidos a qualquer terapia anticoagulante, que tende a causar sangramento excessivo e descontrolado. Além disso, é fundamental que o rolete seja descartado a cada procedimento, ou que o paciente leve o próprio, de forma que o mesmo rolete jamais seja utilizado em diferentes indivíduos.

Dermocosméticos e *peelings*

Os **dermocosméticos** são produtos são produtos cuja composição traz ativos farmacológicos, compostos com atividade terapêutica, que se aproximam de medicamentos dermatológicos de uso tópico. São destinados aos cuidados com a pele e se apresentam em diferentes formas: cremes, géis, óleos, máscaras, ácidos, etc. Os dermocosméticos podem ser utilizados para o tratamento de diferentes disfunções faciais, como manchas, flacidez e controle da oleosidade. Se associados ao uso de aparelhos terapêuticos, como *peeling* físico, microagulhamento, ultrassom etc., seus resultados podem ser potencializados (RODRIGUES; PETRI, 2018).

Os ácidos, por exemplo, são bastante indicados para o clareamento da pele e o tratamento da acne, pois propiciam uma renovação celular superficial. Já o **peeling químico**, comprovadamente, é bastante indicado para tratar as mesmas disfunções, mas pode agir nas camadas mais profundas da pele, tratando cicatrizes mais acentuadas. É, portanto, classificado em três tipos:

1. o primeiro, superficial, atua na epiderme;
2. o segundo, de ação intermediária, age na derme papilar;
3. o terceiro, mais profundo, atua na derme reticular.

É permitido, ao fisioterapeuta, apenas realizar *peelings* químicos superficiais, que não ultrapassem o limite da epiderme. Esses, porém, apresentam resultados muito satisfatórios no tratamento de várias disfunções faciais, induzindo a descamação com aceleração do ciclo celular e removendo a camada mais externa do extrato córneo, de forma a conceder, à pele, uma textura mais suave e uma pigmentação mais homogênea (MOURA et al., 2017),

Limpeza de pele, vapor de ozônio e alta frequência

A **limpeza de pele**, principalmente se associada ao uso de vapor de ozônio e de alta frequência, é um excelente recurso para o tratamento de disfunções faciais, sobretudo para o controle da acne. Nesses casos, pode ser aplicada com dermocosméticos que atuam no controle da oleosidade. O procedimento é feito por etapas, incluindo a higiene da região, esfoliação, extração das lesões, hidratação, etc., a depender do tipo de pele e do objetivo do tratamento. Já a **alta frequência** tem ação antibactericida: as faíscas emitidas pelo contato do eletrodo com a pele liberam o ozônio, que é oxigenante, fungicida e bactericida. Além disso, promove uma vasodilatação periférica local por meio do efeito térmico.

Por sua vez, o **vapor de ozônio** utilizado na limpeza de pele visa contribuir para a emoliência dos poros e facilitar a dilatação. Esse aparelho realiza uma evaporação da água por meio de uma resistência responsável pela ebulição. O ozônio é liberado através de uma "faísca elétrica" de baixa corrente, disparada pela ebulição da água. O vapor liberado pelo aparelho gera uma sudorese que promove a supressão de toxinas e a hidratação e emoliência da capa córnea, facilitando a extração de comedões e a penetração de produtos (BARROS; MEIJA, 2014).

Radiofrequência e carboxiterapia

A **radiofrequência** é considerada um dos melhores recursos eletroterapêuticos para o tratamento da flacidez tissular. A corrente elétrica consegue alcançar os tecidos mais profundos, gerando energia e forte calor, devido à resistência na derme e no tecido celular subcutâneo. Por meio do calor gerado, as fibras de colágenos se contraem, levando à retração do tecido. Esse processo contribui para a formação de neocolagênese, sendo muito eficaz na sustentação da pele. Há, porém, contraindicações ao uso da radiofrequência: gravidez, doenças malignas, alterações vasculares, uso de implantes metálicos, alterações sensoriais, lesões teciduais na área de aplicação, hipertensão descontrolada, etc. (RODRIGUES; PETRI, 2018).

Por sua vez, a **carboxiterapia** é um recurso terapêutico que utiliza o gás carbônico medicinal (dióxido de carbono), que é injetado no tecido subcutâneo, estimulando efeitos fisiológicos como melhora da circulação e da oxigenação tecidual. O dióxido de carbono é conduzido de forma estéril, com fluxo, pressão, velocidade e quantidade controlados, através de uma agulha hipodérmica. O gás é eliminado pelo corpo após algum tempo. Não é necessário fazer repouso ou qualquer tipo de tratamento complementar (AQUINO, 2013). Ressalta-se, porém, que o gás liberado na circulação sanguínea promove a vasodilatação, de forma que esse recurso é totalmente contraindicado para fumantes, visto que, ao fumar, ocorre uma vasoconstrição (FASSHERBER, 2018).

Tratamento fisioterapêutico aplicado nas disfunções faciais

Aqui, o estudo dos tratamentos fisioterapêuticos aplicados à disfunções faciais será focado em algumas disfunções mais comuns, como pele acneica, cicatrizes de acne, flacidez tissular e psoríase.

Acne

Considerado os aspectos clínicos da acne descritos anteriormente, vejamos condutas que podem ser aplicadas pelo fisioterapeuta dermatofuncional.

Inicialmente, o fisioterapeuta pode contar com as vantagens e os efeitos fisiológicos proporcionados pela limpeza de pele, pelo vapor de ozônio e pela alta frequência. Antes de mais nada, a limpeza de pele deve ser realizada, e os dermocosméticos utilizados para o procedimento devem ser aplicados na seguinte ordem:

1. higienização, para a remoção das impurezas;
2. esfoliação, para a remoção das células mortas e a renovação celular;
3. aplicação de emoliente associado ao vapor de ozônio (aproximadamente, 15 minutos).

No tratamento da acne e da oleosidade, a associação desses recursos é fundamental, pois a pele acneica apresenta sinais de inflamação, de forma que uma adequada higienização e o ozônio liberado ajudam a atenuar esses sintomas. Ainda, emoliente facilita a abertura dos poros e, consequentemente, a extração, que é a próxima etapa do procedimento.

> **Fique atento**
>
> Após a extração dos comedões, a pele fica sensível e os poros ficam mais dilatados. É importante destacar que as acnes mais inflamadas não devem ser manipuladas nem extraídas. Então, a fim de combater seu agravamento, deve-se tratá-las apenas com a alta frequência.

Cicatrizes de acne

Quando as acnes são agravadas ou quando a pele do paciente não responde 100% ao tratamento proposto, as cicatrizes aparecem. As cicatrizes de acne, conforme já mencionamos, podem ser tratadas com o microagulhamento associado ao *peeling*. O rolete do microagulhamento deve ser passado na pele no sentido vertical, horizontal e diagonal, aproximadamente entre 15 a 20 vezes, e a duração do procedimento leva de 15 a 20 minutos, sendo recomendado um intervalo de seis semanas entre sessões (LIMA; SOUZA; GRIGNOLI, 2015).

Considerando os efeitos proporcionados pelo microagulhamento, após os procedimentos descritos acima, o fisioterapeuta pode complementar o tratamento para cicatrizes utilizando ácidos (*peeling* químico). Considerando o processo fisiopatológico das cicatrizes de acne, os princípios ativos proporcionados dos ácidos tendem a penetrar com mais eficácia após o microagulhamento, de forma que a permeabilidade será maior. Os ácidos (Quadro 1) a serem utilizados devem ter ação rejuvenescedora e clareadora. O efeito clareador é de suma importância, pois as cicatrizes de acne podem manchar a pele, deixando-a mais escura.

Quadro 1. Tipos de ácidos e suas características

Tipo	Característica
Ácido kójico	Despigmentante natural mais eficiente no mercado. Atua inibindo a formação de melanina, bloqueando a ação da tirosinase e eliminando as hipercromias.
Ácido fítico	Ação inibitória sobre a tirosinase, com efeito despigmentante e antioxidante.
Alpha arbutin	Ação despigmentante com um grande efeito clareador, deixando um tom uniforme na pele. Atua inibindo a síntese da melanina.
Ácido mandélico	Utilizado no combate de hipercromias por proporcionar a inibição da síntese de melanina. Contribui para a melhora da textura da pele.

Convém destacar que os ácidos descritos no Quadro 1 podem ser associados ao uso do microagulhamento e para o tratamento de manchas como o melasma, por exemplo.

Fique atento

Uma função comprovada do microagulhamento é a potencialização dos princípios ativos cosmetológicos, visto que o microtrauma causado na pele facilita a absorção do ativo, aumentando a penetração de moléculas em até 80% (LIMA; SOUZA; GRIGNOLI, 2015).

Outro princípio ativo que o fisioterapeuta pode associar aos tratamentos descritos acima é a vitamina C e seus derivados. A vitamina C tem ação despigmentante, atuando sobre a melanina, além de possuir atividade antioxidante e rejuvenescedora, uma vez que atua na estimulação da produção de colágeno (MOURA et al., 2017).

Flacidez tissular

Outra disfunção que leva os pacientes a procurarem por tratamento fisioterapêutico é a flacidez tissular. De acordo com o já apresentado sobre o mecanismo fisiopatológico da flacidez tissular, o recurso mais indicado é a radiofrequência. Porém, o microagulhamento, associado a dermocosméticos, também oferece resultados positivos.

A aplicação da radiofrequência requer o uso de parâmetros adequados no que diz respeito à temperatura, ao tempo e aos números de sessões. As duas ou três primeiras sessões devem ser repetidas com um intervalo de sete dias entre elas, evitando realizar duas sessões na mesma semana.

A manopla da radiofrequência utilizada para a flacidez tissular é a **manopla bipolar**, que tem ação superficial. Para o tratamento dessa disfunção, o fisioterapeuta pode recomendar de quatro a 10 sessões, com um intervalo de 15 dias entre uma sessão e outra.

Psoríase

Para tratar a psoríase, o fisioterapeuta pode utilizar a carboxiterapia. A carboxiterapia é um recurso eletroterapêutico que faz uso de gás carbônico medicinal, um gás purificado, geralmente presente no interior do metabolismo celular. O fisioterapeuta, ao injetar o gás carbônico de forma estéril, deve ajustar, no aparelho, o fluxo, a pressão e a velocidade pela agulha hipodérmica (30 G 1/2). Em seguida, o gás é eliminado naturalmente (FASSHERBER, 2018).

Referências

ASSOCIAÇÃO BRASILEIRA DE FISIOTERAPIA DERMATOFUNCIONAL. Parecer ABRAFIDEF nº 04/2016. *Uso do microagulhamento por fisioterapeutas*. [S. l.]: ABRAFIDEF, 2016. Disponível em: http://www.abrafidef.org.br/arqSite/Parecer_Tecnico_ABRAFIDEF_04_2016__Microagulhamento.pdf. Acesso em: 11 dez. 2020.

AQUINO, L. S. *A utilização da carboxterapia no tratamento de Psoríare*. 2013. Trabalho de Conclusão de curso (Especialização em Fisioterapia Dermatofuncional) - Centro de Estudos Avançados e Formação Integrada, Pontifícia Universidade Católica de Goiás, Goiânia, 2013. Disponível em: https://docplayer.com.br/68527082-Utilizacao-da-carboxiterapia-no-tratamento-de-psoriase.html. Acesso em: 11 dez. 2020.

BARROS, F. B.; MEIJA, D. P. M. *Recursos Eletrotermoterapêuticos Utilizados na Limpeza de Pele Facial*. 2014. 14 f. Trabalho de Conclusão de curso (Especialização em Fisioterapia Dermatofuncional) - Faculdade de Cambury, Goiânia, 2014. Disponível em: https://portalbiocursos.com.br/ohs/data/docs/98/133-Recursos_eletrotermoterapYuticos_utilizados_na_limpeza_de_pele_facial.pdf. Acesso em: 11 dez. 2020.

CARDOSO, A. F. BAYER, C. P. B.; JUCHEM, D. *Peeling Mecânico no Tratamento de Cicatrizes atróficas de Acne*: Revisão Sistemática. Trabalho de Conclusão de curso (Graduação em Cosmetologia e Estética) — Universidade do Sul de Santa Catarina, Tubarão, SC, 2018. Disponível em: https://riuni.unisul.br/bitstream/handle/12345/6812/TCC%2006%2007%20%28Amanda%29%20%281%29.pdf?sequence=1&isAllowed=y. Acesso em: 11 dez. 2020.

FAÉ, A. H. L.; LUNARDELLI, A. Influência das complicações do diabetes mellitus na utilização do microagulhamento na estética clínica. *Revista Brasileira de Estética Científica*, v. 1, n. 1, p. 24-38, 2020. Disponível em: https://www.abesci.com.br/revista/index.php?journal=abesci&page=issue&op=view&path%5B%5D=1. Acesso em: 11 dez. 2020.

FASSHERBER, D. et al. *Disfunções Dermatológicas Aplicadas a Estética*. Porto Alegre: SAGAH, 2018.

FIGUEIREDO, A. et al. Avaliação e tratamento do doente com acne — Parte I: Epidemiologia, etiopatogenia, clínica, classificação, impacto psicossocial, mitos e realidades, diagnóstico diferencial e estudos complementares. *Rev Port Clin Geral*, n. 27, p. 59-65, 2011. Disponível em: http://www.scielo.mec.pt/pdf/rpcg/v27n1/v27n1a11.pdf. Acesso em: 11 dez. 2020.

KERI, J. E. Acne vulgar. *In:* MANUAL MSD, 2018. Disponível em: https://www.msdmanuals.com/pt-br/profissional/dist%C3%BArbios-dermatol%C3%B3gicos/acne-e--doen%C3%A7as-relacionadas/acne-vulgar. Acesso em: 28 out. 2020.

KRAUS, A. E.; LEMOS, F. *Abordagem Terapêutica do Melasma no Período Gestacional*: Revisão de Literatura. Trabalho de Conclusão de curso (Graduação em Cosmetologia e Estética) — Universidade do Sul de Santa Catarina, Tubarão, SC, 2018. Disponível em: https://riuni.unisul.br/handle/12345/7389. Acesso em: 11 dez. 2020.

LIMA, A. A.; SOUZA, T. H.; GRIGNOLI, L. C. E. Os benefícios do microagulhamento no tratamento das disfunções estéticas. *Revista Científica da FHO UNIARARAS*, v. 3, n. 1. p. 92-98, 2015. Disponível em: http://www.uniararas.br/revistacientifica/_documentos/art.10-031-2015.pdf. Acesso em: 11 dez. 2020.

LIMA, E. A. Microagulhamento em melasma facial recalcitrante: uma série de 22 casos. *An Bras Dermatol*, v. 90, n. 6, p. 917-919, 2015. Disponível em: https://clinicawulkan.com.br/wp-content/uploads/2019/04/v90-Microagulhamento-em-melasma-facial--recalcitrante-uma-serie-de-22-casos-.pdf. Acesso em: 11 dez. 2020.

MESQUITA, P. *Psoríase*: Fisiopatologia e Terapêutica. 2013. 67 f. Dissertação (Mestrado em Ciências Farmacêuticas) — Universidade Fernando Pessoa, Porto, 2013. Disponível em: https://bdigital.ufp.pt/bitstream/10284/4486/1/PPG_10641.pdf. Acesso em: 11 dez. 2020.

MOURA, M. C. et al. O uso de ácidos e ativos clareadores associados ao microagulhamento no tratamento de manchas hipercrômicas: estudo de caso. *Revista Científica da FHO UNIARARAS*, v. 5, n. 2, p. 34-45, 2017. Disponível em: http://www.uniararas.br/revistacientifica/_documentos/art.026-2017.pdf. Acesso em: 11 dez. 2020.

PINTO, A. L. G.; JALIL, S. M. A. TRATAMENTO DE PELE: Tratamento de Acne pelo Método a Laser e Dermoabrasão. *Rev. Conexão Eletrônica*, v. 15, n. 1, p. 877-883, 2018.

PLENSDORF, S.; LIVIERATOS, M.; DADA, N. Pigmentation disorders: diagnosis and management. *American Family Physician*, v. 96, n. 12, p. 797–804, 2017. Disponível em: https://www.aafp.org/afp/2017/1215/p797.html. Acesso em: 28 out. 2020.

RODRIGUES, P. A.; PETRI, T. C. *Eletroterapia Facial e Corporal Avançada*. Porto Alegre: SAGAH. 2018.

SOUTOR, C.; HORDINSKY, M. *Dermatologia clínica*. Porto Alegre: AMGH, 2015.

WOLFF, K. et al. *Dermatologia de Fitzpatrick*: atlas e texto. 8. ed. Porto Alegre: AMGH, 2019.

Fique atento

Os *links* para *sites* da *web* fornecidos neste capítulo foram todos testados, e seu funcionamento foi comprovado no momento da publicação do material. No entanto, a rede é extremamente dinâmica; suas páginas estão constantemente mudando de local e conteúdo. Assim, os editores declaram não ter qualquer responsabilidade sobre qualidade, precisão ou integralidade das informações referidas em tais *links*.

Fisioterapia dermatofuncional nas disfunções corporais

Barbara Isabel Aparecida Camargo

OBJETIVOS DE APRENDIZAGEM

> Explicar as disfunções cinético-funcionais corporais.
> Identificar os recursos fisioterapêuticos aplicados às disfunções cinético-funcionais corporais.
> Relacionar recursos de tratamento e aplicações fisioterapêuticas nas disfunções corporais.

Introdução

De acordo com Perez e Vasconcelos (2014), a constante busca pela perfeição fez o mercado da beleza estar em plena ascensão. Literaturas antigas descrevem a preocupação com as curvas do corpo, o que é ainda mais recorrente atualmente, de modo que a ciência desenvolveu recursos inovadores para o tratamento da beleza. Sampaio e Ferreira (2009) relatam que a busca incessante por uma aparência que atenda aos padrões culturais reforça a importância dada à integridade da pele sem imperfeições. Contudo, o limite do corpo perfeito deve existir quando os procedimentos não são apropriados para a pessoa. Entender o mecanismo do desenvolvimento das patologias é o primeiro passo para evolução do tratamento.

Neste capítulo, você conhecerá os conceitos e o mecanismo de desenvolvimento das disfunções cinético-funcionais corporais. Além disso, conhecerá os recursos fisioterapêuticos aplicados às disfunções cinético-funcionais corporais.

Compreendendo as alterações cinético-funcionais do corpo

A posição cinética do corpo refere-se à postura corporal do indivíduo quando ele está em uma posição ereta e ocorre um desequilíbrio do sistema musculoesquelético devido à gravidade, causando alterações posturais. O fisioterapeuta deve realizar uma avaliação postural para identificar algumas irregularidades morfológicas que são associadas à postura. O equilíbrio do sistema esquelético e a gravidade são de suma importância para as atividades de vida diária, bem como para realizar movimentos com precisão e rapidez. Contudo, de acordo com Perez e Vasconcelos (2014), na tentativa de se proteger quando o corpo está desalinhado, ocorrem desvios, que podem gerar acúmulo de gordura localizada nas regiões expostas e fraqueza muscular. Entender essa correlação é um fator determinante para o resultado dos tratamentos estéticos, pois pode limitar o sucesso no resultado.

O desalinhamento do corpo pode causar:

- **Hiperlordose:** aumento da curvatura, que pode ocorrer na coluna cervical ou lombar.
- **Escoliose:** desvio lateral da curvatura da coluna.
- **Hipercifose:** aumento da curvatura da coluna torácica, conhecido pela analogia com o corcunda de Notre Dame, um filme popular para as crianças.

É de suma importância realizar uma avaliação física específica e detalhada para que se possa traçar um plano de tratamento que beneficie não somente os princípios estéticos, a redução da gordura localizada e a diminuição da flacidez, mas que também restabeleça a saúde e a qualidade de vida do paciente.

A necessidade pela busca da imagem corporal ideal é árdua, e a gordura localizada, mesmo que esteja em uma proporção pequena, pode gerar incômodo. O organismo humano necessita da ingestão diária de calorias para a realização das atividades desenvolvidas durante o dia a dia. Quando não ocorre um equilíbrio de ingestão de alimentos, isso acarretará acúmulo de gordura em regiões do corpo. O armazenamento da gordura, conhecido como **lipogênese**, ocorre quando há um aumento da ingestão de carboidratos em excesso (BORGES; SCORZA, 2016).

O tecido subcutâneo adiposo, também conhecido como **hipoderme**, localiza-se abaixo da derme, dando sustentação à pele. Ele é formado por um tecido conjuntivo rico em células adiposas que acumula lipídeos em seu interior, os quais são responsáveis pelo armazenamento e a liberação dos triglicerídeos como fonte de energia para o nosso corpo. Entre as várias funções do tecido subcutâneo adiposo, destacam-se: isolamento térmico, modelagem corporal, armazenamento de energia e proteção contra traumas.

Um termo muito propício para o excesso de gordura em uma determinada região é **adiposidade localizada**, que se acumula em algumas partes do corpo (Figura 1). A distribuição da gordura localizada é influenciada por sexo, idade, estilo de vida, herança genética, hormônios e biótipo corporal, que define em qual parte do corpo a gordura se acumulará (BORGES; SCORZA, 2016).

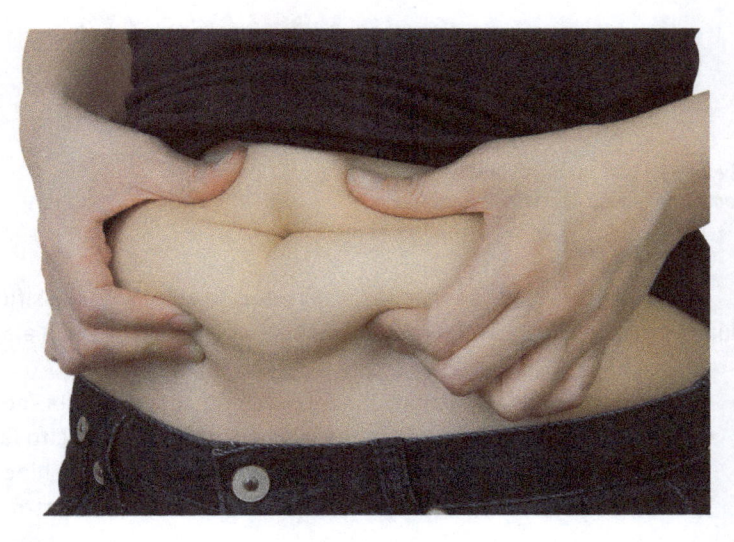

Figura 1. Adiposidade localizada.
Fonte: Poo/Shutterstock.com.

A **gordura visceral**, que fica entre as vísceras e os órgãos, não é tratada pela fisioterapia dermatofuncional (Figura 2). Assim, para obter resultados satisfatórios, deve-se procurar um nutricionista ou educador físico para a redução dessa gordura. Lembre-se de que a gordura visceral aumentará a circunferência abdominal, além de ser prejudicial para o nosso organismo, podendo predispor a outras doenças, como diabetes, hipertensão e hipotireoidismo.

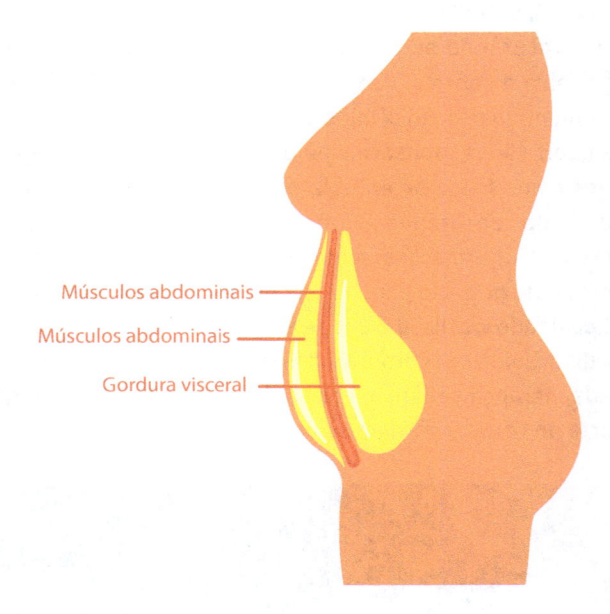

Figura 2. Gordura subcutânea.
Fonte: Zhenyakot/Shutterstock.com.

De acordo com Fassheber *et al.* (2018), o **tecido adiposo** é classificado de duas formas, devido à sua pigmentação e à sua organização, são elas:

- **Tecido adiposo unilocular:** conhecido como amarelo ou branco, composto de tecido conjuntivo, onde se encontra o adipócito (a célula que acumula lipídeo em seu citoplasma), localizado na hipoderme. Esse tecido tem células grandes, de 60 a 100 μm (micrometros). A sua redução pode ser feita em cabine.
- **Tecido adiposo multilocular:** conhecido como tecido marrom, é o principal responsável pela termogênese. É menos expressivo nos adultos, porém é encontrado em neonatos.

A **atrofia tegumentar adquirida**, conhecida como **estria**, é uma das disfunções estéticas que mais acometem os indivíduos, podendo afetar tanto o homem como a mulher. Essas alterações indesejáveis na pele são cicatrizes que se desenvolvem após a lesão das fibras elásticas (distensão contínua da pele, ultrapassando a sua capacidade de retração, ou seja, a elasticidade) e do colágeno. Não há cura espontânea dessas lesões ao longo da vida (RIBEIRO, 2010). Essa degradação funcional que ocorre no tecido elástico leva à elastose e pode se apresentar em formas sinuosas, paralelas umas às outras e perpendiculares às linhas de Langer, podendo aparecer numerosas ou raras. No início, ocorre edema, gerado pelo processo inflamatório, e acúmulo de linfócitos perivasculares, seguidos da diminuição das papilas epidérmicas.

De acordo com Guirro e Guirro (2002), a fase em que a estria está avermelhada, conhecida como **estria rubra**, é a melhor fase para a recuperação, devido à inflamação espontânea do tecido, que favorece o estímulo dos fibroblastos (produção de colágeno e elastina). A estria branca, conhecida como **estria alba**, é a lesão que cicatrizou quando o processo inflamatório cessou (Figura 3). Nesse período, a resposta de produção tecidual é mais lenta, se comparada à fase da estria rubra.

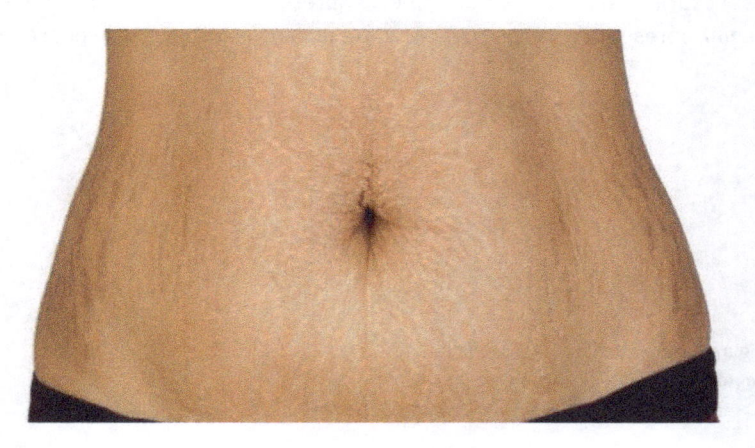

Figura 3. Estrias albas.
Fonte: Sete (2017, documento *on-line*).

As estrias têm tendência a ser bilaterais e simétricas em ambos os lados e são as causadoras do rompimento das fibras de sustentação da pele. A localização das estrias é maior nas seguintes áreas: coxas, nádegas, abdome, mamas e região lombar. Contudo, elas podem aparecer em outras áreas do corpo, como braços, ombros, panturrilhas, entre outras regiões. Os sintomas iniciais variam muito de pessoa para pessoa, porém, entre os mais comuns, destacam-se: erupção plana eritematosa (leve), dor e prurido (coceira). Guirro e Guirro (2002) descrevem que a etiologia das estrias pode ser explicada de três formas (porém outros autores citam outras teorias):

- **Teoria mecânica:** descrita pela ruptura das fibras elásticas dérmicas, devido a um estiramento excessivo do tecido.
- **Teoria endocrinológica:** o hormônio esteroide atua sobre o tecido conjuntivo, aumentando o catabolismo proteico, e sobre a as células que formam a substância fundamental amorfa e os fibroblastos, gerando a diminuição do volume e do número de elementos da pele.
- **Teoria infecciosa:** não possui muitos adeptos, pois as outras teorias conseguem ser justificadas de forma clara e específica. É descrita por infecções que atacam o sistema cutâneo e geram a estria.

As lesões causam a perda da elasticidade, desencadeando um declínio na espessura da derme, e a epiderme se apresenta mais delgada. A Figura 4, a seguir, apresenta uma comparação entre uma pele normal e uma pele estriada.

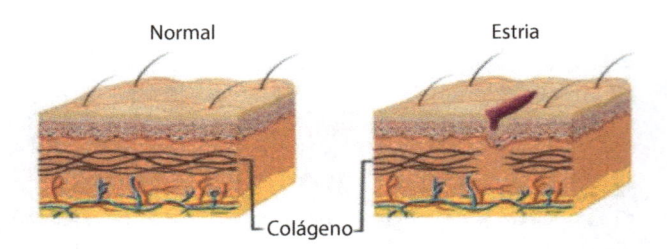

Figura 4. Pele normal e pele estriada.
Fonte: Freitas ([20--?], documento *on-line*).

A **flacidez corporal** é descrita de duas formas: flacidez da pele e flacidez muscular. A flacidez é caracterizada pela perda do tônus e da elasticidade dos tecidos muscular e cutâneo, o que acarreta alterações cinético-funcionais. Quando a pele está saudável, ela apresenta-se hidratada e firme, sem rugas e vincos; pode-se dizer que ela manteve o seu tônus tecidual. Segundo Perez e Vasconcelos (2014), as fibras de colágeno são responsáveis pela sustentação da pele, ao passo que as fibras elásticas são responsáveis pela elasticidade. Desse modo, quando ocorre uma degeneração das fibras, a pele perde a sua tonicidade, ficando flácida e apresentado características de frouxidão (Figura 5).

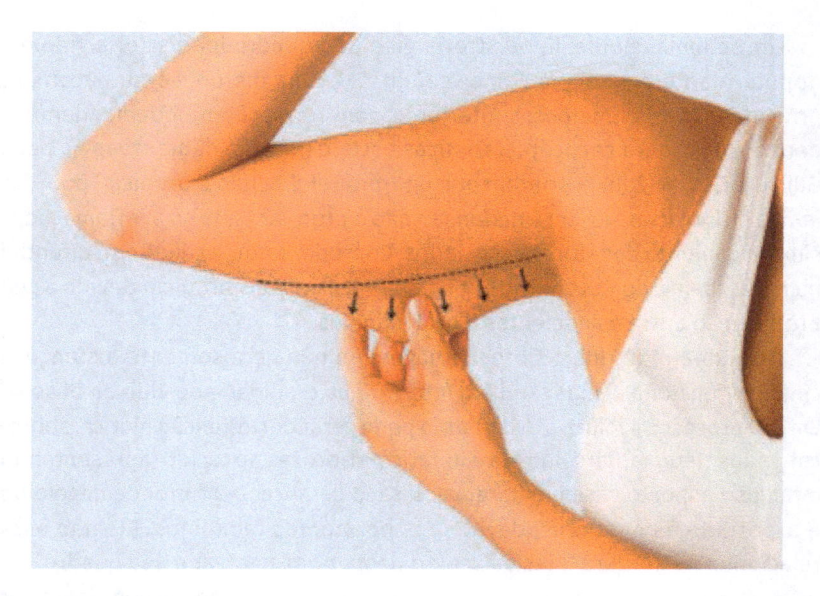

Figura 5. Flacidez da pele.
Fonte: Reis (2020, documento *on-line*).

O **sistema musculoesquelético** é responsável pela movimentação do nosso corpo e possui fibras contráteis. A sua ação ocorre de forma voluntária, permitindo o deslizamento das fibras de actina e miosina quando é estimulado pela pessoa. O sistema musculoesquelético é controlado pelo sistema nervoso central, onde cada músculo possui um nervo motor e se divide em ramos para controlar as células de um músculo por meio de impulsos involuntários e voluntários. A contração muscular voluntária recruta as fibras tipos I (contração lenta) e II (contração rápida). Quando envelhecemos, temos uma perda de massa muscular: entre os 25 e 50 anos ocorre uma perda de 10%, e entre 50 e 80 anos, uma perda de 40%.

Saiba mais

O **tônus** de um músculo é o estado de semitensão das fibras musculares quando estas estão em repouso. Pode-se dizer que o tecido não está em contração, tampouco está relaxado (PEREZ; VASCONCELOS, 2014). Em função disso, a melhor forma de tratamento é a contração, que pode ser realizada por meio de exercícios físicos e correntes excitomotoras.

Fibroedemageloide, lipodistrofia ginoide ou hidrolipodistrofia ginoide, popularmente conhecida como "celulite", é uma disfunção que acomete principalmente os membros inferiores, com formação de edema, danos à derme e à gordura com características esclerosantes e depressões na pele. Guirro e Guirro (2002) apontam que o termo *celulite* não é propício, pois *-ite* indica inflamação, porém a disfunção não é propriamente só a inflamação, e sim um conjunto de fatores associados. Contudo, o nome celulite se difundiu na mídia, de modo que é difícil utilizar um termo mais propício devido à sua propagação entre os pacientes e profissionais.

Para Ribeiro (2010), o fibroedemageloide não gera somente disfunções cinético-funcionais, mas também interfere na qualidade de vida da pessoa. Em seu processo evolutivo, o distúrbio pode gerar dor, retenção hídrica, sobrecarga dos sistemas circulatório e linfático e fibroses no tecido (apresentando o famoso aspecto casca de laranja ou saco de nozes). O fibroedemageloide é associado às mulheres, devido aos hormônios femininos. Ele não está relacionado à gordura, mas o excesso desta pode agravar o seu quadro.

Borges e Scorza (2016) descrevem que alguns fatores são desencadeantes e agravantes para o desenvolvimento do fibroedemageloide, como: má alimentação, tabagismo, alcoolismo, sedentarismo, obesidade, posturas corporais inadequadas e medicamentos. Além disso, alguns fatores predisponentes podem agravar essa disfunção, como idade e disfunção do hormônio feminino (estrogênio e hereditariedade). Segundo Ribeiro (2010), o fibroedemageloide apresenta quatro graus evolutivos.

- **Grau 1:** ocorre a diminuição da vascularização na região papilar e as células adiposas aumentam de volume, iniciando a retenção de líquidos, porém sem alterações na pele.
- **Grau 2:** as células adiposas continuam aumentando de tamanho, devido ao armazenamento de lipídeos, o que aumenta a pressão sobre os vasos sanguíneos e linfáticos. A circulação sanguínea começa a ficar diminuída em alguns pontos, porém, em outros, ainda continua com o fluxo normal, gerando mais retenção de líquidos e causando alterações leves sobre a pele.
- **Grau 3:** os transtornos causados nos vasos sanguíneos começam a interferir na derme, gerando uma diminuição na síntese de proteínas e um afinamento da derme. A gordura continua aumentando de volume, favorecendo o depósito de proteínas reticulares e atenuando as depressões na pele. A celulite é visível nessa fase em qualquer posição.

- **Grau 4:** na região dérmica, os nódulos começam a ficar duros, e as proteínas reticulares e fibrosadas circundam a gordura, agravando o tecido. A superfície apresenta heterogeneidade.

As disfunções cinético-funcionais corporais (estética e funcional) podem trazer consequências importantes para as pessoas, como isolamento social, depressão, estresse e diminuição da autoestima. Para amenizar essas disfunções, muitas vezes, são tratados os transtornos desenvolvidos devido à imagem pessoal inferiorizada. A vaidade é uma característica da sociedade moderna, em que as pessoas buscam por um novo produto, novo equipamento, novas técnicas; é sempre uma corrida contra o tempo. As pessoas estão cada vez mais exigentes, buscando por recursos que resolvam as suas desarmonias estéticas de forma rápida, o que resulta em novos clientes, mais trabalho, mais experiência profissional. Fidelizar os clientes exige, além de equipamentos caros, resultados satisfatórios. Para atender a essa exigência, deve-se entender as novas tendências as suas indicações, bem como as evidências científicas em relação a determinada terapia.

A seguir, serão apresentados os equipamentos mais indicados para as desarmonias corporais, bem como os efeitos fisiológicos gerados pelos recursos e técnicas depois de aplicados ao corpo.

Fique atento

Para que haja sucesso no tratamento estético, deve-se entender que ocorre uma correlação entre as disfunções, as quais podem agravar ou desenvolver novos distúrbios estéticos. Assim como o excesso de peso pode agravar e prejudicar a saúde do indivíduo, ele pode gerar transtornos estéticos, como estrias, fibroedemageloide, flacidez tissular e até mesmo flacidez muscular. Além disso, ele pode regredir o tratamento em cabine, devido ao desenvolvimento de um novo distúrbio associado durante a terapia. Por exemplo, o edema acumulado no membro inferior pode aumentar a depressão no tecido quando há fibroedemageloide.

Associação dos recursos fisioterapêuticos

As intervenções fisioterapêuticas têm como finalidade a prevenção, a correção e a diminuição da gravidade, e os cuidados podem ser favorecidos por uma equipe multidisciplinar. Em virtude da variedade de técnicas, equipamentos e cosméticos, deve-se compreender os efeitos gerados por esses mecanismos no corpo. Para utilizar estratégias eficazes durante o tratamento, deve-se adquirir um raciocínio lógico para compreender o desenvolvimento fisiopatológico dos distúrbios e a fisiologia gerada pelo corpo após a aplicação dos recursos e técnicas.

Ultracavitação

A ultracavitação é uma terapia desenvolvida com os mesmos princípios do ultrassom tradicional, sendo considerada uma terapia de alta tecnologia e não invasiva. A frequência sonora das ondas dos equipamentos é transmitida de modo diferenciado, produzindo altíssimo nível de intensidade ultrassônica, variando de 27 kHz a 3 MHz (BORGES; SCORZA, 2016).

As ondas são geradas por transdutores de materiais piezoelétricos, que transformam a energia elétrica em mecânica, produzindo um alto nível de onda ultrassônica (RODRIGUES; PETRI, 2018). O conceito da ultracavitação é genérico e, por questões mercadológicas, outras nomenclaturas são utilizadas para a técnica, como ultrassom focalizado de alta intensidade, ultracavitação focalizada, lipocavitação focalizada, ultracavitação de baixa intensidade e baixa frequência, lipocavitação plana, ultrassom cavitacional plano, ultrassom cavitacional não focalizado, ultracavitação de baixa frequência e ultracavitação de alta frequência. De acordo com Borges e Scorza (2016), a ultracavitação é eficaz para lipodistrofia localizada, ao passo que o equipamento cavitacional é eficaz para fibroedemageloide.

Segundo Bertoli (2015), a terapia é favorecida dentro do setor estético mediante os efeitos que ela gera no tecido. A energia sonora é transformada em energia térmica, produzindo calor; quanto maior for a onda sonora, maiores serão a frequência e a amplitude. O feixe do ultrassom atinge a célula adiposa, onde a gordura será extravasada por meio das vibrações das moléculas, gerando o rompimento da membrana do adipócito, com um alto poder destrutivo. Borges e Scorza (2016) ressaltam que, além da frequência de ondas emitidas, a absorção da energia sonora influenciará as proteínas nos tecidos com maior quantidade e menos água. Por esse motivo, os tecidos ricos em colágeno absorvem a maior parte de energia, se comparados com o tecido adiposo, que apresenta baixa absorção. Assim, frequências baixas não geram o efeito lipolítico desejado. Essa tecnologia diminui o volume de adipócitos da região focada, ficando mais difícil de engordar no mesmo local.

De acordo com Borges e Scorza (2016), a cavitação é um efeito que pode ser gerado por qualquer ultrassom. As ondas sonoras fazem a cavitação oscilar de maneira cíclica, estimulando a formação de bolhas de ar/gás nos líquidos. A partir disso, o equipamento pode gerar dois tipos de cavitação: "estável e instável". A **cavitação instável**, responsável pelos efeitos da redução da gordura, é gerada devido às ondas sonoras da ultracavitação, desencadeando um colapso. As bolhas implodem, e o efeito de compressão sobre as bolhas eleva a temperatura, rompendo o complexo adipocitário. Conforme Bertoli (2015), na **cavitação estável**, as microbolhas formadas não implodem, mantendo-se intactas, de modo que ela ser utilizada para terapias com princípios mais terapêuticos. É importante ressaltar que as terapias apresentam algumas restrições em seu uso, como doenças hepáticas, gravidez, insuficiência renal, neoplasias malignas e patologias auditivas (RODRIGUES; PETRI, 2018).

Criolipólise

Considerada uma técnica não invasiva, a criolipólise reduz a gordura por meio de um processo denominado **apoptose** (morte celular programada), realizado pelo fisioterapeuta dermatofuncional. Para a aplicação da técnica, é utilizado um aplicador a vácuo, entre o qual se encontra uma placa de resfriamento, que, de forma seletiva, congelará a gordura ao sugá-la. A temperatura do aplicador varia de –5 a –15°C, gerando a extração do calor e desenvolvendo um processo inflamatório no tecido gorduroso, denominado **paniculite fria**. Isso causa um infiltrado perivascular, que vai ficando mais denso com o passar dos dias, levando à apoptose pelos macrófagos. Os resultados são mais evidentes após 30 dias, e o processo de apoptose pode continuar agindo nas células gorduras por até 90 dias. De acordo com Borges e Scorza (2016), após a sessão de criolipólise, a área isquêmica volta a restabelecer o aumento do fluxo sanguíneo, gerando um efeito chamado de **reperfusão**. Para potencializar esse efeito, após o término da sessão, pode-se realizar uma massagem modeladora (RODRIGUES; PETRI, 2018).

Radiofrequência

Técnica não invasiva de alta tecnologia, essa terapia surge como uma proposta para devolver ao indivíduo uma pele mais jovem. A radiofrequência é descrita como uma estimulação eletrotérmica controlada. A técnica resulta em microdanos controlados, produzindo efeitos térmicos na derme que favorecem a formação de um novo tecido, gerando uma neoformação de elastina e colágeno (BERTOLI, 2015). No entanto, a terapia perde o seu efeito químico e biológico sobre o tecido muscular. Por ser uma corrente de alta frequência e média intensidade, ela mantém o calor nos tecidos por meio de aquecimento profundo, gerando a elevação da temperatura entre 40 e 43°C (RODRIGUES; PETRI, 2018).

Segundo Perez e Vasconcelos (2014), a terapia gera efeitos fisiológicos propícios para terapêuticas em estética, pois a energia penetra nos níveis epidérmico, dérmico e hipodérmico. O aquecimento gera hiperemia, vasodilatação e reabsorção de líquidos intercelulares, favorecendo a neocolagênase e desintegrando as células adiposas, o que induz à apoptose.

O aumento da circulação, a maior demanda de oxigênio para os tecidos e nutrientes em virtude do sistema linfático e as taxas metabólicas de 10 a 13% aumentarão a adenosina trifosfato (ATP) (RODRIGUES; PETRI, 2018). Contudo, o Maior aumento da temperatura diminui a distensibilidade e aumenta a densidade de colágeno, conseguindo assim diminuir a flacidez da pele. Esse efeito é chamado lifting de radiofrequência (BORGES, 2010).

Alguns pacientes podem apresentar restrições para o uso da técnica, devendo-se saber quais são, para evitar malefícios. De acordo com Borges (2010), as contraindicações absolutas são: marca-passo, infecções, tumores malignos, gravidez, diabetes, imunossupressão, artrite, tuberculose ativa, aplicação nos testículos, terapia com retinoides tópicos, relativas aplicações sobre glândulas endócrinas e exócrinas, transtorno de sensibilidade, osteossíntese, menstruação, próteses de solução fisiológica, infecções locais, medicamentos vasodilatadores e anticoagulantes sobre o globo ocular, transtornos circulatórios, varizes, esteroides, toxina botulínica e microdermoabrasão (últimos 3 meses).

Carboxiterapia

Segundo Borges (2010), o gás carbônico foi descoberto pelo escocês Joseph Black, em meados de 1754, por meio da fisiologia circulatória e respiratória. Essa técnica, que utiliza o gás carbônico medicinal ligado a um cilindro, é aplicada através de um equipo com uma agulha de insulina no tecido subcutâneo. O equipamento regula a entrada de gás (ml/min) e o volume (ml) em gás injetado. Esse gás também é utilizado para auxiliar em alguns exames complementares, devido à sua segurança para o uso terapêutico. A agulha e o gás causam inflamação e vasodilatação local, que favorecem a restauração do tecido. A reconstrução do tecido lesado favorece a angiogênese (formação de novos vasos) e a fibrinogênese (fibroblastos) e promove a ruptura das células de gordura (lipólise oxidativa).

Embora seja de fácil aplicabilidade, a carboxiterapia apresenta algumas contraindicações que devem ser respeitadas, como: infarto agudo do miocárdio, angina instável, insuficiência cardíaca, epilepsia, gravidez, distúrbios psiquiátricos, histórico de atopia, rinite alérgica, lúpus, infecção, acne inflamatória, biodermite, herpes simples e zóster e neoplasia local.

Vacuoterapia

A dermotonia, tradicionalmente chamada de vacuoterapia (Figura 6), é uma técnica que utiliza um aparelho chamado de vácuo para as diferentes disfunções estéticas. De acordo com Borges (2010), a ventosaterapia (ventosas) é um método milenar, empregado com pressão negativa através de artefatos de plástico, vidro ou outro material similar a um copo. Dados históricos afirmam que a vacuoterapia tem origem egípcia, em meados de 1.550 a.C., e descrevem a aplicabilidade da técnica e seus benefícios.

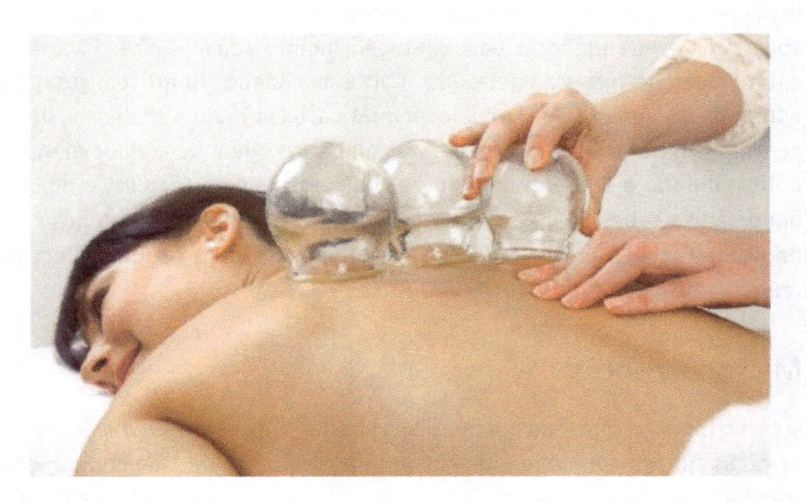

Figura 6. Vacuoterapia: terapia com o uso de ventosas.
Fonte: Vacuoterapia ([2019], documento *on-line*).

Segundo Rosa e Lopes (2018), a vacuoterapia é uma técnica que engloba equipamentos com especificidades distintas (motivo pelo qual existem duas descrições para a técnica), podendo também ocorrer por endermologia. A **endermologia** utiliza a pressão negativa associada a roletes dentro do "copo" durante a sessão. Já a **vacuoterapia** é a utilização de um "copo" somente gerando a pressão negativa no tecido. O engenheiro francês Louis Paul Guitay é o responsável pelo desenvolvimento de um equipamento portátil associado à sucção e ao rolamento no tecido.

Conforme Perez e Vasconcelos (2014), as ventosas são parecidas com os equipamentos originais, podendo ser confeccionadas em madeira, vidro, resina, bambu e plásticos no formato de copo ou cone. Esse equipamento, muito utilizado dentro das clínicas, é diferente dos demais, pois não gera corrente elétrica dissipada pelo tecido, apenas a sucção (pressão negativa). O princípio antigo da técnica era "limpar" o sangue, pois ocorre uma troca gasosa, limpando o sangue. As ventosas funcionam como um garrote que diminuirá a circulação do sangue, gerando uma vasoconstrição e, ao retirar a pressão gerada, aumentando a circulação no local. De acordo com Borges (2010), essa ação é denominada **ginástica circulatória**.

A endermologia possui um aplicador maior, que gera mais pressão e consegue atingir uma região maior. Sugere-se a utilização de um macacão para amenizar a dor e evitar o hematoma. Alguns efeitos fisiológicos dessa técnica são descritos na literatura, como: aumento da troca gasosa por vasoconstrição e, na sequência, vasodilatação; melhora da mobilização cutânea; estimulação do tônus da pele; ação sobre os gânglios linfáticos, gerando a estimulação; aumento da circulação linfática; e estímulo à analgesia, devido ao estímulo do sistema nervoso parassimpático. Além do conhecimento da aplicabilidade e dos efeitos fisiológicos gerados pela técnica, é de suma importância saber quando esse recurso é contraindicado, como nos casos de dermatoses, tumores malignos de pele, fragilidade capilar, infecção e reumatismo inflamatório (BORGES, 2010).

Microcorrentes

O corpo humano funciona por impulsos por meio do sistema nervoso central, os quais funcionam como uma corrente pequena, conhecida como **bioeletricidade**. Microcorrentes é uma técnica de baixa intensidade, na faixa de microampères. Quando está sendo aplicada no copo, a corrente não gera nenhum incômodo ou desconforto, apresentando respostas satisfatórias. Atualmente, no mercado, existem diversos modelos de aparelhos com características físicas diferentes, permitindo controle de intensidade e ajustes (PEREZ; VASCONCELOS, 2014). O equipamento tem uma ação profunda sobre os tecidos, podendo atingir os músculos, a pele e o tecido subcutâneo. Uma lesão pode diminuir o fluxo elétrico, diminuindo a capacitação celular e a cura do local.

Quando aplicada em um local lesionado, a técnica de microcorrentes permitirá a bioeletricidade, restabelecendo a homeostasia e, assim, possibilitando a cura de forma mais rápida. A ATP é essencial para a cura, pois é a principal fonte de energia celular. Quando ocorre uma lesão, os tecidos apresentam resistência elétrica alta e ficam pobre em ATP, gerando uma impedância elétrica que reduz os suprimentos de oxigênio do sangue e a nutrição para o tecido. Sendo assim, os tecidos necessitam dos impulsos elétricos do equipamento para reduzir a impedância elétrica ao tecido traumatizado, restabelecendo a ATP.

Ao se estabelecer a homeostasia, ocorre um aumento da síntese de proteínas de 30 a 40% e o restabelecimento do transporte de íons, que são essenciais para o desenvolvimento saudável do corpo. Em casos de edema, as proteínas plasmáticas irão para o espaço intersticial e, se não devolvidas, a pressão coloidosmótica presente dentro do sangue estará diminuída, gerando um escape maior de plasma para o interstício, o que aumentará o edema. A corrente mobilizará as proteínas para o sistema linfático, absorvendo o fluido no espaço. Assim, um efeito bacteriostático é gerado pela corrente, pois a estimulação elétrica pelo condutor negativo retarda o crescimento dos microrganismos. O equipamento apresenta poucas contraindicações, o que é muito bom, pois apresenta muitos benefícios durante os atendimentos, favorecendo a fisioterapia dermatofuncional. Entre as contraindicações, destacam-se: osteomielite, alergia à corrente elétrica e aplicação sobre o abdome de grávidas e sobre o eixo do marca-passo (BORGES, 2010).

Corrente russa

A corrente inicial utilizada pelos pesquisadores soviéticos, em meados de 1977, foi chamada de estimulação russa. Atualmente, é definida como corrente russa retangular de média frequência, entre 2.000 e 4.000 Hz, e pode ser modulada por bursts. Nos equipamentos conhecidos, a frequência deve estar em 2.500 Hz. É uma corrente elétrica cuja função é o aumento da força muscular e a mudança do tecido muscular. O equipamento pode fortalecer um músculo debilitado caso ele não consiga realizar uma contração muscular de forma voluntária, pois a corrente gera uma excitação motora capaz de ativar de forma seletiva as fibras tipo II.

Além disso, a corrente russa pode atuar de forma preventiva, não deixando ocorrer a atrofia muscular em casos de lesão. A corrente gera uma despolarização "artificial", ativando de 30 a 40% a unidade motora nos exercícios comuns e tratamentos convencionais, pois ocorre a estimulação do nervo motor alfa, e não a despolarização do neurônio, como na contração ativa. Os benefícios da estimulação são: fortalecimento muscular dos músculos enfraquecidos e saudáveis, manutenção da amplitude do movimento e estimulação dos nervos aferentes (BORGES, 2010).

De acordo com Rosa e Lopes (2018), a intensidade é baseada na visibilidade da contração e na sensibilidade à dor. É importante atentar para a intensidade, pois, durante a contração, percebe-se a intensidade do estímulo sendo gerado no músculo, não se devendo aumentar a intensidade durante o repouso do músculo (descanso).

Para Borges (2010), a fonte que fornece energia para o músculo é a ATP, e o esgotamento da força muscular tipo II é de 15 segundos, sendo restabelecida em 22 segundos de descanso. Por isso, entender a variação metabólica é essencial para estabelecer o tempo de estímulo gerado sobre o músculo. A fisioterapia dermatofuncional utiliza muito a corrente russa para fortalecer os músculos, modelando-os. Quando ocorre a contração muscular voluntária ao equipamento, a resposta é mais efetiva. Para a utilização de forma eficaz, deve-se atentar às restrições da técnica, como fraturas não consolidadas, inflamações articulares, miopatias graves, espasticidade, lesões musculares e lesões nervosas onde há denervação do músculo.

Eletrolipólise

A eletrolipólise, também conhecida como eletrolipoforese, é utilizada pela fisioterapia dermatofuncional para a redução da gordura e da celulite. Sua característica é uma corrente de baixa frequência, em torno de 25 Hz, classificada como uma corrente polarizada e direcional, cuja intensidade pode ser medida por miliamperes. A eletrolipólise apresenta características da corrente farádica e da corrente galvânica, e seu objetivo é atuar na célula adiposa, gerando a lipólise e lançando na corrente sanguínea ácidos graxos livres e glicerol (BORGES, 2010).

Borges e Scorza (2016) ressaltam que quatro efeitos são promovidos pela técnica:

- **Efeito joule:** relacionado com o aumento da circulação, gerando o aumento da temperatura.
- **Efeito circulatório:** aumento da circulação devido ao efeito ocorrido pelo joule.
- **Efeito eletrolítico:** a corrente invade a polaridade da membrana celular, gerando um gasto energético para manter o potencial elétrico da membrana.

- **Efeito neuro-hormonal:** ocorre uma estimulação do sistema nervoso simpático, desencadeando a lipólise.

É importante estar atento ao tamanho da região que será tratada e à quantidade e ao tamanho das agulhas, que devem ser proporcionais. Além disso, deve-se evitar o afastamento da agulha maior que 10 cm entre o par, formando um circuito fechado. O tempo da sessão varia de 40 a 60 minutos. A intensidade vai de acordo com a sensibilidade do paciente, devendo-se evitar a acomodação da corrente. A indicação varia de duas a três vezes na semana. Para uma resposta satisfatória, deve-se associar outro recurso após o término da sessão de eletrolipólise (ROSA; LOPES, 2018). Não existe uma parte do corpo em que o método não possa ser aplicado, desde que tenha a indicação propícia para a técnica. Segundo Borges (2010), algumas contraindicações devem ser respeitadas, a fim de evitar transtornos com a saúde do paciente, como: insuficiência cardíaca, aplicação próximo a região do marca-passo, gravidez, trombose venosa profunda, neoplasias, insuficiência renal e alterações dermatológicas.

Microdermoabrasão

É uma técnica não invasiva e de aplicação direta sobre a pele por meio de um equipamento mecânico que gera uma sucção, passível de controle pelo fisioterapeuta dermatofuncional. Dois equipamentos podem ser utilizados na microdermoabrasão : *peeling* de diamante e *peeling* de cristal. Ambos conseguem o mesmo efeito na pele, porém com características físicas diferentes.

O ***peeling* de cristal** ocorre com duas pressões simultâneas: negativa e positiva. Na pressão positiva, o dióxido de alumínio é jateado na pele, provocando a erosão. Em seguida, por meio da pressão negativa, o material é sugado, juntamente à pele morta, para dentro. O ***peeling* de diamante**, por sua vez, é caracterizado por uma ponteira diamantada de granulometrias diversas e reutilizáveis, acoplada a uma ponteira de vidro ou plástico, que é aplicada sobre a pele, gerando a erosão ao deslizar sobre a pele. Durante a pressão negativa, os resquícios de pele são sugados, gerando o afinamento da camada córnea. Ambos os equipamentos conseguem a remoção de pele de forma controlada, favorecendo uma mitose celular. Assim, ocorre a renovação da pele, devido à remoção do excesso de células córneas, e a sua permanência prolongada (RODRIGUES; PETRI, 2018).

Eletrolifting

Trata-se de um equipamento que utiliza uma agulha descartável (comprimento de 4 mm), acoplada em uma "caneta" ligada ao polo negativo da corrente. A corrente é do tipo contínua, e a sua intensidade é reduzida ao nível de microamperes. O objetivo da técnica é gerar uma lesão na epiderme através da agulha, que, associada ao efeito galvânico, produz uma inflamação. Em resposta à ação mecânica da agulha, ocorrerá uma vasodilatação dos pequenos vasos da derme na área "lesada", com o aumento da taxa mitótica da camada basal como um mecanismo de reparo. Durante a inflamação, o fibroblasto estimulará a produção de colágeno e secretará as células elásticas e proteoglicanas, o que causará o favorecimento do retorno à sensibilidade dolorosa e uma neovascularização. Após a aplicação, a pele ficará hiperêmica, "quente" (calor) e com edema.

A aplicabilidade do *eletrolifting* inclui uma variedade das técnicas, com incisão sobre a estria. A técnica de Chevron, utilizada em estrias largas, é realizada introduzindo-se a agulha em um "X". Outra forma é a punturação, em que se introduz a agulha e se levanta a pele (mantendo de 3 a 5 segundos). Na punturação, ocorre a elevação e o deslizamento da agulha no sentido transversal à linha da estria. Não existe um padrão quanto à dosimetria, mas sugere-se 100 microamperes iniciais (BORGES, 2010).

Ao se determinar uma abordagem, é importante refletir sobre os efeitos fisiológicos ocorridos no tecido como resposta ao recurso e associá-lo a protocolos corretos, para que, na fase final do tratamento de uma disfunção cinético-funcional corporal, os objetivos traçados tenham sido alcançados. Pensar em abordagens preventivas deve ser o primeiro passo da relação paciente *versus* fisioterapeuta. Quando o paciente participa de forma ativa dessa correlação, as estratégias traçadas para aquele atendimento são mais eficazes. O paciente deve entender que o seu papel nessa terapia é tem hábitos alimentares saudáveis, praticar exercícios, ingerir mais água e evitar álcool, cigarro e sedentarismo.

A seguir, serão apresentados outros recursos e a correlação entre equipamentos e cosméticos, bem como as precauções a serem tomadas.

Associação entre recursos e aplicações terapêuticas

As disfunções estéticas corporais não devem ser classificadas como doença, porém essas alterações orgânicas geram um desequilíbrio para o organismo, acarretando mudanças morfológicas e fisiológicas do corpo. Essas irregularidades geradas no tecido fazem as pessoas buscarem por recursos para eliminá-las ou diminuí-las. O sucesso para o resultado da imagem "perfeita" está na montagem de protocolos apropriados e na colaboração do paciente, pois o sucesso só é alcançado quando existe uma parceria.

O primeiro passo para construir um protocolo deve ser a ficha de anamnese, pois um atendimento estético pode interferir no organismo. Assim, faz-se necessário colher informações sobre a disfunção orgânica daquele indivíduo, seus hábitos de vida e doenças associadas. Essa ficha deverá ter quatro etapas (PEREZ; VASCONCELOS, 2014):

1. **Coleta de informações durante a entrevista:** deve-se advertir o paciente de que algumas contraindicações podem restringir determinadas técnicas e correlacionar as queixas do paciente na elaboração do protocolo.
2. **Realizar a avaliação física:** deve-se coletar dados importantes que revelem como o tecido se encontra; esse momento ajudará no planejamento da escolha dos recursos.
3. **Realizar o registro de todos os procedimentos realizados:** isso inclui todas as sessões. Deve-se elaborar informações sobre parâmetros, tempo de aplicabilidade, cosméticos utilizados, desde a quantidade, passando pela marca até a sequência utilizada. Esses dados são extremamente importantes em casos de alergia ou insucesso nas sessões.
4. **Registrar a evolução do tratamento por meio de registro fotográfico, medições e avaliações frequentes:** os profissionais não têm hábitos de realizá-los, mas, para avaliar a eficácia do protocolo montado, esses registros são essenciais.

Portanto, para elaborar um protocolo, deve-se ter conhecimento sobre como associar as alterações, as queixas do paciente e os recursos disponíveis, para que seja possível desenvolver um raciocínio lógico para a tomada de decisões.

> **Exemplo**
>
> Durante a anamnese, deve-se coletar, de forma minuciosa, informações sobre alimentação, medicamentos, tabagismo, bebida alcoólica, *home care* e doenças sistêmicas. Entender os hábitos de vida do paciente é de suma importância, pois pode interferir nos resultados.
>
> **Exemplo 1**
>
> Em um tratamento de redução de gordura, se o paciente tiver uma ingesta calórica exacerbada, isso gerará um aumento no tecido adiposo. Por mais que os equipamentos sejam satisfatórios para a "quebra de gordura", se o paciente mantiver essa alimentação, não haverá redução da gordura.
>
> **Exemplo 2**
>
> O consumo de medicamentos pode indicar uma doença naquele paciente, como os antibióticos, que se referem normalmente a uma infecção, restringindo, assim, a terapia.
>
> **Exemplo 3**
>
> Se o paciente buscar um tratamento para estria e descrever que está tomando medicamento inflamatório, o tratamento deverá ser suspenso, pois a ação do medicamento inibirá a inflamação que será gerada pelo uso de alguns equipamentos para a restauração da estria.

Trabalhar em uma equipe multidisciplinar não é um hábito muito comum dentro das clínicas estéticas. Contudo, se houver relação com outros profissionais, os resultados serão mais satisfatórios, como a parceria de uma nutricionista e uma fisioterapeuta dermatofuncional para a redução da gordura. A insatisfação com a imagem corporal pode gerar transtornos depressivos e isolamento social, nesse caso, deve-se indicar o paciente a outro profissional da saúde, como o psicólogo. Portanto, muitos protocolos devem ser pensados com outros profissionais.

Para a elaboração do protocolo, deve-se ter conhecimento sobre os ativos cosméticos e sobre os princípios fisiológicos da pele. Quando a função da pele está alterada, isso pode interferir na aplicabilidade de produtos cosméticos. É importante salientar que a pele tem mecanismos naturais que podem interferir na permeação de ativos e da corrente elétrica. Nesse sentido, a pele deve ser preparada antes dos atendimentos, para que ocorra uma eficácia maior (BORGES; SCORZA, 2016).

A postura cinética do corpo em desequilíbrio gera compensações posturais inicialmente, que, com o passar dos dias, vão se agravando e podem gerar dor. Essa alteração pode interferir no resultado estético, de modo que não se deve elaborar um protocolo de redução de gordura localizada nesse caso. De acordo com Perez e Vasconcelos (2014), esse desalinhamento pode gerar desvios e, devido à tentativa do corpo de se proteger, haverá uma intensificação da gordura nas regiões expostas. Os protocolos não devem ser "engessados", pois, em cada sessão, o profissional deve fazer uma breve análise do paciente. Portanto, a intervenção pode ser modificada de uma sessão para outra.

A fisioterapia dermatofuncional pode intervir nas disfunções estéticas corporais de modo preventivo e corretivo. As disfunções cinético-funcionais mais conhecidas são: estrias, flacidez tissular, flacidez muscular e a adiposidade. Elaborar um protocolo correto ajuda a acelerar a recuperação do tecido acometido por essas disfunções.

Os tratamentos para obter resultados devem ser aplicados para disfunções específicas, a fim de se obter um melhor resultado. Assim, compreender os princípios teóricos da técnica correlacionados com cada indivíduo é fundamental, pois todas as pessoas são diferentes. A seguir, serão apresentadas as intervenções favoráveis para a estética corporal. Para melhor compreensão, elas serão divididas de acordo com as disfunções.

Fibroedemageloide

O fibroedemageloide (FEG), chamado popularmente de "celulite", é uma das queixas mais comuns das pacientes. Portanto, entender a sua característica histopatológica é fundamental para associar recursos terapêuticos para a prevenção e a eliminação do distúrbio. A epiderme não sofre alterações, mas a derme estará prejudicada na progressão (graus I, II, III e IV). Observa-se uma alteração discreta no infiltrado linfocitário perivascular, em que as fibras elásticas estarão diminuídas no complexo subdérmico, ao passo que as fibras colágenas estarão edematosas. Além disso, os adipócitos sofrerão uma hiperplasia, desencadeando a hipermolimerização da substância fundamental amorfa. Considerando os achados histopatológicos descritos, serão associados os recursos e seus objetivos para esse distúrbio.

Os princípios ativos para FEG misturados nos produtos são as matérias-primas responsáveis pelo efeito gerado no tecido, que terá uma indicação específica. O foco é utilizar ativos lipolíticos, ativadores da microcirculação, crioterápicos e termogênicos. Os mais indicados são:

- cafeisilane (complexo cafeína-silício);
- cafeína;
- xantagosil;

- nicotinato de metila;
- sulfato de magnésio;
- *Ginkgo biloba*;
- extrato de arnica;
- cavalinha;
- triac;
- argisil;
- castanha-da-índia;
- *Centella asiatica*;
- fucus;
- hialuronidase;
- ativos de silício.

Os recursos eletroterápicos essenciais para o tratamento do FEG são: radiofrequência, vacuoterapia, massagem manual, eletrolipólise e carboxiterapia. A radiofrequência utilizada terá indicação principalmente quando o paciente apresentar flacidez tissular, pois gerará uma vasodilatação devido à temperatura relativamente alta, que será mantida no tecido em torno de 3 a 7 minutos. No grau III, ela auxiliará no amolecimento dos pontos de fibrose instalados sobre a região dérmica. É indicado associar uma massagem manual ou a vacuoterapia para gerar uma ação desfibrosante. A temperatura sugerida é 36,5°C.

A vacuoterapia é um dos recursos mais utilizados nos tratamentos do FEG, devido aos efeitos que ela gera no tecido, como aumento da circulação, estímulo à drenagem de fluidos, nutrição, trocas gasosas e quebra da fibrose.

A massagem manual também favorecerá o tratamento, pois o FEG gera a diminuição da circulação linfática e sanguínea na região, com o aumento de catabólitos decorrente de ácidos graxos provenientes do sangue, fibrose e dor. Considerando essas características, a massagem potencializa a circulação, evita que a fibrose se instale, auxilia na remoção dos metabólitos e retarda a evolução da indesejada "celulite".

Outro recurso indicado é a eletrolipólise ou eletrolipoforese, que gerará um aumento da circulação no local, extremamente importante para a drenagem da área, já que o distúrbio se agrava em casos de retenção hídrica. Essa técnica auxilia no estímulo da lipólise, acarretada pela excitação das terminações nervosas simpáticas e a liberação de adrenalina (catecolaminas), que estimulará a enzima lipase hormônio sensível, favorecendo a desejada lipólise. Pode-se aplicar esse protocolo três vezes por semana (dias alternados).

A carboxiterapia é um recurso eficaz para o FEG, apesar de os pacientes relataram um incômodo durante a aplicabilidade. Essa técnica apresenta-se eficaz principalmente no favorecimento da troca gasosa e da circulação, pois ocorre uma estase durante a progressão desse distúrbio. Além disso, ela gera hiperoxigenação tecidual e lipólise. O fluxo pode ser utilizado no plano profundo (hipodérmico), com a ajuda de uma agulha em fluxo relativamente alto (150–180 ml/min). Esse tratamento é indicado duas vezes por semana.

Orientações são essenciais para a manutenção do tratamento em cabine, portanto, é importante salientar para o paciente que ele deve contribuir em casa, para potencializar os resultados. Por exemplo, caminhar favorece o aumento na circulação sanguínea e linfática, bem como realizar outras atividades físicas, diminuir o consumo de alimentos calóricos, como doces e frituras, reduzir o consumo de sódio (aumenta a retenção hídrica), diminuir o uso de roupas apertadas que possam dificultar a circulação e aumentar a ingestão de água.

Gordura localizada

A famosa adiposidade localizada refere-se ao acúmulo da gordura em determinadas partes do corpo. É uma queixa frequente entre os pacientes, pois até as pessoas magras podem apresentar acúmulo de cordura. O corpo humana armazena o glicogênio (uma molécula complexa formada pela glicose) em forma de energia. Esse polímero será sintetizado em forma de triglicerídeos na célula adiposa, constituindo a energia para o nosso corpo. Alguns conceitos importantes para a associação com recursos em cabine são:

- **Lipogênese:** os ácidos graxos se formam nos adipócitos a partir da glicose.
- **Lipólise:** quando ocorre a liberação de ácidos graxos no sangue, sendo utilizados em forma de energia.
- **Lipidogênse:** armazenamento dos ácidos graxos provenientes da alimentação.

É importante salientar que existem muitos ativos que podem ser utilizados para auxiliar no tratamento da gordura, porém a eficácia da permeação depende de fatores relacionados com a pele, o próprio princípio e o veículo adequado. As substâncias que se destacam são hiperemiantes, lipolíticas e crioterápicas:

- cafeisilane ou cafeína;
- iodotrat;
- remoduline;
- xantagosil;
- argisil arginina combinada com silício orgânico;
- theophysilane C;
- fosfatidilcolina.

As terapias conhecidas para a "quebra de gordura" podem ser aplicadas de forma individual ou em protocolos combinados. A eletrocarbolipólise é um recurso empregado para a redução da gordura, pois estimula a lipólise e degrada os triglicerídeos contidos na célula adiposa. A técnica associa os recursos de carboxiterapia e eletrolipólise na mesma sessão. Ambas as técnicas geram a lipólise de forma similar. Após iniciar a eletrolipólise, quando ocorrer a acomodação da corrente, aplica-se o gás entre as agulhas, aumentando a intensidade do equipamento na sequência. Deve-se proceder dessa forma sempre que a corrente "amenizar" a percepção no tecido. A quantidade de agulhas e o tamanho depende da região que será tratada, e cada par de agulhas fecha o campo de passagem da corrente, sendo primordial manter 10 cm de distância entre eles.

A criolipólise é um recurso que gera a apoptose celular, devido ao seu resfriamento. Como ocorre a morte do tecido, a célula não poderá continuar aumentando no local. Esse recurso tem sido muito procurado nas clínicas, pois pode ser utilizado de forma individual uma vez por mês. Estudos mostram que essa técnica resulta em respostas eficazes na diminuição do tecido hipodérmico em uma única sessão, mas as associações com outros recursos potencializam a sua eficácia, atingindo resultados mais satisfatórios (BORGES; SCORZA, 2016). Após a sessão, pode-se utilizar massagem manual, endermoterapia e ondas de choque.

A ultracavitação consiste nos princípios do ultrassom tradicional, que produz uma energia ultrassônica de alta potência no local a ser tratado, gerando um alto nível de cavitação instável ou um efeito térmico lesivo (BERTOLI, 2015). Considerado um método não invasivo, a ultracavitação é indicada para esculpir o corpo, reduzindo o volume adipocitário localizado, embora alguns fabricantes indiquem para os quadros de "celulite". É importante ressaltar que a cavitação ocorre por meio do efeito mecânico, promovendo a ruptura da membrana celular do adipócito e estimulando a apoptose adipocitária por meio da fragmentação do DNA celular e do aumento da enzima caspase, "um potente marcador que participa da apoptose". A associação da terapia com outras técnicas pode potencializar o tratamento para a redução da gordura, como eletrolipólise, radiofrequência e carboxiterapia (BORGES; SCORZAM 2016).

A **endermoterapia**, também denominada vacuoterapia, é um recurso que utiliza as pressões positiva e negativa sobre a área corporal, gerando o efeito de palpar e rolar o tecido. Os efeitos gerados no tecido estão diretamente relacionados com a pressão emitida entre o equipamento e o corpo. Entre esses efeitos, destacam-se: aumento da circulação sanguínea e linfática, prevenção de fibroses, mobilização tecidual e aumento do metabolismo. A endermoterapia pode ser associada a outros recursos para potencializar a sua eficácia, como ultrassom, massagem modeladora corporal, manta térmica, entre outros.

É importante que o paciente entenda que o sucesso de um protocolo está diretamente relacionado com os seus hábitos no dia a dia. Manter hábitos alimentares saudáveis, associados a atividades físicas aeróbicas, é o caminho para reduzir a lipodistrofia localizada. Os cosméticos devem ser indicados para utilização em casa todos os dias, principalmente depois do banho. Não se deve esquecer da ingestão de água.

Saiba mais

A **massagem modeladora corporal** é uma técnica que auxilia na modelagem do contorno do corpo e do rosto. A técnica induz, de forma secundária, o relaxamento muscular, devido ao efeito gerado no sistema nervoso vegetativo. Portanto, ela propicia ao cliente um momento de relaxamento durante as sessões, podendo contribuir para a diminuição do estresse. Contudo, essa técnica não deve deixar "roxos", pois são hematomas gerados por uma aplicação errada da técnica.

Flacidez muscular

A flacidez muscular gera a perda de sustentação dos tecidos, altera a forma física e prejudica a aparência corporal, além de causar fraqueza muscular. A corrente que produz estímulos elétricos utilizada na fisioterapia dermatofuncional é chamada de corrente russa (PEREZ; VASCONCELOS, 2014). A contração muscular voluntária recruta fibras lentas para pequenos esforços, para, deforma gradativa, recrutar as mais rápidas. A contração do músculo de forma induzida por estímulos elétricos recruta as fibras musculares rápidas para contrações musculares muito rápidas e fortes, como em uma corrida. Segundo Salgado (2013, p. 110):

Há mais de dois séculos já sabe que é possível excitar um músculo passando uma corrente elétrica através dele ou de seu nervo periférico; a essa criação de potenciais de ação em células estimuláveis com impulsos elétricos (ativação artificial) chamamos de eletroestimulação.

A flacidez muscular sempre requer recrutamento das fibras musculares, o que é possível com exercícios que estimulem a contração isométrica e isotônica por meio de contrações ativas e ativa assistida, potencializando a hipertrofia muscular. A terapia pode ser associada com exercícios voluntários, pois isso potencializará os resultados. Sugere-se três sessões por semana, com intervalo de 24 horas. O período de repouso muscular é imprescindível, pois a estimulação excessiva pode gerar fadiga muscular e acúmulo do ácido lático.

Hoje, no mercado, também há a corrente Aussie, cujo objetivo é gerar estímulo de contração muscular. Ela é conhecida como uma corrente alternada de média frequência, modulada em bursts. A corrente russa, além de poder ser associada com exercícios voluntários, pode ser associada a um equipamento chamado plataforma vibratória. Existem dois tipos de flacidez associada, portanto, é preciso entender que cada protocolo tem um foco diferente e recursos que geram ações fisiológicas distintas no organismo.

Flacidez tissular

A flacidez tissular aparenta um aspecto "envelhecido" da pele e ocorre por diversos fatores intrínsecos e extrínsecos que afetam a epiderme e a derme. Entre esses fatores, destacam-se: diminuição da microcirculação cutânea, alteração das fibras colágenas e da elastina, modificação do tecido conjuntivo, excesso de produção da enzima elastase e aumento da colagenase. A deformação no tecido cutâneo se apresenta nas seguintes fases:

- **Fase plástica:** caracterizada pela deformação permanente do tecido.
- **Fase elástica:** a tensão é proporcional à habilidade do tecido de resistir à carga. Ao se remover a tensão, a pele volta à fase inicial.
- **Fase de flutuação:** quando o limite elástico é ultrapassado.
- **Ruptura:** pelo fato de o tecido se manter estirado em excesso, a pele se rompe.

A flacidez é um dos sinais comuns associados ao envelhecimento, podendo apresentar-se de forma prematura devido ao estilo de vida do indivíduo. A radiofrequência é o recurso mais indicado para tratar essa disfunção cinética (Figura 7). Esse recurso é extremamente eficaz para tratamentos de flacidez tissular, pois emite ondas eletromagnéticas, cuja potência eleva a temperatura tecidual. O calor emitido gera uma vasodilatação, que melhora o trofismo tissular, a reabsorção dos líquidos intercelulares, o ganho de oxigênio e nutrientes e promove a remodelagem das fibras de colágeno e neocolagênase, o que resulta no espessamento das fibras de colágeno e ativa os fibroblastos. Para a eficácia da radiofrequência, deve-se manter o aquecimento por 7 minutos.

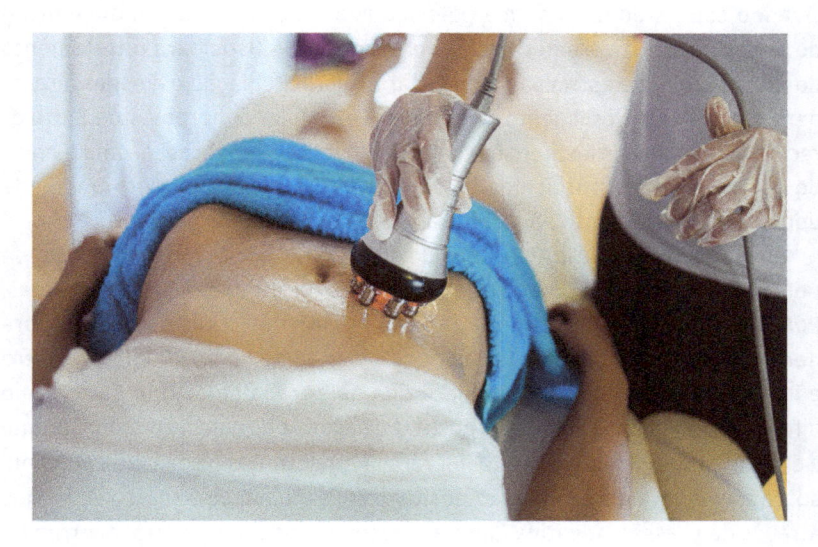

Figura 7. Radiofrequência.
Fonte: DuxX/Shutterstock.com.

Segundo Perez e Vasconcelos (2014), a técnica de microcorrentes (MENS, *micro electro neuro stimulation*) é uma corrente de baixa intensidade, na faixa de microamperes. A aplicação da técnica consiste em restabelecer a bioeletricidade dos tecidos após uma agressão, resultando em um aumento da ATP celular e regulando as funções perdidas. Esse aumento pode ocorrer em 500%, e a síntese proteica ocorre de 30 a 40%, acelerando a regeneração celular durante a reparação tecidual e o tratamento da flacidez tissular.

O microagulhamento é um dos recursos que demonstra eficácia para o tratamento de flacidez tissular. Em geral, ele é associado a ativos cosméticos denominado *drug delivery* para potencializar a sua eficácia. Os cosméticos devem ser fluidos ou sérum com ativos lipossomados ou com nanotecnologia.

Entre os cosméticos mais propícios, destacam-se: DMAE nanoencapsulados, xantalgosil, hydroxyprolisane, pantenol, proteínas de trigo e argila amarela.

Estrias

As estrias fazem parte de um processo degenerativo cutâneo, considerado benigno, e a sua coloração está diretamente ligada ao processo evolutivo. Quando comparadas com uma pele sadia, as estrias possuem diminuição de colágeno, elastina e fibrilina. Os principais objetivos para o tratamento da recuperação da estria são: aumentar a microcirculação e a espessura da derme, acelerar o crescimento epidérmico e estimular os fibroblastos. Entre os recursos disponíveis no mercado, tem-se a microdermoabrasão, uma técnica de esfoliação não cirúrgica de "ação superficial", pois a sua profundidade dependerá diretamente da técnica aplicada.

Segundo Borges (2010), o *peeling* de diamante é um equipamento utilizado por uma manopla com ponteiras diamantadas de granulometrias diferentes. Por meio da pressão negativa, a pele removida na esfoliação é sugada para dentro da manopla. As ponteiras podem variar de 50 a 200 micras. Outro equipamento que realiza a esfoliação da pele trabalha em um mecanismo diferente: por meio das pressões positivas e negativa ao mesmo tempo. Durante a aplicabilidade, o equipamento liberará microgrânulos de óxido de alumínio sobre a pele através da pressão positiva. Em seguida, eles serão removidos através da pressão negativa junto aos resquícios de pele morta, ocorrendo, assim, a remoção de pele e a indução à mitose celular, que proporciona uma renovação acelerada.

De acordo com Borges e Scorza (2016), a remoção de pele morta pelo equipamento favorece a permeação dos ativos. A aplicação de cosméticos específicos potencializa a terapêutica, como vitamina C, silício orgânico, máscara de argila verde e ácidos graxos essenciais. Os *peelings* químicos também apresentam resultados satisfatórios, sendo que os mais indicados para essa disfunção cinética corporal são o glicólico, o tartárico e o mandélico.

O *eletrolifting* é uma técnica que promove melhora da flacidez tissular, elasticidade e recuperação do tecido estriado, cicatrizes atróficas e rugas (BORGES, 2010). A terapia consiste em utilizar uma agulha de 0,20. Bertoli (2015) relata que a penetração ocorre a aproximadamente 1 mm na pele. Dois métodos de aplicabilidade podem ser utilizados, denominados "método de Chevron e método linear contínuo". Segundo Guirro e Guirro (2002), a aplicabilidade da técnica pode ser feita de três formas: deslizamento da agulha, escarificação e penetração da agulha no tecido. O número de sessões não é padronizado, podendo variar conforme os resultados. Sugere-se utilizar essa técnica associada a: ácidos retinóico e glicólico, *peeling* mecânico, carboxiterapia e vacuoterapia (BORGES, 2010).

A vacuoterapia é utilizada na recuperação da estria, com uma aplicabilidade em torno de 300 mmHg e ventosa de bico de "beija-flor". Os movimentos contínuos no trajeto da estria devem ser realizados até que causem a hiperemia, a fim de promover aumento da circulação, melhorar o oxigênio e estimular a síntese de colágeno. Pode-se associar os cosméticos indicados após o seu uso.

O microagulhamento (Figura 8) dispõe de várias indicações para outras disfunções cinéticas corporais, bem como para recuperar a estria. A técnica deve ser utilizada com agulhas que cheguem até a derme. Haverá pontos de sangramento, momento em que ocorrerá a liberação de fatores de crescimento, como o TGF-α e TGF-β, IGF e VEGF, estimulando a síntese de colágeno. O resultado do microagulhamento é potencializado quando se utiliza cosméticos logo após a sua aplicabilidade. O processo inflamatório gerado pela injúria das agulhas apresenta um papel importante na recuperação. Sugere-se indicar ao paciente que utilize os ácidos graxos solubilizados com óleo vegetal (palmítico, mirístico, linoleico, araquidônico, esteárico e oleioco) em forma de *home care* de 2 a 3 ao dia, massageando até perceber que ocorreu uma aderência do cosmético à pele.

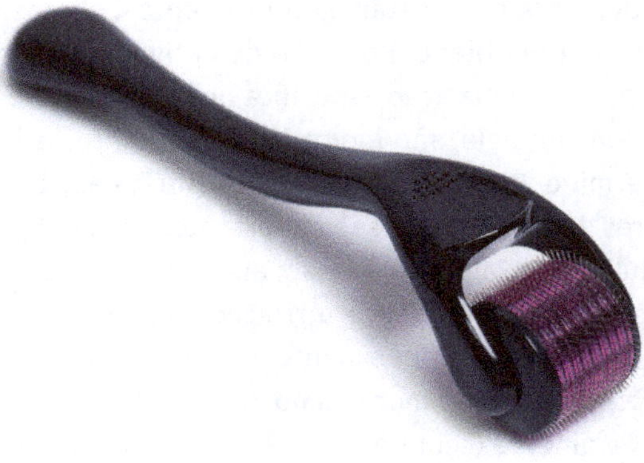

Figura 8. Microagulhamento — *dermaroller*.
Fonte: Ludmila Ivashchenko/Shutterstock.com.

Algumas orientações são importantes para potencializar os tratamentos, devendo-se conscientizar o paciente de que ele é um coadjuvante no tratamento. O paciente deve evitar: utilizar roupas apertadas por um período de 24 após a sessão; se expor ao sol até que o processo inflamatório cesse; comer alimentos com excesso de carotenos, como a cenoura, pois isso pode influenciar na pigmentação da estria; fazer esfoliação no local. Esses cuidados são essenciais para o resultado do tratamento.

Fique atento

O acessório utilizado para realizar a técnica microagulhamento – terapia de indução de colágeno — não deve ser reutilizado. Por ser de plástico, não é possível a sua esterilização.

Cosméticos

O setor de cosméticos está cada vez mais em ascensão, de modo que os avanços nas pesquisas são constantes, com a disponibilização de cosméticos mais aprimorados e com resultados mais satisfatórios. Planejar o atendimento e a terapia requer conhecimento e habilidade do profissional para propor um protocolo eficaz e coerente. A esfoliação física é um dos primeiros passos nos atendimentos corporais, sendo de suma importância, devido à sua ação de remoção das primeiras camadas de pele, facilitando a permeação de um produto. A esfoliação age por atrito sobre a camada córnea do indivíduo, podendo ser derivada de substância de sementes, cascas, folhas, frutos e microesferas de polietileno. Por meio dos ativos presentes dentro dos cosméticos, é possível uma ação específica no tecido.

Para a flacidez de pele, são indicados os seguintes ativos: firmantes; densiskin, rafermine, DMAE, Liftiline, vegetensor®, easy lift, sesaflash. Os ativos de fatores de crescimento são importantes para o reparo tecidual e a renovação celular, pois, após uma lesão, eles interagem com os receptores da superfície celular para iniciar a cicatrização. A carência de fatores de crescimento pode acelerar o envelhecimento da pele, favorecendo uma flacidez tissular. Para compreender o mecanismo de ação dos ativos para a gordura e a lipodistrofia ginoide (celulite), faz-se necessário conhecer o processo de lipólise e lipogênese. Os ativos mais eficazes devem ativar os receptores beta-adrenérgicos e estimular a lipólise (diminuição dos adipócitos). Há ativos que bloqueiam o receptor alfa-2-adrenérgico e inibem a lipogênese (armazenamento de gordura no adipócito), como: cavalinha, amarashape®, extrato de arnica, fosfatodilcolina, xantagosil, cafeína, entre outros (BORGES; SCORZA, 2016).

Os cosméticos empregados na pele têm uma função importante, diretamente relacionada com os princípios ativos, possibilitando o direcionamento de um tratamento. Para Ribeiro (2010), a xerose cutânea, também conhecida como pele seca, pode ocorrer em qualquer pessoa durante o decorrer da vida, podendo ser restabelecida a hidratação da pele sem problemas. Contudo, alguns fatores, como participação genética, ambiental e comportamental (estilo de vida), estresse, idade, sexo e doenças, podem influenciar no mecanismo de desidratação. Dessa forma, a camada córnea fica comprometida, ocorrendo a perda de água através da pele. A pele se mantém hidratada graças ao auxílio dos lipídeos, que são produzidos pela glândula sebácea e distribuídos sobre a camada córnea, formando um manto.

De acordo com Borges e Scorza (2016), quando ocorre uma desidratação, as funções orgânicas da pele ficam comprometidas, favorecendo os distúrbios estéticos, como flacidez tissular, envelhecimento e estrias. Portanto, deve-se buscar cosméticos que auxiliem na hidratação, potencializando os resultados estéticos de um tratamento. Com base nas informações relatadas por Ribeiro (2010), deve-se buscar por uma hidratação ativa, incluindo ativos que permeiem na camada córnea e retenham líquido em toda a sua extensão, como ureia (5%), lactato de amônio (5%) e glicerina (5%). Nesse sentido, Borges e Scorza (2016) ressaltam que o hidratante ideal deve combinar três formas de atuação em um produto: umectação, oclusão e hidratação ativa. Para reverter os efeitos negativos gerados por uma desidratação, os autores sugerem ativos hidratantes, como aquaxil®, alantoína, aloe vera e aquaporine®. Lembre-se de que, para um resultado mais eficaz, os produtos cosméticos devem ser associados a outras terapias citadas ao longo do texto.

Fique atento

Ao realizar a perimetria na mulher, deve-se evitar períodos pré-menstruais, pois algumas pessoas retêm líquidos, e isso acarretará medidas "falsas". Portanto, deve-se atentar ao uso de medicamentos contínuos, como os corticoides, pois um dos efeitos colaterais deles é a retenção hídrica.

As terapias que geram como efeito o processo inflamatório devem levar em consideração os cuidados após o procedimento, pois, se houver rompimento de capilares e extravasamento sanguíneo subcutâneo, poderá ocorrer uma hiperpigmentação no local. O ferro presente dentro do sangue, ao entrar em contato com a pele, pode oxidar e pigmentar. Por isso, deve-se orientar o paciente a passar protetor solar durante os períodos de exposição e evitar locais com temperaturas altas, para não favorecer a pigmentação da pele.

O Quadro 1, a seguir, apresenta exemplos de disfunções estéticas de acordo com o comprimento da agulha.

Quadro 1. Exemplos de disfunções estéticas de acordo com o comprimento da agulha

Agulha de 0,2 a 0,3 mm	Agulha de 0,5 mm	Agulha de 0,7 a 1 mm	Agulha de 1,5 a 3 mm
■ *Home care* ■ Permeação cosmética ■ Leve irregularidade da pele	■ Hipercromias leves ■ Cicatrizes ■ Envelhecimento cutâneo	■ Hipercromias ■ Estrias ■ Cicatrizes ■ Rugas	■ Cicatrizes ■ Estrias ■ Rugas ■ Fibroedemageloide

Fonte: Adaptado de Borges e Scorza (2016).

A escolha do comprimento da agulha está associada com o sucesso ou insucesso da terapia de microagulhamento, pois o local das alterações está diretamente relacionado com o comprimento da agulha. Desse modo, deve-se levar em consideração o Quadro 1 para a escolha da agulha condizente com a afecção (BORGES; SCORZA, 2016).

Para a realização do microagulhamento, o conselho de cada profissão é responsável por determinar a profundidade do instrumento, mas alguns deles não esclarecem isso. A base da profundidade da agulha deve ser escolhida de acordo com a localização do distúrbio e a habilidade prática do profissional (BORGES; SCORZA, 2016).

Exemplo

Muitos pacientes procuram a fisioterapia dermatofuncional para o tratamento de estrias, porém muitos tratamentos não apresentam um resultado positivo. Analisar o insucesso da técnica utilizada é um grande passo para os próximos clientes. Por exemplo, o corticoide é um medicamento utilizado por pessoas que apresentam alergia, entro outras indicações. Esse medicamento pode gerar uma inibição nos fibroblastos, de modo que haverá uma diminuição da produção das fibras de colágeno e elastina. Dessa forma, o tratamento será insatisfatório, devendo o profissional suspendê-lo imediatamente. Após três dias do término do medicamento, o paciente poderá iniciar o tratamento novamente (GUIRRO; GUIRRO, 2002).

Referências

BERTOLI, L. *Estética*. São Paulo: Martinari, 2015.

BORGES, F. dos S.; SCORZA, F A. *Terapêutica em estética*: conceitos e técnicas. São Paulo: Phorte, 2016.

BORGES, F. dos S. *Dermato-funcional*: modalidades terapêuticas nas disfunções estéticas. 2 ed. São Paulo: Phorte, 2010.

FASSHEBER, D. et al. *Disfunções dermatológicas aplicadas a estética*. Porto Alegre: Sagah, 2018.

FREITAS, F. *Estrias*. Belo Horizonte: Clínica Flávia Freitas, [20--?]. Disponível em: https://flaviadefreitas.com.br/estrias/. Acesso em: 1 jan. 2021.

GUIRRO, E. C. O.; GUIRRO, R. R. J. *Fisioterapia dermato-funcional*: fundamentos, recursos e patologias. 3. Ed. ver. e ampl. São Paulo: Manole, 2002.

PEREZ, E.; VASCONCELOS, M. G. de. *Técnicas estéticas corporais*. São Paulo: Érica, 2014.

RIBEIRO, C. *Cosmetologia*: aplicada a dermoestética. 2 ed. São Paulo: Pharmabooks, 2010.

REIS, F. Braquioplastia: tudo sobre a plástica no braço! *Meus lindos e pagos*, [S.l.], 18 dez. 2020. Disponível em: https://www.meuslindosepagos.com/tag/braquioplastia/. Acesso em: 1 jan. 2021.

RODRIGUES, P. A.; PETRI, T. C. *Eletroterapia corporal e facial avançada*. Porto Alegre: Sagah, 2018.

ROSA, P. V.; LOPES, F. M. *Eletrofisioterapia e eletroacupuntura*. Porto Alegre: Sagah, 2018.

SALGADO, A. S. I. *Eletrofisioterapia e eletroacupuntura*: manual clínico. São Paulo: Andreoli, 2013.

SAMPAIO, R. P. de A.; FERREIRA, R. F. Beleza, identidade e mercado. *Psicologia em revistas*, Belo Horizonte, v. 15, n. 1, p. 120-140, abr. 2009.

SETE coisas que talvez você não saiba sobre as estrias. [S.l.]: BBC News Brasil, 2017. Disponível em: https://www.bbc.com/portuguese/internacional-38890010. Acesso em: 1 jan. 2021.

VACUOTERAPIA. Belo Horizonte: Linadepil Estética, [2019]. Disponível em: https://linadepil.com.br/vacuoterapia/. Acesso em: 1 jan. 2021.

Leituras recomendadas

BECK, B. D.; MIRANDA, R. C.; VENTURI, I. *Avaliação nutricional*. Porto Alegre: Sagah, 2018.

HEYWARD, V. H. *Avaliação da composição corporal aplicada*. São Paulo: Manole, 2000.

Fique atento

Os *links* para *sites* da *web* fornecidos neste capítulo foram todos testados, e seu funcionamento foi comprovado no momento da publicação do material. No entanto, a rede é extremamente dinâmica; suas páginas estão constantemente mudando de local e conteúdo. Assim, os editores declaram não ter qualquer responsabilidade sobre qualidade, precisão ou integralidade das informações referidas em tais *links*.

Fisioterapia dermatofuncional e procedimentos cirúrgicos

Patricia Caroline Santana

OBJETIVOS DE APRENDIZAGEM

> - Identificar o papel da fisioterapia dermatofuncional nos procedimentos cirúrgicos.
> - Aplicar intervenções fisioterapêuticas no pré-operatório de procedimentos cirúrgicos.
> - Realizar intervenções fisioterapêuticas no pós-operatório de procedimentos cirúrgicos.

Introdução

Cada vez mais as pessoas parecem estar à procura do corpo ideal. Consequentemente, frente a essa demanda, os procedimentos estéticos vêm se tornando bastante frequentes. Porém, o sucesso de uma intervenção cirúrgica não depende apenas do trabalho realizado pelo cirurgião, mas também dos cuidados prestados no pré e pós-operatório pelo fisioterapeuta dermatofuncional.

Neste capítulo, você vai conhecer a atuação do fisioterapeuta junto à equipe multidisciplinar no atendimento de pacientes submetidos a cirurgias. Nesse contexto, você estudará intervenções fisioterapêuticas pré e pós-operatórias em cirurgias plásticas estéticas e reparadoras, como mamoplastia, masctetomia, lipoaspiração, abdominoplastia e cirurgias faciais.

O papel da fisioterapia dermatofuncional nos procedimentos cirúrgicos

A fisioterapia dermatofuncional está em evidência no que diz respeito aos cuidados pré e pós-operatório de cirurgias. A eficácia de uma cirurgia plástica ou reparadora está atrelada não apenas aos cuidados do médico cirurgião, mas também aos do fisioterapeuta, que tem uma participação fundamental nesse processo.

A atenção prestada no pré e pós-operatório é fator crucial para o sucesso da recuperação cirúrgica, a fim de evitar ou minimizar potenciais complicações. Nesse contexto, o fisioterapeuta tem atuação de destaque. De acordo com Macedo e Oliveira (2010), o fisioterapeuta busca fundamentar-se em conhecimentos científicos fidedignos para atuar com sucesso no pré e pós-operatório e, consequentemente, prevenir e/ou tratar respostas sobrevindas das cirurgias, incluindo formação de fibroses cicatriciais, hematomas e edemas. Nesse sentido, examinaremos sua atuação em mamoplastia, mastectomia, lipoaspiração, abdominoplastia e ritidoplastia.

A mamoplastia é a intervenção cirúrgica mais comum em todo o mundo, geralmente subdividida em mamoplastia de aumento, redutora ou de correção. As três opções cirúrgicas visam proporcionar ao paciente equilíbrio em termos de volume e forma, sendo importante ressaltar que cada paciente deve ser avaliado individualmente (MACEDO; OLIVEIRA, 2010).

No procedimento da mamoplastia, o fisioterapeuta dermatofuncional atua de forma a prevenir o risco de encapsulamento das próteses mamárias colocadas, sendo essa a mais importante complicação das próteses. É neste contexto que o fisioterapeuta tem sua ação mais assídua (MACEDO; OLIVEIRA, 2010).

A mastectomia é uma intervenção cirúrgica que busca tratar sequelas significativas do câncer de mama. Esse tipo de câncer é uma patologia complicada, geralmente de evolução lenta, mas em alguns casos sua evolução pode ser mais avançada. Trata-se de uma doença sistêmica, que invade vários órgãos. Uma forma de tratamento comumente utilizada é mastectomia (FIALHO; ALMEIDA, 2018).

A mastectomia visa retirada das células malignas, promovendo um controle local do câncer. Porém, pode originar dificuldades físicas imediatas ou tardias, como diminuição de amplitude de movimento, principalmente do ombro e do cotovelo, linfedema, fraqueza muscular, dor, parestesia, alterações sensoriais e funcionais homolaterais à cirurgia, colocando em risco as atividades cotidianas da paciente. Portanto, é frente a essas limitações e sequelas que o fisioterapeuta dermatofuncional deve basear seu tratamento. Além da especialidade dermatofuncional, o Conselho Federal de Fisioterapia e Terapia Ocupacional (COFFITO) reconhece, por meio da Resolução nº 397/2011, de 3 de agosto de 2011, a especialidade de fisioterapia oncológica, que pode ser somada aos cuidados e tratamento de pacientes pós-mastectomia (FIALHO; ALMEIDA, 2018).

Atuando junto a pacientes com reconstrução de mama após procedimentos cirúrgicos do tipo mastectomia, o fisioterapeuta dermatofuncional terá sua ação voltada a amenizar fibroses teciduais, dificuldades de cicatrização e restrições de movimento em membro superior ipsilateral.

Por sua vez, a lipoaspiração, também chamada de lipossucção, é uma cirurgia que visa o remodelamento corporal a partir da remoção de excesso de tecido adiposo localizado em regiões específicas. A técnica cirúrgica envolve pequenas incisões, através das quais cânulas são inseridas para aspirar a gordura por meio de pressão negativa (PEREIRA et al., 2020). Na lipoaspiração, o fisioterapeuta atua intensamente com o objetivo de evitar e minimizar complicações do tipo seroma e fibrose, que são as mais esperadas nessa intervenção cirúrgica.

Já a abdominoplastia, também conhecida como lipectomia abdominal, busca a correção funcional e estética dos músculos abdominais, que podem ter sido afetados por gestações múltiplas, efeito sanfona (engordar e emagrecer), extenso emagrecimento e excesso de gordura localizada em abdome (SOUZA; BENATI, 2019).

Saiba mais

Em geral, existe a diferenciação entre abdominoplastia clássica e miniabdominoplastia. A primeira trata da retirada de tecido subcutâneo, incluindo tecido adiposo, além da remoção do tecido excedente, em associação com a lipoaspiração. Já a segunda é realizada quando a queixa do paciente se limita a flacidez no abdome inferior (STAMM; ROSA, 2018).

Frente à abdominoplastia, o fisioterapeuta dermatofuncional atua junto a uma equipe interdisciplinar. Após a cirurgia, além de cuidados fisioterapêuticos envolvendo uso de meias compressivas e realização contínua de drenagem linfática, o paciente pode vir a necessitar de medicações para complementar o tratamento, e neste cenário surge a interdisciplinaridade com o médico e o farmacêutico.

Como a abdominoplastia apresenta incisão cirúrgica (Figura 1), a cicatrização pode apresentar tamanhos variáveis, dependendo da localização e do excesso de tecido removido. O comportamento de cada cicatriz é imprevisível e depende de como cada organismo reage, podendo ocorrer alterações como queloides, cicatrizes hipertróficas, alargamento, depressão, retração e escurecimento (SOUZA; BENATI, 2019).

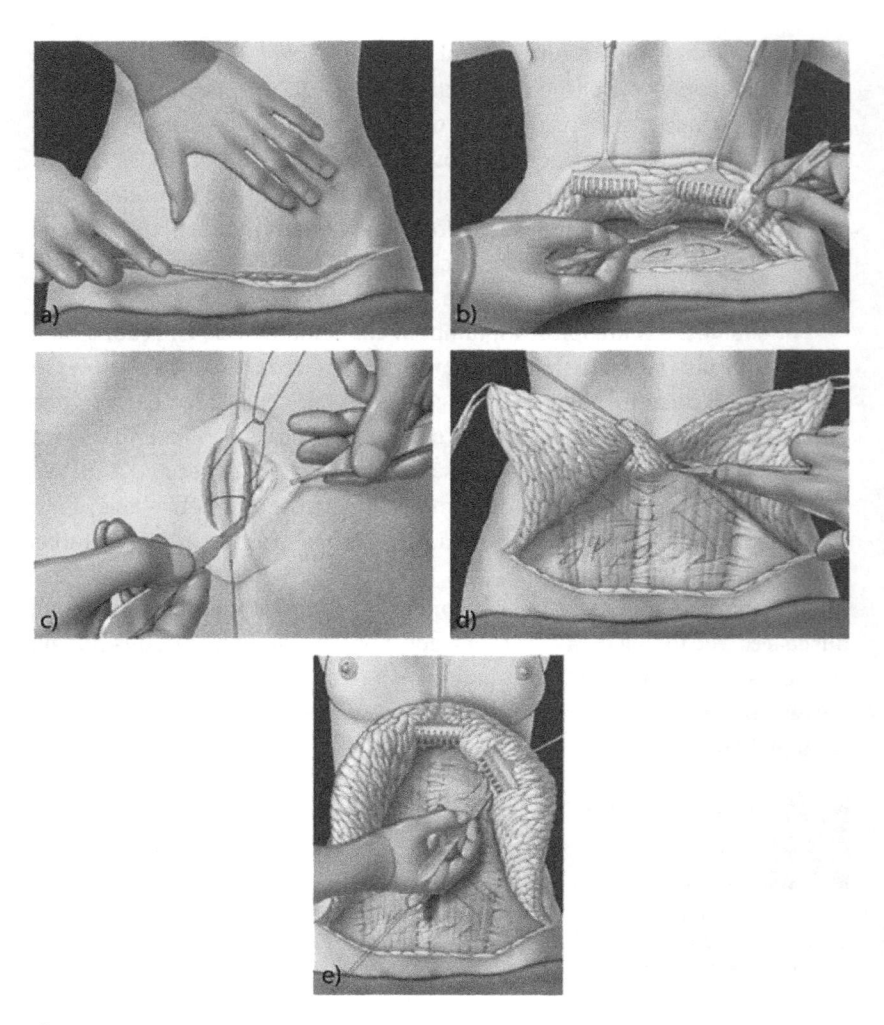

Figura 1. Incisão para abdominoplastia.
Fonte: Stamm e Rosa (2018, p. 60).

A ritidoplastia consiste na realização de um *lifting* facial a fim de atenuar os sinais do envelhecimento, como a flacidez tissular e a ptose do tecido cutâneo. Após a intervenção, o paciente apresentará edemas, hematoma, alteração sensorial e algum grau de dor. Sendo assim, o fisioterapeuta atuará buscando atenuar essas queixas, recorrendo sobretudo à drenagem linfática e a recursos eletroterapêuticos (STAMM; ROSA, 2018).

Quer a intervenção cirúrgica tenha caráter estético, reparador ou funcional, desde o início deve haver acompanhamento de um psicólogo, para auxiliar o paciente em suas decisões, para então ser encaminhado a um médico cirurgião. Nesse contexto, o fisioterapeuta tem sua atuação pautada no pré e pós-operatório (LEAL, 2017). Dentre as complicações pós-operatórias, estão as cicatrizes mal posicionadas, como as hipertróficas ou com queloides. Além dessas complicações, também podem ocorrer hematoma, infecção, deiscência da sutura, irregularidades, depressões, aderências, fibroses, excessos cutâneos e seroma, variando de acordo com cada cirurgia e técnica aplicada.

As cicatrizes hipertróficas limitam-se à área do processo cicatricial inicial e tendem a diminuir ao longo dos anos. Já os queloides são pequenos tumores duros e rosados ou castanhos, que apresentam dor ou coceira, irregularmente dispersos ou em arranjo nodular. Tanto queloides quanto cicatrizes hipertróficas são distúrbios fibroproliferativos causados pela cicatrização anormal da pele lesada ou irritada, variando em termos de intensidade e duração inflamatória (ROMANENGHI; VITURI, 2018).

Além alterações cicatriciais citadas, ainda existe a cicatriz atrófica, quando há perda das estruturas (gordura e músculo) que proporcionam firmeza à pele, deixando o local afetado por essa cicatriz com um aspecto de buraco.

Intervenções fisioterapêuticas pré-operatórias

Segundo Macedo e Oliveira (2010), o ato cirúrgico compõe uma lesão tecidual, e mesmo que controlada, podem ocorrer danos à funcionalidade dos tecidos envolvidos. Mesmo diante desse contexto, alguns cirurgiões consideram desnecessárias as condutas fisioterapêuticas. Entretanto, atuando no pré-operatório da cirurgia, o fisioterapeuta pode evitar danos posteriores.

Nesse sentido, compete ao fisioterapeuta atuar com todos os recursos disponíveis para tratar ou minimizar as alterações funcionais. A atuação do fisioterapeuta no que tange o pré-operatório tem por ênfase a ativação e melhoria funcional dos vasos sanguíneos e linfáticos do local a ser operado. No pré-operatório, o fisioterapeuta deve avaliar os fatores de risco que se relacionam com as disfunções estéticas funcionais, incluindo: contraturas musculares; deformidades articulares; insuficiência vascular; presença de fibroses significativas em caso de celulites; predisposição para formação de edemas; e padrões posturais alterados. Essa investigação facilita a recuperação pós-operatória, pois o fisioterapeuta já poderá abordá-las na fase pré-operatória, com intuito de prevenir agravamentos do quadro.

Na condição clínica da mamoplastia e da abdominoplastia, o fisioterapeuta dermatofuncional atua no pré-operatório oferecendo técnicas de preparação da pele e sua hidratação, mediante o uso de cosméticos associados à técnica de drenagem linfática manual, intensificando a circulação sanguínea e linfática nos tecidos e beneficiando as trocas metabólicas. Além disso, pode aplicar técnicas de eletroestimulação da musculatura abdominal por meio de corrente russa, que proporciona contração muscular e seu fortalecimento, melhorando o tônus e diminuindo a flacidez (SOUZA; BENATI, 2019).

Ademais, na fase pré-operatória de qualquer intervenção cirúrgica o fisioterapeuta dermatofuncional deve coletar o histórico pregresso, atual e familiar do paciente, bem como questioná-lo quanto à patologias associadas, a fim de desenvolver um planejamento adequado (BORGES, 2010). Assim, a intervenção fisioterápica no pré-operatório também visa identificar fatores de risco e alterações pré-existentes. Como exemplo, ao receberem o diagnóstico de câncer de mama e a orientação de passarem por uma cirurgia, muitas pacientes podem apresentar tensões musculares protetoras principalmente no ombro e no pescoço, o que pode ser abordado previamente pelo fisioterapeuta.

Em geral, compete ao profissional ofertar no pré-operatório um atendimento humanizado, buscando orientar e explicar a todos os pacientes como será o protocolo de atendimento, sua duração, os recursos utilizados e os efeitos esperados, além de pontuar o que cabe ao paciente fazer de forma ativa para ter melhorias em sua recuperação.

Vejamos a seguir uma síntese das orientações que visam proporcionar ao paciente uma boa recuperação (LEAL, 2017).

- Respirar fundo e devagar, como exercício, umas quatro vezes ao dia.
- Evitar ficar deitado por longos períodos, pois a não movimentação das pernas pode acarretar formação de trombos.
- Ao sentar-se, apoiar as pernas sobre um banquinho, mexendo os pés o máximo de tempo possível, a fim de favorecer o retorno venoso.
- Retirar a cinta abdominal preferencialmente em decúbito — apenas pacientes acostumados devem retirá-la de pé. Antes de sentar, respirar fundo e devagar, esperar um tempo, depois sentar, esperar mais um pouco para depois levantar.
- Os esforços físicos devem ser evitados para que as cicatrizes não se abram e queloides não se formem.

- Não se deve deitar de lado nos primeiros 15 dias após o procedimento. Se cansar da posição supina, colocar um travesseiro entre as pernas e abaixo de cada ombro, revezando para ficar com o corpo meio inclinado.
- Evitar o uso de tabaco, pois dificulta o processo de cicatrização e pode ocasionar a deiscência de sutura.

Intervenções fisioterapêuticas pós-operatórias

No pós-operatório, o principal objetivo da fisioterapia dermatofuncional é proporcionar ao paciente uma recuperação funcional a curto prazo sem a presença de complicações graves. Recursos eletroterapêuticos e manuais para favorecer a aceleração desse processo é de grande valia, pois beneficiaram o retorno prévio às atividades funcionais e sistêmicas. A intervenção e o acompanhamento fisioterapêutico geralmente se iniciam entre 72 horas e 30 dias após a cirurgia (ARRUDA et al., 2018; SANTOS; BENATI, 2019).

De acordo com Macedo e Oliveira (2010), o protocolo de atendimento fisioterapêutico pós-cirúrgico é versátil e está atrelado ao perfil individual de cada paciente e a fatores pré- condicionados pelos indivíduos, como estado de tensão cutâneo e muscular, gravidade do edema, recuperação cicatricial, quadro álgico e alterações sensoriais.

Um dos fatores mais recorrentes e agravantes no pós-operatório de abdominoplastia ou lipoaspiração é a formação das aderências cicatriciais, ou seja, a formação de fibroses. Além de afetar a estética da cirurgia, a fibrose pode comprometer a funcionalidade do paciente, restringindo seus movimentos. De acordo com Pereira et al. (2020), a fibrose é marcada pelo aumento da contratura tecidual e pela elevação dos elementos da matriz extracelular, sobretudo do colágeno. Clinicamente, a fibrose se apresenta com irregularidades e assimetrias e consequente presença de dor, sensação de encurtamento e diminuição mobilidade. Além da fibrose, outras complicações podem surgir nesse contexto, como deiscência da satura, cicatrizes hipertróficas, queloides, entre outras.

Uma ferramenta de tratamento terapêutico é a determinação do quadro inflamatório e dos estágios cicatriciais. Vejamos a seguir informações quanto aos estágios de restauração tecidual Souza e Benati (2019).

- **Fase inflamatória:** inicia-se logo após o trauma, sendo uma reação esperada, marcada por extravasamento sanguíneo e agregação plaquetária. Dura em média 72 horas. É recomendado repouso, com deambulação frequente de pequenas distâncias, acompanhamento e orientações posturais, como a forma correta de deitar, levantar e dormir, além do uso da cinta modeladora e exercícios de respiração.
- **Fase proliferativa:** responsável pelo fechamento da lesão tecidual. É marcada por três subfases: reepitelização, fibroplasia e angiogênese. Tem início por volta do 3º e 4º dia pós-trauma, estendendo-se por 2 a 4 semanas. O protocolo de atendimento é baseado nas mesmas atividades que na fase anterior, mas são acrescentadas outras atividades, como terapia manual para mobilização do tecido conjuntivo e técnicas de drenagem linfática manual.
- **Fase de remodelamento:** é marcada pela tentativa de regeneração tecidual, quando o tecido lesionado se enriquece com mais fibras colágenas, adquirindo característica de cicatriz. Tem início por volta do 11º dia e segue até o 40º dia de pós-operatório. São acrescidos nesta fase exercícios de respiração, exercícios de membros superiores e atividades físicas, como caminhadas leves.

Vejamos a seguir algumas modalidades empregadas para o tratamento fisioterapêutico pós-cirúrgico, a começar pela drenagem linfática manual (DLM). Nos traumas advindos das cirurgias, alterações tendem a obstruir a mecânica linfática, e a DLM visa reduzir ou abolir edemas. A DLM é uma técnica que deve ser aplicada por profissionais que dominam muito bem a anatomia e a fisiologia do sistema linfático, sempre considerando o seu trajeto. Deve ser aplicada com pressões suaves e leves, a fim de comprimir apenas o tecido superficial. O ritmo de aplicação da manobra é lento e deve ser repetido de oito a dez vezes. A DLM atua na estimulação da circulação linfática, buscando eliminar toxinas, nutrir tecidos, melhorar a defesa do organismo, além de reduzir hematomas, edemas e tensões musculares (BENEVINUTO; MONTEIRO, 2020).

O uso da DLM é contraindicado em caso de trombose venosa profunda, pois pode se desprender na circulação e obstruir algum órgão. Além disso, caso o local da incisão apresente sinais de infecção a DLM também não deve ser usada, pois o efeito circulatório da drenagem tenderia dissipar a infecção.

Exemplo

Em estudo caso, Pinheiro, Godoy e Sunemi (2015) acompanharam uma mulher portadora de linfedema em membro superior direito secundário ao tratamento de câncer de mama. Após avaliação composta por anamnese e exame físico (perimetria, inspeção, palpação de membros superiores e goniometria de ombros), ela foi submetida a 10 sessões de 60 minutos compostas de DLM (40 minutos) e aplicação de bandagem terapêutica (*kinesio taping*). Ao final do tratamento, foi observada diminuição da circunferência de mão e braço, melhora na sensação de peso, consistência do braço, sensação de conforto e maior facilidade na prática das atividades diárias.

Por sua vez, o tratamento com *laser* de baixa intensidade, de acordo com Capella e Meija ([201-?]), tende a contribuir significativamente com o mecanismo de regeneração cicatricial, resultando em melhoria da circulação sanguínea e aceleração do reparo tecidual. A aplicação de *laser* acelera a divisão celular, o que resulta em maior síntese de colágeno por parte dos fibroblastos. Sendo assim, o *laser* de baixa potência possui eficácia no processo de regeneração celular, levando a uma cicatrização mais rápida e proporcionando, de acordo com as respostas particulares que induz nos tecidos, diminuição do edema e do processo inflamatório e aumento da fagocitose, das sínteses de colágeno e da epitelização (CAPELLA; MEIJA, [201-?]).

Em resumo, os *lasers* de baixa potência demonstram efeitos antiedematosos e analgésicos, estimulando a liberação de endorfinas, inibindo sinais nociceptores e controlando os mediadores da dor. Também apresentam efeitos anti-inflamatórios, diminuindo o edema tecidual e a hiperemia vascular, e efeitos de remodelação e reparo ósseo, estimulando a função neural após lesões, modulando as células do sistema imune para beneficiar o reparo tecidual.

Saiba mais

Os parâmetros preconizados na aplicação de *laser* de baixa potência são: para ativação da circulação e redução da dor, entre 2,0 a 4,0 J/cm^2, podendo chegar a 6,0 a 8,0 J/cm^2 nos casos de regeneração e/ou cicatrizes teciduais. Especificamente para o processo de cicatrização, os *lasers* mais indicados são de HeNe e de AsGa.

Outro método relevante é o ultrassom terapêutico (UST) de 3 MHz. As correntes desse aparelho estimulam as atividades celulares e alteram a permeabilidade da membrana, acrescentando à síntese proteica a excreção dos mastócitos, a absorção de cálcio, a fabricação dos fatores de crescimento pelos macrófagos e a mobilidade dos fibroblastos. Isso diminui as chances de formações fibróticas, estimula a reabsorção de hematomas, reduz edemas e a sensação de dor e promove a ativação da circulação sanguínea e linfática (LEAL, 2017).

Segundo Costa, Meija e Silva ([2013?]), além de acelerar a cicatrização tecidual, o UST contribui para melhorar a força tênsil, para que não ocorra a formação de cicatrizes queloides e hipertróficas. O UST ainda pode ser usado no modo fonoforese com a enzima hialuronidase, em que favorece a circulação sanguínea. Os parâmetros preconizados são: modo contínuo, 3 MHz, amplitude abaixo de 1,5 a 1,8 W/cm^2.

Sobre a utilização do UST, algumas observações precisam ser pontuadas. Na fase inicial (aguda) de cicatrização, quando se tem uma incisão significativa, como no caso da abdominoplastia, esse aparelho não deve ser aplicado diretamente, e sim ao redor do local. Já em casos envolvendo lipoaspiração, em que a incisão para cânula é mínima, o UST pode ser aplicado normalmente ainda na fase inicial, caso necessário.

Por sua vez, a crioterapia é um recurso térmico utilizado pelo fisioterapeuta para tratar algumas disfunções. A crioterapia promove um resfriamento tecidual imediato, reduzindo o trauma local. Por meio da hipotermia, a crioterapia causa uma vasoconstrição e contribui para diminuição do metabolismo celular. A técnica pode ser aplicada logo no primeiros dias de pós-operatório, com o objetivo de reduzir o edema e a dor, já que a técnica causa uma diminuição na condução dos impulsos nervoso, bem com vasoconstrição. A crioterapia pode ser aplicada por aproximadamente 20 a 30 minutos (LEAL, 2017).

Outra alternativa terapêutica extremamente relevante no pós-operatório é a cinesioterapia. Por meio da terapia manual com métodos como pompagem, mobilização tecidual e articular, a cinesioterapia atua diretamente sobre a prevenção de aderências, melhorando a circulação sanguínea (SOUZA; BENATI, 2019). De acordo Silva *et al.* (2013), a cinesioterapia torna-se importante por oferecer aos pacientes a possibilidade de autoaplicação em casa. Pode ser empregada em pós-operatório de abdominoplastia, lipoaspiração, mastectomia, ritidoplastia, entre outras.

Especificamente na fase inflamatória da ritidoplastia, a cinesioterapia pode envolver exercícios de mobilização da cintura escapular por meio da pompagem, com o objetivo de relaxar a grande tensão muscular do paciente logo após a intervenção médica. Na fase proliferativa e de remodelação, são incluindo exercícios de alongamento (ativo, ativo/assistido), fortalecimento e estimulação sensorial para região facial. A diferença de uma fase para outra é que na fase de remodelação a carga e a intensidade dos exercícios são aumentadas gradativamente.

Outra importante alternativa terapêutica, a massoterapia no pós-operatório tem o objetivo de estimular mecanicamente os tecidos por meio de movimentos rítmicos de pressão e distensão tecidual. As manobras aplicadas contribuem para o aumento da circulação sanguínea. Por meio dessa técnica, costuma haver redução de dor nos tecidos afetados e melhora da integridade tecidual, favorecendo a liberação de aderências como as fibroses (MACEDO; OLIVEIRA, 2010).

Dentre as técnicas manuais, vale também destacar o amassamento, a fricção transversa profunda e o deslizamento. Tais técnicas mobilizam o tecido conjuntivo e impedem a formação de fibroses, pois, por meio da tensão mecânica, ocorre a deposição ordenada das fibras colágenas, que, nesse momento, ainda estão em fase de cicatrização, permitindo uma organização mais natural. Essas técnicas têm como objetivo principal a redução ou abolição das aderências por ação mecânica nas traves fibróticas, tornando eficiente a circulação local e sistêmica, tanto na fase aguda quanto na crônica, além de exercer efeito direto e mecânico sobre o retorno venoso, aumentando seu fluxo (BORGES, 2010).

A aplicabilidade dessas técnicas é recomendável somente a partir da fase de amadurecimento, pois somente então as chances de deslocamento tecidual são diminuídas, devendo haver também cuidados na pressão utilizada, pois quando intensa pode gerar hematomas tardios (MACEDO; OLIVEIRA, 2010).

Referências

ARRUDA, J. M. et al. *Atuação fisioterapêutica pós-operatório de abdominoplastia.* 2018. Cuiabá: [s. n.], 2018. Disponível em: https://revista.faculdadecuiaba.com.br/index.php/miriadecientifica/article/download/47/42/. Acesso em: 12 dez. 2020.

BENEVINUTO, J. A.; MONTEIRO, E. M. de O. Benefícios da drenagem linfática manual em pacientes mulheres no pós operatório de abdominoplastia. *Revista Liberum Accessum*, v. 4, n. 1, p. 54–61, 2020. Disponível em: http://revista.liberumaccesum.com.br/index.php/RLA/article/view/50/50. Acesso em: 12 dez. 2020.

BORGES, F. S. *Dermato-funcional*: modalidades terapêuticas nas disfunções estéticas. 2. ed. São Paulo: Phorte, 2010.

CAPELLA, R. F. S.; MEJIA, D. P. M. *Laser de baixa intensidade na cicatriz de abdominoplastia.* [S. l.: s. n., 201-?]. Disponível em: https://portalbiocursos.com.br/ohs/data/docs/199/15-Laser_de_Baixa_Intensidade_na_Cicatriz_de_Abdominoplastia.pdf. Acesso em: 12 dez. 2020.

COSTA, R. F.; MEJIA, D. P. M.; SILVA, M. J. O. *A fisioterapia dermato-funcional no tratamento da fibrose pós-operatória em cirurgia plástica corporal*. [S. l.: s. n., 2013?]. Disponível em: https://portalbiocursos.com.br/ohs/data/docs/19/58_-_A_fisioterapia_dermato-funcional_no_tratamento_da_fibrose_pYs-operatYria_em_cirurgia_plYstica_corporal.pdf. Acesso em: 12 dez. 2020.

FIALHO, A. L.; ALMEIDA, A. K. R. C. Importância da intervenção fisioterápica em pacientes com mastectomia. *In*: SIMPAC, 2018. *Revista Científica Univiçosa*, v. 10, n. 1, p. 52–56, 2018. Disponível em: https://academico.univicosa.com.br/revista/index.php/RevistaSimpac/article/download/1011/1269. Acesso em: 12 dez. 2020.

LEAL, S. L. *Atuação da fisioterapia dermatofuncional nas complicações da abdominoplastia*. 2017. Trabalho de Conclusão de Curso (Graduação em Fisioterapia) — Faculdade de Educação e Meio Ambiente, Ariquemes, 2017. Disponível em: http://repositorio.faema.edu.br/bitstream/123456789/1220/1/LEAL%2C%20S%20%20ATUA%C3%87%C3%83O%20DA%20FISIOTERAPIA%20DERMATOFUNCIONAL%20NAS%20COMPLICA%C3%87%C3%95ES%20DA%20ABDOMINOPLASTIA.pdf. Acesso em: 12 dez. 2020.

MACEDO, A. C.; OLIVEIRA, S. M. A atuação da fisioterapia no pré e pós operatório de cirurgia plástica corporal: uma revisão de literatura. *Revista Cadernos da Escola de Saúde*, v. 1, n. 5, p. 169–191, 2010. Disponível em: https://portaldeperiodicos.unibrasil.com.br/index.php/cadernossaude/article/view/2327. Acesso em: 12 dez. 2020.

PEREIRA, D. S. *et al*. Efeito da liberação miofascial em fibrose no pós-operatório de lipoaspiração em abdome: um estudo piloto. *Revista Interdisciplinar Ciências Médicas*, v. 4, n. 1, p. 55–61, 2020. Disponível em: http://revista.fcmmg.br/ojs/index.php/ricm/article/view/337/92. Acesso em: 12 dez. 2020.

PINHEIRO, M. dos S.; GODOY, A. C.; SUNEMI, M. M. Kenesio Taping associado à drenagem linfática manual no linfedema pós- mastectomia. *Revista Fisioterapia & Saúde Funcional*, v. 4, n. 1, p. 30–36, 2015. Disponível em: http://www.periodicos.ufc.br/fisioterapiaesaudefuncional/article/view/20595/31031. Acesso em: 12 dez. 2020.

ROMANENGHI, M. C. D.; VITURI, L. P. Laser e led no tratamento de cicatrizes hipertróficas e queloide. *In*: CONIC SEMESP, 18., 2018. *Anais eletrônicos*... Disponível em: http://conic-semesp.org.br/anais/files/2018/trabalho-1000001312.pdf. Acesso em: 12 dez. 2020.

SILVA, R. M. V. *et al*. O uso da cinesioterapia no pós-operatório de cirurgias plásticas. *Revista Terapia Manual*, v. 11, n. 51, p. 129–134, 2013. Disponível em: https://fisiosale.com.br/assets/10cirurgia-pl%C3%A1stica-facial-2910a.pdf. Acesso em: 12 dez. 2020.

SOUZA, S. R. dos S.; BENATI, M. A. F. N. de O. A atuação da fisioterapia dermatofuncional no pré e pós operatório de mamoplastia e abdominoplastia: uma revisão de literatura. *Revista Saberes da Faculdade de São Paulo*, v. 9, n. 1, p. 1–11, 2019. Disponível em: https://facsaopaulo.edu.br/wp-content/uploads/sites/16/2019/07/A-ATUA%C3%87%C3%83O-DA-FISIOTERAPIA-DERMATOFUNCIONAL-NO-PR%C3%89-E-P%C3%93S--OPERAT%C3%93RIO-DE-MAMOPLASTIA-E-ABDOMINOPLASTIA-UMA-REVIS%C3%83O--DE-LITERATURA.pdf. Acesso em: 12 dez. 2020.

STAMM, L. N.; ROSA, P. V. *Estética aplicada à cirurgia plástica*. Porto Alegre: Sagah, 2018.

Leitura recomendada

PRADO, A. S. *et al*. Os benefícios da drenagem linfática pós mastectomia. *Id on Line*: Revista Multidisciplinar de Psicologia, v. 14, n. 52, p. 362–373, 2020. Disponível em: https://idonline.emnuvens.com.br/id/article/view/2720. Acesso em: 12 dez. 2020.

Fique atento

Os *links* para *sites* da *web* fornecidos neste capítulo foram todos testados, e seu funcionamento foi comprovado no momento da publicação do material. No entanto, a rede é extremamente dinâmica; suas páginas estão constantemente mudando de local e conteúdo. Assim, os editores declaram não ter qualquer responsabilidade sobre qualidade, precisão ou integralidade das informações referidas em tais *links*.

Fisioterapia dermatofuncional e queimaduras

Vitor Alexandre Pezolato

OBJETIVOS DE APRENDIZAGEM

> Reconhecer as definições e a fisiopatologia das queimaduras.
> Identificar os distúrbios cinético-funcionais ocasionados por queimaduras.
> Aplicar tratamento dermatofuncional em pacientes queimados.

Introdução

A prevalência de indivíduos queimados é alta, e estes precisam ser bem avaliados e tratados, devido à gama de consequências que podem ocorrer após uma lesão térmica. Cabe ao fisioterapeuta entender a fisiologia do processo de queimaduras, assim como de sua cicatrização.

O fisioterapeuta deve saber avaliar a profundidade e a extensão da lesão, assim como sugerir um tratamento cinético-funcional, manual e eletrotermofototerapêutico para seus pacientes. É importante ter em mente que o número de profissionais da área da saúde especializados em queimaduras é reduzido frente à demanda de pacientes.

Neste capítulo, você vai aprender as noções morfofisiológicas básicas das queimaduras. Você também vai estudar a classificação das queimaduras e quais critérios devem ser usados para avaliar o paciente com comprometimento tecidual. Por fim, você vai compreender as principais formas de tratar os pacientes queimados.

Aspectos gerais e fisiológicos da queimadura e da cicatrização

A **queimadura** pode gerar alterações teciduais locais e sistêmicas. Assim, a seguir, serão abordadas as reações que os indivíduos podem sofrer ao terem uma lesão térmica e como será a resposta do organismo frente a isso.

As **lesões térmicas**, como as queimaduras, são um dos principais problemas de saúde do trabalhador. Cerca de 100 mil pacientes são atendidos pelo serviço hospitalar por ano, e a taxa de mortalidade é de 2,5 a cada mil queimados, sendo o óbito causado de maneira direta ou indireta por esse tipo de lesão (GOMES; SERRA, 2001).

Dependendo do grau da queimadura, ocorrerá lesão em tecidos profundos, como osso, músculo, vasos, nervos e tendões. Esses fatores vão gerar diferentes manifestações clínicas, como pequenas bolhas e aspecto marmorizado da pele, podendo ser preto, amarelo, branco e vermelho. Entre os fatores que mais causam queimaduras, 50% dos casos de lesões são causados por líquidos superaquecidos, chama direta ou superfícies quentes, como ferro de passar roupa, tampa de panela, churrasqueira etc. (MACIEL; SERRA, 2004).

Assim, quando ocorre uma queimadura, a integridade da pele, que é um fator de proteção do organismo humano, é completamente destruída, favorecendo o aparecimento de bactérias patogênicas. Estas podem se reproduzir facilmente, devido ao ambiente desequilibrado da microbiota cutânea, e essa infecção pode ser fatal — ela representa um quarto dos óbitos de pacientes queimados. Assim, deve-se acelerar o processo de cicatrização, seja por meio de recursos terapêuticos ou por enxerto (MACIEL; SERRA, 2004).

No momento agudo de uma lesão térmica, é observada a liberação de histamina pelos mastócitos, a qual vai aumentar a permeabilidade capilar e gerar o extravasamento do plasma sanguíneo no interstício do tecido. Consequentemente, se formará um edema e ocorrerá hipovolemia, sendo que esse processo de vasodilatação ocorre em minutos e pode atingir seu ápice em até 8 horas. Por esse aumento ser intenso, as soluções cristaloides e coloides podem passar livremente pelo vaso, contribuindo ainda mais com o edema e agravando a retenção hídrica (DEMLING, 1985).

Resumidamente, o edema, a perda de líquidos e o aumento da permeabilidade capilar vão gerar dois riscos para o paciente, descritos a seguir (GOMES; SERRA, 2001).

1. **Choque hipovolêmico:** tipo frequente de choque que diminui o débito cardíaco devido à redução do volume sanguíneo — nesse caso, pela

perda de líquidos não associada à hemorragia. Pode causar aumento da atividade simpática, hiperventilação, vasoconstrição venosa e hipoperfusão tecidual, a qual vai aumentar os níveis de lactato. Veja a classificação no Quadro 1.
2. **Perda de eletrólitos:** perda de mineiras responsáveis pela transposição de água dentro do ambiente celular, além de atuarem nas sinapses nervosas. Esse desequilibro eletrolítico é decorrente da aldosterona que foi secretada em função da hipovolemia, promovendo a liberação de sódio e perda de potássio.

Quadro 1. Classificação do choque hipovolêmico

Volume perdido	< 750 mL	750-1.500 mL	1500-2000 mL	> 2.000 mL
Porcentagem perdida	< 15%	15-30%	30-40%	> 40%
Frequência cardíaca	< 100	> 100	> 120	> 140
Frequência respiratória	14-20	20-30	30-40	> 35
Pressão arterial	Normal	Normal	Diminuída	Diminuída
Pressão de pulso	Normal ou diminuída	Diminuída	Diminuída	Diminuída
Débito urinário	> 30 mL/h	20-30 mL/h	05-15 mL/h	Ausente
Estado neurológico	Ansioso	Ansioso/ letárgico	Ansioso/ confuso	Confuso/ letárgico
Reposição volêmica	Cristaloide	Cristaloide	Cristaloide/ sangue	Cristaloide/ sangue

Fonte: Adaptado de Resumo... (2018).

Outra preocupação constante, abordada anteriormente, é a infecção nas feridas (Figura 1), visto que o paciente pode sofrer uma **sepse** — uma inflamação intensa em todo o organismo, quando os agentes infecciosos realizam a invasão dos vasos sanguíneos e percorrem todo o corpo. Esse estado de sepse pode levar a um quadro de hipóxia tecidual e a um aumento dos fatores coagulativos, gerando tromboses e hemorragias ao longo do corpo. Os sintomas mais comuns são (MACIEIRA, 2006; MACIEL; SERRA, 2004):

- temperatura corporal acima de 38°C ou abaixo de 35°C;
- taquicardia, que, quando associada à hipovolemia, pode causar bradicardia;
- frequência respiratória elevada, acima de 20 incursões por minuto; e
- no hemograma, leucócitos acima de 12.000 cel/mm^3 ou abaixo de 4.000 cel/mm^3.

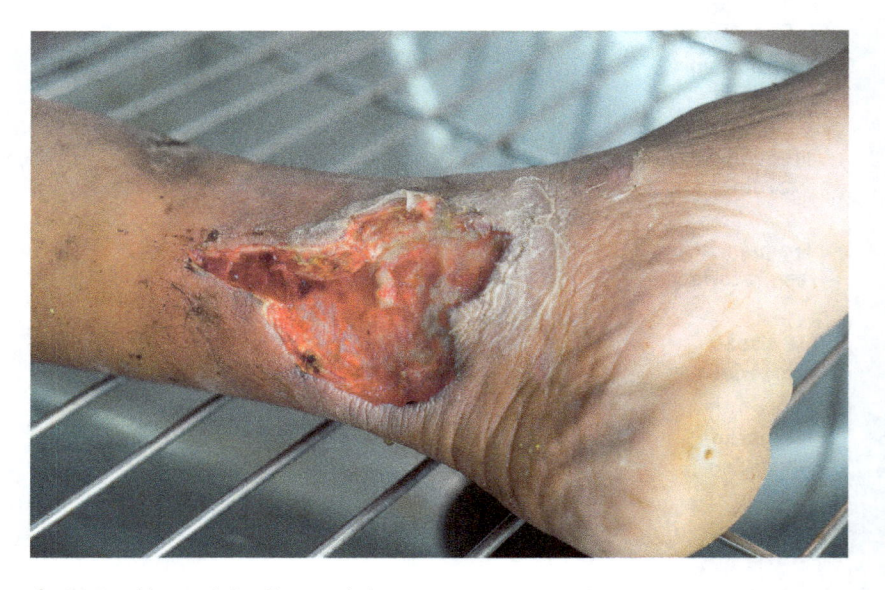

Figura 1. Ferida com infecção associada.
Fonte: Chatuphot/Shutterstock.com.

Além dessas alterações metabólicas, ainda ocorre a baixa filtração glomerular, a qual gera hipoalbuminemia, decorrente da hemodiluição, podendo estar associada a quadros de hipomagnesemia, hipofosfatemia e hipopotassemia. Esse quadro gera sinais e sintomas de náuseas, vômitos, letargia, fraqueza, alteração de personalidade, podendo chegar a paralisia e insuficiência respiratória (MACIEIRA, 2006; 2006; MACIEL; SERRA, 2004).

Em relação ao tecido superficial, será visível a aparição de **escaras**, potencialmente constritivas, gerando cicatrizes que limitam a expansão do tecido. Elas são uma ameaça à mobilidade articular, principalmente dos dedos e, quando envolvem a região torácica, podem comprometer a ventilação. O enfoque terapêutico do paciente é diretamente ligado ao conhecimento fisiológico e clínico que ele pode apresentar.

Fique atento

Dependendo da lesão de queimadura, as vias aéreas podem ser comprometidas. Assim, deve-se ficar atento para os seguintes casos:
- queimadura nas vibrissas nasais;
- queimadura nas sobrancelhas;
- escarro carbonáceo.

Caso o paciente apresente desconforto respiratório, uma investigação apurada deve ser realizada, pois pode haver a necessidade de uma intubação precoce.

Avaliação do paciente queimado

É necessário que o fisioterapeuta saiba como avaliar a profundidade da queimadura, além de sua extensão, entender o estado de hidratação do paciente e realizar uma avaliação cinesiológica dos movimentos/tecidos adjacentes. A seguir, será abordada a classificação das queimaduras quanto à profundidade.

Classificação pela profundidade da queimadura

Essa classificação é dividida em três graus, descritos a seguir.

Lesão de primeiro grau: lesão que atinge a camada mais superficial da pele, a **epiderme**, podendo deixar um aspecto úmido, com hiperemia, edema e dor. Não há presença de sangue, e o quadro é resolvido em poucos dias, podendo haver escurecimento e descamação da pele (Figura 2) (BORGES, 2010). Essas lesões não necessitam de tratamento fisioterapêutico, visto que sua regeneração é rápida, podendo levar até sete dias.

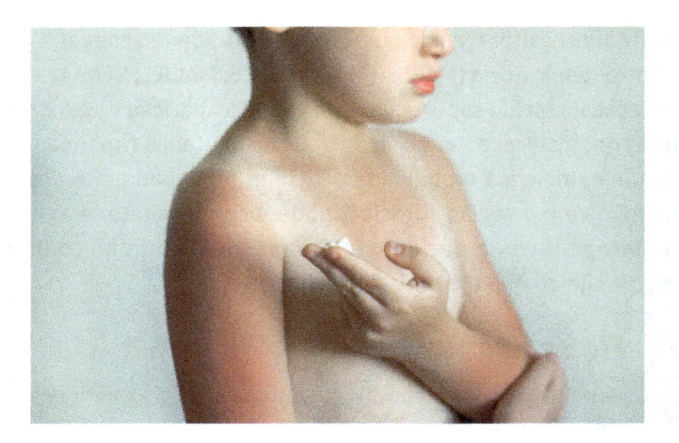

Figura 2. Queimadura de primeiro grau com sinais de hiperemia.
Fonte: Irishasel/Shutterstock.com.

Lesão de segundo grau: a profundidade dessa lesão chega até a **derme**, a qual vai apresentar bolhas (flictenas), as quais podem estar rompidas. Caso seja uma lesão de segundo grau **superficial** (Figura 3), o paciente pode manter alguns folículos pilosos, no entanto, quando ocorre o rompimento das bolhas, será visível uma pele avermelhada e úmida, podendo ter formação cicatricial em 14 até 21 dias (BORGES, 2010). Nesse tipo de lesão, o fisioterapeuta não encontrará alterações funcionais no movimento articular e poderá tratar, principalmente, por meio de recursos eletrotermofototerapêuticos.

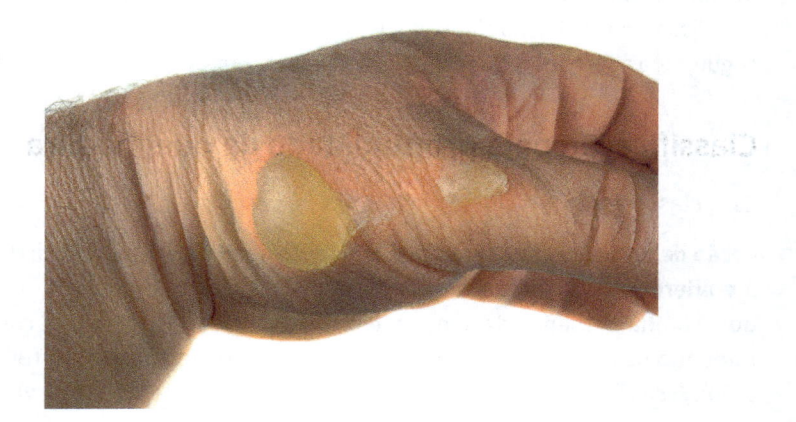

Figura 3. Queimadura de segundo grau superficial.
Fonte: Rainer Fuhrmann/Shutterstock.com.

Agora, se for uma lesão de segundo grau **profunda** (Figura 4), após o rompimento das bolhas, é normal visualizarmos uma camada branca (pálida) da pele, menos dolorosa. Como o epitélio é frágil, nesses casos, pode ocorrer úlceras com facilidade, gerando cicatrizações hipertróficas e formação de contraturas cicatriciais, as quais podem impedir o movimento tecidual e articular. Para evitar tal comprometimento, pode ocorrer a excisão tangencial e a colocação de enxertos (BORGES, 2010). Nesse caso, se houver uma cicatrização em dobras articulares, poderá limitar o movimento; assim, a atuação do fisioterapeuta é indispensável.

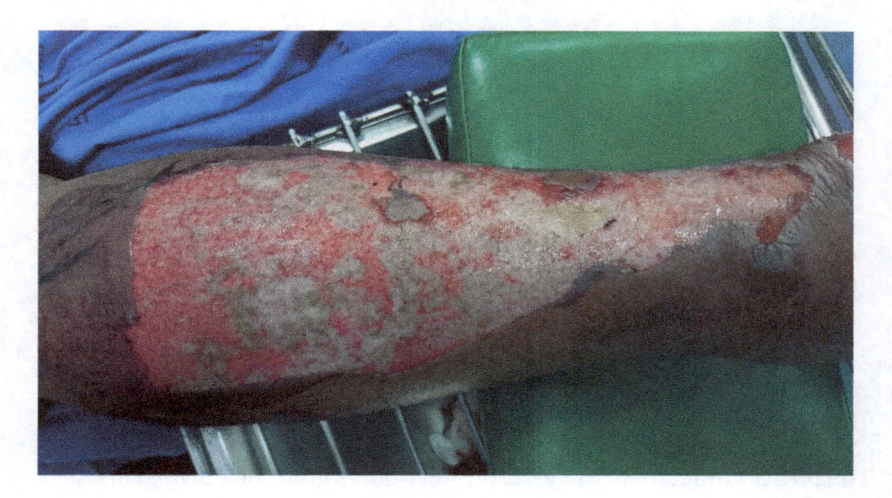

Figura 4. Queimadura de segundo grau profunda.
Fonte: krit_manavid/Shutterstock.com.

Lesão de terceiro grau: acomete os **tecidos cutâneo, subcutâneo, muscular e até ósseo** (Figura 5). Apresenta formação da pele marmorizada, com cor esbranquiçada, com redução da capacidade elástica, perda de sensibilidade e vasos trombosados. Nas áreas carbonizadas pelo estímulo térmico ou elétrico, pode-se dizer que é uma lesão de quarto grau. Em toda lesão que se apresentar circular, ou no tórax, os médicos realizam a **escarotomia**, que é a retirada de todo o tecido morto (BORGES, 2010). A avaliação da extensão e do comprometimento de regiões articulares é indispensável para esse grau de queimadura, devido à profundidade dela, a qual pode limitar severamente o movimento, se não houver a colocação de enxertos.

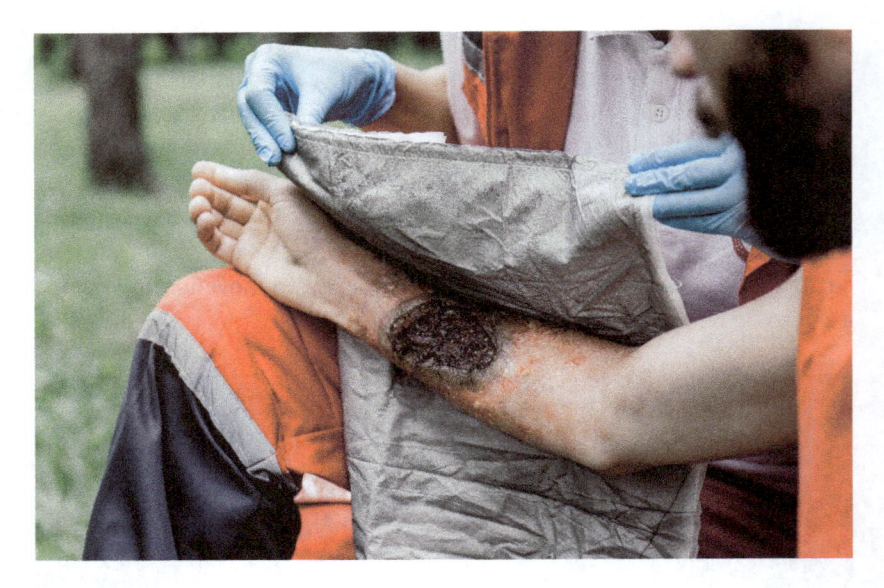

Figura 5. Queimadura de terceiro grau.
Fonte: Microgen/Shutterstock.com.

O Quadro 2 apresenta os sinais e sintomas nos diferentes graus de queimadura.

Quadro 2. Características gerais dos diferentes graus de queimadura

Grau	Local	Sinais	Sintomas
1º grau	Apenas epiderme	Eritema	Dor
2º grau	Epiderme e parte da derme	Eritema e bolha	Dor e choque
3º grau	Epiderme e derme	Cor branca nacarada	Choque
4º grau	Pele e músculo	Aspecto carbonizado	Choque grave

Fonte: Adaptado de Maciel e Serra (2004).

Mensuração da extensão da queimadura

O cálculo de extensão corporal não deve embutir as áreas de primeiro grau. Caso isso aconteça, ocorrerá uma supervalorização da ferida. Neste capítulo, usaremos a **regra dos nove**, um método rápido para mensurar a extensão da lesão, além de ser o procedimento mais utilizado em hospitais. Basta vermos a região que foi queimada e somarmos a porcentagem referente àquela área. Observa a Figura 6.

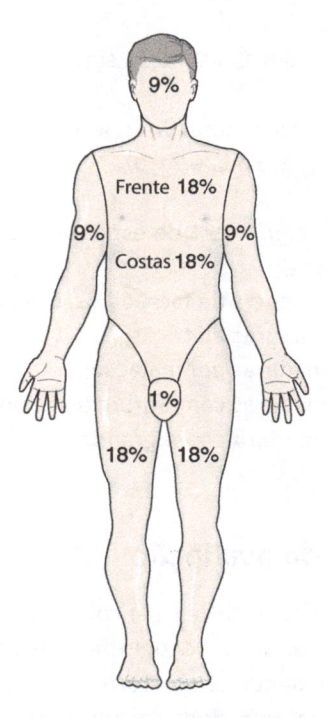

Figura 6. Locais do corpo com valor, em porcentagem, de extensão da área queimada, seguindo os parâmetros da regra dos nove.
Fonte: Adaptada de Blamb/Shutterstock.com.

Em seguida, utilizamos a classificação de acordo com a gravidade da lesão, proposta pela American Burn Association (MOSIER; PHAM, 2009) e descrita a seguir.

- Lesão mínima:
  - < 15% da espessura parcial da superfície corporal (10% em crianças);
  - < 2% da espessura plena da superfície corporal (não envolvendo olhos, orelhas, face ou períneo).
- Lesão moderada:
  - todas aquelas com 15%-25% da superfície corporal (10%-20% em crianças);
  - 2%-10% da espessura total da superfície corporal (não envolvendo olhos, orelhas, face ou períneo).
- Lesão maior:
  - todas aquelas com > 25% de espessura da superfície corporal (> 20% em crianças);
  - todas as queimaduras de face, olhos, orelhas e pés;
  - todas as queimaduras elétricas;
  - todas as queimaduras por inalação;
  - todas as queimaduras com fratura ou trauma tecidual importante;
  - todas as queimaduras com grande risco, secundário à idade ou doença.

Aspectos gerais da avaliação

Todas as informações básicas devem ser colhidas, como nome, idade, sexo, estado civil, trabalho etc. Deve-se identificar as patologias associadas e pregressas, o tipo de acidente, como ocorreu, o agente causador e se houve trauma associado e inalação de fumaça. Ainda, deve-se realizar a avaliação respiratória por ausculta pulmonar.

O fisioterapeuta deve realizar a mensuração das feridas (Figura 7) com uma fita métrica e fazer um acompanhamento fotográfico para observar os futuros resultados do tratamento fisioterapêutico.

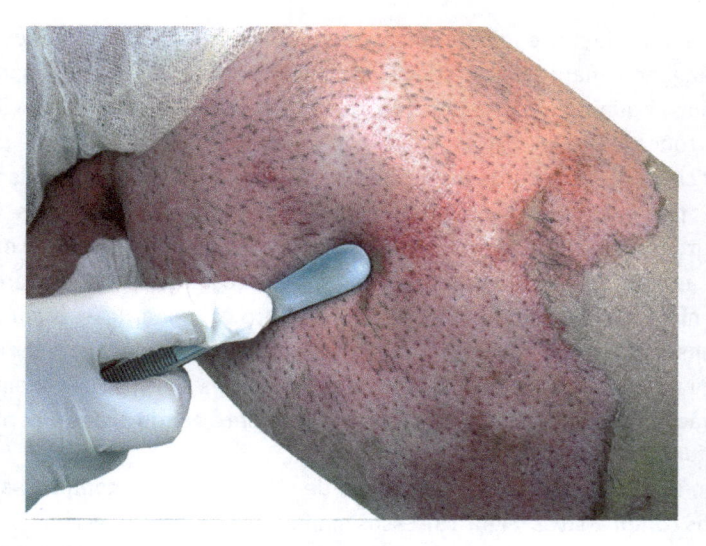

Figura 7. Mensuração do tamanho e da profundidade das feridas.
Fonte: BranislavP/Shutterstock.com.

Saiba mais

A avaliação do paciente queimado deve ser multidisciplinar. Ele deve se hidratar precocemente e vigorosamente, seguindo a fórmula de Parkland, que é: 2 ml × peso (kg) × % SCQ, sendo SCQ a superfície corpórea queimada. Metade desse volume é aplicado em 8 horas, e a outra metade nas 16 horas seguintes.

Tratamento fisioterapêutico em pacientes queimados

Após obter as informações necessárias durante a avaliação, o fisioterapeuta tem um dos papéis mais importantes no atendimento do paciente queimado, que é avaliar o tratamento mais indicado para cada caso.

Compressão tecidual

O processo de cicatrização das queimaduras predispõe à formação de **cicatrizes hipertróficas e contraturas**, devido ao aumento de vascularização pelo qual os fibroblastos e miofibroblastos podem passar, ocorrendo deposição de colágeno e material intersticial. Isso vai depender da duração da vascularidade — quanto maior a duração, maior a chance de formar uma cicatriz hipertrófica (BORGES, 2010).

As cicatrizes que perdem seu aspecto avermelhado dentro de dois a três meses têm baixa chance de terem complicações teciduais restritivas. Essas cicatrizes hipertróficas perdem seu aspecto avermelhado e se tornam macias e planas. Para isso acontecer corretamente, é necessário aplicar compressão a um nível que exceda a pressão capilar — isto é, 25 mmHg —, diminuindo a intensidade da cicatrização. As cicatrizes retráteis podem aparecer já nas primeiras semanas, evoluindo durante 6 a 10 meses na ausência de tratamento. Elas vão gerar uma tensão constante e permanente, tendo espessura parcial e profunda (AI et al., 2017).

Um dos tratamentos para esse tipo de cicatrização é a **compressão por malhas compressivas** (Figura 8). Essas malhas devem ser confeccionadas sob medida. O material utilizado normalmente é 67% nylon e 33% látex, que são capazes de proporcionar uma compressão superior à do capilar sanguíneo (AI et al., 2017).

Para que ocorra sucesso no tratamento, a fisioterapia deve iniciar com o uso das malhas logo após a epitelização completa, sendo que o paciente pode usar 23 horas por dia, durante 12 a 36 meses. Caso isso seja realizado, ocorrerá a diminuição do prurido e da sensação de ferroadas no paciente; além disso, a elasticidade da pele será favorecida, e será promovido o benefício funcional e estético. Vale ressaltar que a pressão facilita a drenagem linfática e, por isquemia tissular, ocasiona remodelamento do colágeno, induzindo a formação de fibras paralelas (AI et al., 2017).

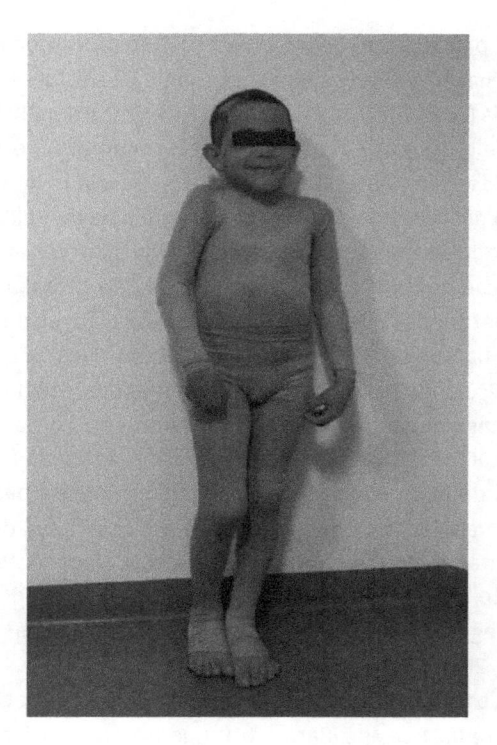

Figura 8. Malhas de compressão para tratamento de pacientes queimados com cicatrizes hipertróficas ou restritivas.
Fonte: Martins (2017, documento *on-line*).

Agentes eletrotermofototerapêuticos

A **fotobiomodulação** é um ótimo recurso para pacientes queimados. Por ser uma luz, o *laser* de baixa intensidade tem algumas características especiais, como monocromaticidade (apenas uma cor), unidirecionalidade (todos os fótons têm uma única direção) e coerência (todos os picos de onda acontecem ao mesmo tempo, mantendo a amplitude igual) (GUIRRO; GUIRRO, 2010).

No caso de queimaduras superficiais, ao nível da epiderme, podemos utilizar equipamentos com comprimentos de onda próximos a 630 nm, conhecidos como *laser* **vermelho**, visto que sua penetração no tecido é baixa. Já para lesões de queimaduras profundas, é recomendado utilizar *lasers* com comprimentos de onda próximos a 904 nm, visto que sua penetração tecidual é alta — esse laser é conhecido como **infravermelho** (DAMANTE, 2007; PIVA *et al.*, 2011). No momento em que a luz penetrar a célula, a enzima citocromo c oxidase vai absorver os fótons e desencadear uma cascata metabólica. Esta vai aumentar a produção de adenosina trifosfato nas mitocôndrias, além de auxiliar na formação de novos vasos por meio dos fatores de crescimento vasoendoteliais (DAMANTE, 2007; GUIRRO; GUIRRO, 2010; PIVA et al., 2011).

Dessa maneira, para queimaduras de segundo grau, é recomendada a realização de *laser* de baixa intensidade, com intervalo de três dias. Com o *laser* vermelho de arseneto de gálio, com frequência de 10 kHz e potência de 100 mW, aplicando-se uma fluência de 4 J/cm², vai ocorrer a ativação mitocondrial, a replicação do DNA local e o aumento da neurotransmissão. Isso gera uma cascata metabólica que vai resultar na reparação tecidual, na resolução inflamatória e na diminuição da dor (ANDRADE; LIMA; ALBUQUERQUE, 2010; DAMANTE, 2007; GUIRRO; GUIRRO, 2010; GUPTA et al., 2018; PIVA et al., 2011).

Já a **luz intensa pulsada** é utilizada variando-se o comprimento de onda entre 390 e 1.200 nm; a luz é emitida em forma de *flash*. Essa variação de comprimentos de onda vai penetrar profundamente na pele, ampliando a destruição de vasos profundos, enquanto aquece vasos de maior calibre de maneira lenta, ajudando na remodelação de colágeno. Para tais efeitos, é recomendado aplicar 13 J/cm², com 22 ms de duração do *flash*, com gel resfriado na região, fazendo um disparo para cada 2 cm² (ABALÍ; BRAVO; ZYLBERSZTEJN, 2014).

Por sua vez, a **terapia ultrassônica** vai gerar vibrações mecânicas com uma frequência entre 0,7 e 3 Mhz. Para o tratamento de cicatrizes hipertróficas, preconiza-se o uso do modo contínuo, por aumentar a mobilidade da cicatriz endurecida (madura), aumentando a extensão das proteínas de colágeno, podendo-se observar uma suavização do tecido cicatricial. A potência sugerida pode variar entre 1 a 3 W/cm², durante 5 a 8 minutos, sendo que os resultados são mais expressivos quando a cicatriz não completou um ano (GUIRRO; GUIRRO, 2010).

A terapia com ultrassom vai acelerar a resposta inflamatória, promovendo a liberação de histamina e fatores de crescimento pela granulação de macrófagos, mastócitos e plaquetas, aumentando a síntese de colágeno pelos fibroblastos. Lembrando que não se deve aplicar o ultrassom em regiões com hipoestesia ou insuficiência vascular, no nível dos olhos, em grávidas, sobre a área cardíaca, em tumores malignos, testículos ou regiões trombóticas, em implantes metálicos ou em endopróteses (GUIRRO; GUIRRO, 2010).

Por fim, a **eletroterapia** é um recurso eficiente no tratamento de cicatrizes hipertróficas. Por exemplo, podemos utilizar correntes alternadas para tratar aderências de tendões ao tecido cicatricial subjacente. Ainda, caso a corrente seja bipolar e pulsada, ela vai reduzir o edema e aumentar a amplitude de movimentos dos pacientes queimados. Guirro e Guirro (2010) afirmam que a

corrente galvânica é o melhor recurso eletroterapêutico para tratar cicatrizes hipertróficas, devido ao seu efeito polar. Assim, sugere-se colocar o polo negativo diretamente sobre a cicatriz, ocorrendo endosmose, aumento de circulação e formação de um composto de pH básico que auxilia no aumento da elasticidade tecidual.

Vacuoterapia

A **vacuoterapia** trabalha restaurando a forma e a função do tecido, por meio do aumento circulatório e, consequentemente, da oxigenação no meio intersticial. Essa técnica vai utilizar equipamentos específicos de aspiração, que vão forçar a mobilidade tecidual profunda da pele. Essa forte sucção gerará um processo inflamatório agudo e estimulará os fibroblastos, quando aplicada a uma intensidade de 100 a 250 mmHg. Toda a técnica deve ser executada no sentido das fibras musculares e das linhas de tensão da pele, justamente para evitar a flacidez tecidual (BORGQUIST; INGEMANSSON; MALMSJÖ, 2010).

O Quadro 3 apresenta parâmetros para os principais tratamentos abordados nesta seção.

Quadro 3. Parâmetros básicos para o tratamento de cicatrizes em indivíduos queimados

Recurso	Parâmetro de pressão/ energia ou intensidade
Compressão tecidual	25 mmHg
Laserterapia (bioestimulação)	2 Joules
Laserterapia (biomodulação)	4 Joules
Luz intensa pulsada	13 J/cm^2
Ultrassom	1-3 W/cm^2, por 5 a 8 minutos
Vacuoterapia	100-250 mmHg

Fisioterapia motora e respiratória

O fisioterapeuta deve exercer uma função na manutenção dos distúrbios funcionais ocasionados pelas queimaduras, tanto na fase aguda quanto na crônica. Esse tratamento é baseado na prescrição de **programas de exercícios isocinéticos, isotônicos e resistidos**, para oferecer um estado sem dor e com plena funcionalidade motora (PRESTES *et al.*, 2019). Esse tratamento proporciona melhora da força muscular e da resistência à fadiga, melhorando o condicionamento cardiorrespiratório.

A seguir, serão abordadas algumas recomendações de técnicas já realizadas em pacientes com 40% da área total do corpo queimado. No primeiro protocolo publicado, deve-se iniciar com aquecimento de 20 a 40 minutos de esteira ou cicloergômetro (70-85% do VO_2pico), seguido de exercícios aeróbicos de supino, *leg press*, rosca direta, rosca do tríceps e levantamento com as pontas dos pés. Finaliza-se com exercícios aeróbicos resistidos com pesos livres e máquinas com cargas de 50-60% de três repetições máximas (RMs) no início e 80-85% de três RMs no final. Esse tratamento é indicado para pacientes após alta hospitalar (HARDEE *et al.*, 2014).

O segundo protocolo publicado é iniciado com exercícios de alongamento (5 vezes de 30 segundos) para membros superiores e membros inferiores e 5 minutos de esteira sem resistência. Prossegue-se com 5 minutos de esteira (4 km/h), um conjunto de cinco alongamentos (3 minutos de descanso) e fortalecimento do quadríceps (10 RMs de contração excêntrica). O treinamento é realizado três vezes na semana (EBID; EL-SHAMY; DRAZ, 2014).

Exemplo

Paciente de 25 anos, com 20% do seu corpo queimado por líquido superaquecido, resolver tratar suas feridas mais profundas depois de seis meses de cicatrização. Assim, o profissional escolheu utilizar o ultrassom seguido de vacuoterapia, finalizando com fotobiomodulação no tecido lesionado. Para tanto, foi aplicada uma intensidade de 2 W/cm^2 por área relativa ao tamanho do cabeçote do ultrassom (5-8 minutos). Depois, foi feita uma sucção de 150 mmHg em toda a extensão da cicatriz, respeitando o sentido da fibra muscular, e finalizou-se com aplicação pontual de *laser* ao redor da cicatriz e no meio dela, mantendo uma distância de 2 cm de cada aplicação, com 2 J de energia.

Para averiguar a melhora do paciente, houve a mensuração do tamanho da cicatriz por meio de fita métrica e registro fotográfico. Veja a seguir o quadro de evolução do paciente.

Sessão	Comprimento da lesão (cm)	Largura da lesão (cm)
1ª	6	2,5
3ª	4	1,8
6ª	3,8	1
9ª	1	0,9
12ª	0,9	0,4
15ª	0	0

Referências

ABALÎ, M. O. T.; BRAVO, B. S. F.; ZYLBERSZTEJN, D. Luz intensa pulsada no tratamento de cicatrizes após queimaduras. *Surgical & Cosmetic Dermatology*, Rio de Janeiro, v. 6, n. 1, p. 26-31, 2014.

AI, J. W. et al. The effectiveness of pressure therapy (15–25 mmHg) for hypertrophic burn scars: a systematic review and meta-analysis. *Scientific Reports*, London, v. 7, 2017. Disponível em: https://www.nature.com/articles/srep40185. Acesso em: 23 dez. 2020.

ANDRADE, A. G.; LIMA, C. F.; ALBUQUERQUE, A. K. B. Efeitos do laser terapêutico no processo de cicatrização das queimaduras: uma revisão bibliográfica. *Revista Brasileira de Queimaduras*, Olinda, v. 9, n. 1, p. 21-30, 2010.

BORGES, F. S. *Dermato-funcional*: modalidades terapêuticas nas disfunções estéticas. 2. ed. São Paulo: Phorte, 2010.

BORGQUIST, O.; INGEMANSSON, R.; MALMSJÖ, M. Wound edge microvascular blood flow during negative-pressure wound therapy: examining the effects of pressures from -10 to -175 mmHg. *Plastic and Reconstructive Surgery*, Dallas, v. 125, n. 2, p. 502-509, 2010.

DAMANTE, C. A. *Efeito da terapia com laser em baixa intensidade (LILT) na expressão de fatores de crescimento da família FGF por fibroblastos gengivais humanos*. 2007. 91 f. Tese (Doutorado em Odontologia) – Universidade de São Paulo, São Paulo, 2007.

DEMLING, R. H. Fluid and electrolyte management. *Critical Care Clinics*, [s. l.], v. 1, n. 1, p. 27-45, 1985.

EBID, A. A.; EL-SHAMY, S. M.; DRAZ, H. A. Effect of isokinetic training on muscle strength, size and gait after healed pediatric burn: a randomized controlled study. *Burns*, [s. l.], v. 40, n. 1, p. 97-105, 2014.

GOMES, D.; SERRA, M. C. Conhecendo o paciente queimado. *In*: GOMES, D.; SERRA, M. C.; MACIEIRA, L. *Condutas atuais em queimaduras*. Rio de Janeiro: Revinter, 2001.

GUIRRO, E. C. O.; GUIRRO, R. R. *Fisioterapia dermato-funcional*: fundamentos, recursos, patologias. São Paulo: Manole, 2010.

GUPTA, S. *et al.* Low level laser as an adjunct therapy for second degree superficial burns. *Plastic and Aesthetic Research*, Alhambra, v. 5, n. 41, 2018. Disponível em: https://parjournal.net/article/view/2844. Acesso em: 23 dez. 2020.

HARDEE, J. P. *et al.* Early rehabilitative exercise training in the recovery from pediatric burn. *Med Sci Sports Exerc.*, [s. l.], v. 46, n. 9, p. 1710-1716, 2014.

MACIEIRA, L. *Queimaduras*: tratamento clínico e cirúrgico. Rio de Janeiro: Rubio, 2006.

MACIEL, E.; SERRA, M. C. *Tratado de queimaduras*. São Paulo: Atheneu, 2004.

MARTINS, J. C. *Cuidados com paciente queimado após alta hospitalar*. Florianópolis, 2017. Apresentação de slides. Disponível em: https://repositorio.ufsc.br/bitstream/handle/123456789/189109/Webpalestra_CuidadosPacienteQueimadoAp%C3%B3sAltaHospitalar.pdf?sequence=2&isAllowed=y. Acesso em: 23 dez. 2020.

MOSIER, M. J.; PHAM, T. N. American Burn Association Practice guidelines for prevention, diagnosis, and treatment of ventilator-associated pneumonia (VAP) in burn patients. *Journal of Burn Care & Research*, [s. l.], v. 30, n. 6, p. 910-928, nov./dec. 2009.

PIVA, J. A. A. C. *et al.* Ação da terapia com laser de baixa potência nas fases iniciais do reparo tecidual: princípios básicos. *Anais Brasileiros de Dermatologia*, Rio de Janeiro, v. 86, n. 5, p. 947-954, 2011.

PRESTES, Y. A. *et al.* Cinesioterapia aplicada em crianças e adultos queimados: uma revisão integrativa da literatura. *Revista Brasileira de Queimaduras*, Olinda, v. 18, n. 1, p. 47-53, 2019.

RESUMO de choque: definição, tipos, quadros clínicos, tratamento e mais! *In:* SANAR. [S. l.], 2018. Disponível em: https://www.sanarmed.com/choque. Acesso em: 23 dez. 2020.

Leituras recomendadas

GOMES, D. R.; CUNHA, L.; VOGEL, I. Análise de 2.450 queimados. *Boletim Científico da Sociedade Brasileira de Queimaduras*, Rio de Janeiro, v. 1, n. 4, p. 7, 2000.

LUND, C. C.; BROWDER, N. C. The estimation of areas of burns. *Surgery, Gynecology and Obstetrics*, [s. l.], v. 79, p. 352, 1944.

Fique atento

Os *links* para *sites* da *web* fornecidos neste capítulo foram todos testados, e seu funcionamento foi comprovado no momento da publicação do material. No entanto, a rede é extremamente dinâmica; suas páginas estão constantemente mudando de local e conteúdo. Assim, os editores declaram não ter qualquer responsabilidade sobre qualidade, precisão ou integralidade das informações referidas em tais *links*.